摂食障害から回復するための
8つの秘訣ワークブック

著
キャロリン・コスティン　グエン・シューベルト・グラブ
訳
安田真佐枝

星和書店

8 Keys to Recovery from an Eating Disorder Workbook

With All New Assignments, Strategies, and Personal Reflections to Heal Your Relationship with Food and Your Body

by
Carolyn Costin
Gwen Schubert Grabb

Translated from English
by
Masae Yasuda

English Edition Copyright © 2017 by Carolyn Costin and Gwen Schubert Grabb
Japanese Edition Copyright © 2019 by Seiwa Shoten Publishers, Tokyo
Japanese translation rights arranged with W.W.Norton & Company, Inc.
through Japan UNI Agency, Inc., Tokyo

日本語版への序

　私の本が日本で出版されたことをとてもうれしく思っています。摂食障害で苦しまれている当事者やそのご家族，治療者の方々に，少しなりとも本書が希望を与え，励ましとなり，治癒への方法をご紹介できればと願っています。

　本書の翻訳者の安田真佐枝さんに感謝します。私の前著『摂食障害から回復するための８つの秘訣』に引き続き，日本の読者に本書をお届けできるのも安田さんのおかげです。摂食障害から完全に回復することは可能であること，そしてそのための具体的な方法があるということを本書を通して日本のみなさんにお伝えしたいと思います。

　私の前著『摂食障害から回復するための８つの秘訣』が日本で高評価を受けていると聞き，大変うれしく思っています。この本のレビューをいくつか読ませていただきました。「回復への希望や見通しを持つことができた」「摂食障害に挑戦する第一歩を踏み出し，完全に回復する道筋を描くための情報を得ることができた」などと書かれていました。

　今回のワークブックは，前著の内容を強化するのに役立ちます。回復のための具体的なハウツーに患者さんが集中できるようになるための課題が付け加わっています。「なぜ」病気になってしまったのかを考えあぐねて行き詰まってしまうことを避けたかったのです。また，このワークブックは直接記入方式で，みなさんそれぞれの特有の状況に応じて，いつでも課題に取り組めるようになっています。

　オリジナルの『摂食障害から回復するための８つの秘訣』が出版されて以来，日本では公認心理師というものが誕生しました。これまでは精神科医や他の医師が摂食障害の治療の責任を主に担っていましたが，今後，この公認心理師さんが治療に加わることになるとしたら，それは全般的な摂食障害治療においてとても重要なことだと確信しています。しかし，今の時点では試験に合格した心理師さんの数はまだ少なく，実際にどのように医師と公認心理師が協働していけるのか，明確な規定はないようです。

　私は，日本で治療者が受けている特異的な摂食障害トレーニングがどのよう

なものであるかについては知りません。おそらく，前著やこのワークブックで述べられている回復への具体的な方法は，あまり含まれていないのではないでしょうか。米国やその他の国でも治療者はこの2冊の本を貴重な参考書として使っています。それゆえこの2冊は，日本の治療者が摂食障害をもつ患者さんを援助するときにも，とても貴重なものになると私は確信しています。

　摂食障害で苦しんでいる日本の読者のみなさんに，摂食障害から本当の意味で完全に回復するということは可能なのだということを，著書を通してお伝えしたいと願っています。また，回復への旅路を成功裏に歩むことができるように，ご援助できればとも願っています。

　私が回復できたように，みなさんもきっと回復できます。

　　　2019年3月

　　　　　　　　　　　　　　　キャロリン・コスティン・インスティテュート
　　　　　　　　　　　　　　　　　　キャロリン・コスティン

謝　辞

　このたび，『摂食障害から回復するための８つの秘訣』と併行して使用できるワークブックを出版することになりました。その過程で私たちを支え，励まし続けてくれた私たちの家族，友人，クライエントさんたち，同僚たちに，この場を借りてお礼を述べたいと思います。再度このような企画を提案してくださったノートン出版のみなさん（特にマルマッド・デボラさん），どうもありがとうございます。ゴールド・アビーさん，バージ・ダイアナさんへ，私たちが必要としていたときに，率直な感想とすばらしい助言をどうもありがとうございました。また，私たちのクライエントさんたちにも心から感謝いたします。クライエントさんたちは私たちに多くのことを教えてくれ，また，個人的な記録や回復過程をこの本の中で紹介することを快く許可してくださいました。なお，プライバシー保護のため，あるいは紙面の都合上，いくつかの引用は短くしたり編集したり，同じようなものを組み合わせたりもしています。

はじめに

私たちの本，『摂食障害から回復するための8つの秘訣』に対するみなさんからの反響は，予想をはるかに超えるものでした。全世界から摂食障害に苦しむご本人，またそのご家族から，多くの感謝の言葉が寄せられました。特に，摂食障害とは完全に回復し得る病気なのだという私たちの主張は，印象深くみなさんの心に響いたようでした。

この本を摂食障害に苦しむご本人だけで読んでみた，あるいは，セラピストの助けのもと，グループセラピーや治療施設でこの本を使用した，もしくは家族が一緒に読み進めてくれた，などの報告も届いています。セラピスト，栄養士，その他の専門職の方々も感想を寄せてくれており，この本は，有用な情報や課題を記載しているだけでなく，摂食障害から回復するという困難で複雑な過程をたどるクライエントさんたちを支えていくうえで大変役に立つ，包括的で系統立った方法を示してくれたと伝えてくれました。このようなさまざまな感想をお寄せいただき，心から感謝いたします。そしてまた今回，『摂食障害から回復するための8つの秘訣』を発展させ，新たな内容を加えたものをワークブックという形でみなさんにお届けできることを大変光栄に思います。

ワークブック

昨年，ノートン出版から『摂食障害から回復するための8つの秘訣』をさらに充実させるために，ワークブックという直接書き込みができる形態で，新たな情報や課題を含めたものを書いてみてはどうかとの提案がありました。こうしてこのワークブックは，もとの本の内容と，新規に加える内容とのバランスを考慮し，もとの本と一緒に使うこともできるし，ワークブック単独でも使えるように構成しました。もとの本には，それぞれの秘訣についての詳細な説明があり，異なる課題や引用文，私たちの個人的な体験も含まれています。もとの本をお持ちでなければ，入手されることをお勧めしますが，それを読んでからでないとこのワークブックに取りかかれないということではありません。

また，このワークブックを活用される際には，正式に摂食障害という診断が下されていなくてもかまいません。食事を制限したり，過食したり，嘔吐したり，ダイエットを繰り返したり，体重を量らずにはいられなかったり，あるいは，何らかの食べ物や，体重を操作する

ことにとらわれすぎていて人生をコントロールされているように感じたりしているのであれば，このワークブックは役に立つでしょう。読み進めていくうちに，自分の中の食べ物に対する考え方，あるいは体型のとらえ方に新たな視点がもたらされるかもしれません。課題をこなしていくことで，自分の考えや気持ちに気づき，行動を変え，回復へとつながるような新たな対処方法を身につけることができるでしょう。

● このワークブックの最適な使い方

どのような理由でこのワークブックを手に取ることになったのであれ，この本を用いることで，自分自身へのさらなる理解が深まり，食べ物との関係，他の人々との関係，あるいは人生そのものとの関係を振り返ることができるでしょう。ただこの本を手に取って開いているというだけでも，みなさんの中のある部分は，たとえそれがごく小さな部分であったとしても，何らかの変化を求めているということであり，それだけでも始まりとしては十分なのです。

みなさんそれぞれの癒しと回復への道のりは，他の人と同じということはないでしょう。同様に，このワークブックに取り組む際にも，いろいろな方法があります。これは，あなたのためのワークブックなのです。自分自身のペースで読み進め，どの課題をやろうか，やりたいか，どのくらいの時間を費やそうかなど，自分自身で決めていただいてかまいません。ワークブックという直接書き込みができる形態になっているので，簡単に記入することができますし，セラピストや医師や他の専門家に，書いた内容を見てもらうこともできるでしょう。自分のやりたいようにできるのだということに慣れてくれば，さらにこのワークブックはみなさんの役に立つでしょう。だからといって，折にふれての後押しや励ましがためにならないということではありません。

ほんのわずかでも私たちと実際にセラピーに取り組んでいるのだと感じていただけるように，この本の中では，私たちは，直接みなさんに語りかけるような形をとっています。また，実際にクライエントさんたちにお伝えしている情報や練習問題，週間目標用紙，食べ物日記なども参考にしてもらえるようになっています。ここでは，私たち自身やクライエントさんたちの経験を分かち合い，課題によっては，みなさんの役に立つようなヒントやアイディアを提供しています。

『摂食障害から回復するための8つの秘訣』という前著に対する感想からも言えることですが，私たちはこのワークブックが，もしもみなさんが，まさに回復への道を歩き始めたばかりだとしても，あるいは，その過程のどこかでつまずいているのだとしても，いずれにせよ，みなさんの回復を支えていってくれるだろうと信じています。

● セルフヘルプあるいは専門家からの助け

『摂食障害から回復するための8つの秘訣』はセルフヘルプの本として出版されましたが，私たちの個人的な体験やセラピストとしての体験から言っても，この回復への過程に一人で取り組むことはとても困難です。ある人たちにとっては難しすぎて，回復をあきらめてしまうことにもなりかねません。一冊の本だけでは，専門家が行う心理療法や身体管理，精神科的ケアを補うことはできません。もしもみなさんが摂食障害に苦しんでいるのなら，摂食障害の治療経験のある専門家を受診することをお勧めします。専門家とは，心理士，医師，栄養士，そして精神科医などです。さまざまな理由（経済的，地理的，実践的な理由）から，みなさんが適切な専門家を受診することが困難な場合もあるでしょう。あるいは，私にはそんな助けは必要じゃない，受診する心の準備なんてできていない，と思っているかもしれません。このワークブックは，そんな状態でも，みなさんが今できることを明らかにするための役に立つでしょう。

これをお読みになっているみなさんの多くがすでに専門家を受診しているとよいのですが，もしもまだなら，このワークブックを読み進めるなかで，自分にとって必要な援助を探してみようと思えるような力が湧いてくることを願っています。もしもすでに何らかの専門家に会っていて，しかしその人自身に摂食障害専門のトレーニングを受けた経験がないのであれば，この本をガイドとして用いることは，あなた方双方の役に立つことでしょう。

● 個人的な体験から

このワークブックには，私たちの話も含めて，他の人たちの個人的な体験談をふんだんに取り入れました。この本に引用してある話は，すべて摂食障害に苦しんでいた人たちの本当の話であり，今では完全に回復したか，あるいは，そのゴールを目指して頑張っている人たちの体験談です。私たちの個人的な体験や，多くのクライエントさんたちを治療してきた体験からも，そしてまた研究結果からも，すでに回復した人たちの話を直接聞き，関わりを持つことはとても有意義で，役に立つことだと言えます。クライエントさんたちの多くが口をそろえて言うことですが，私たち自身が実際に回復を経験していると知っていたことが，クライエントさんたちにとって一番役に立ったとのことです。私たち自身の体験はありのままに記していますが，クライエントさんたちからの引用は，プライバシー保護のために多少変更してあります。

『摂食障害から回復するための8つの秘訣』では，著者である私たち二人の回復過程を，患者および治療者の両方の立場からお伝えしています。20年前の1996年，グウェンは，モンテ・ニードが開所されたときの第一号のクライエントでした。モンテ・ニードの創設者で

あるキャロリンは当時，セラピストであり，クリニカル・ディレクターでもありました。もしもみなさんが，治療を受けること，あるいは治療施設へ行くことに抵抗があったり，恐れを感じていたりするなら，『摂食障害から回復するための8つの秘訣』の私たちの回想や，このワークブックの情報に目を通してみてください。もしかすると，治療あるいは治療施設に対して，異なる印象を持てるかもしれません。このワークブックには引き続き，私たち自身の振り返りを含めていますし，私たちが実際の生活の中で，どのように物事に対処しているのかについても触れています。『摂食障害から回復するための8つの秘訣』が出版されてからこの数年のうちに，著者である私たちは二人とも大変つらい喪失体験を経ていますし，とても困難な出来事にも遭遇しています。それでも，摂食障害から回復している今は，このような大変つらく，困難な人生の局面であっても，摂食障害を使用することなしに，健康的な方法で乗り越えることができるとわかっているのです。私たち自身，人生のバランスを取り，自分自身をありのままに受け入れ，自分に備わっている特性を敵にするのではなく逆に利用して，これからの人生を歩んでいきたいと思っています。そしてこのワークブックには，みなさんにも同様のことができますように，との思いがこめられています。

● 課　題

それぞれの秘訣を読み進めていくと，課題をするようにという箇所が出てきます。多くの方が，その課題をすることに葛藤し，本当にしたほうがよいのかという質問が私たちのところへ多く寄せられます。これらの課題をすることがなんだか変に思えたり，時間ばかりとられるように思えたりするかもしれませんが，私たちは，これらの課題を行うことで，ただ単に読み進めるよりは，内容をはるかによく理解し，吸収できるものと確信しています。これらの課題をいつやるのか，どの順番でやるのかが大切なわけではありませんし，あるいは，すぐにやらなければならないわけでもありません。もしかすると，なかには，すでに心の準備ができていて，今すぐにでもすべての課題をこなし，信頼している友達やセラピストにやった課題を見てもらいたいと思っている人もいるかもしれません。あるいは，どの課題をやるか決める前に，まずは本全体を読んでみたいと思っている人もいるでしょう。どのようなやり方でも，あるいは，それらの中間のやり方でもかまいません。私たちのところでは，クライエントさんたちに週日に課題をこなしてもらい，それについて話し合いをするために診察時に持ってきてもらっています。

● みなさんに必要なこと

本書はワークブックとして書き込めるようになっていますが，さらに日記帳なりノートな

りを準備することをお勧めします。このワークブック内に直に書き込めるよう空欄はとって
ありますが，多くの課題で，空欄以上に書き込みたくなったり，長くなってしまったりする
こともあるでしょう。時には，リストを作ってみるようにと勧める課題があり，紙面の都合
上，そのうちの1つか2つを選んで洞察を深めるという作業をしてもらいますが，多くの場
合，リストに挙げたすべて，あるいはほとんどの項目について洞察を深めることが重要です
ので，そのためにも，自分用のノートを準備することが大切です。

　その他に考慮すべきは，いかに時間を作るかということです。このワークブックを読み，
自分なりに考え，そして課題に取り組むためには，時間が必要です。ある課題は，短時間で
簡単にこなすことができるでしょうし，別の課題では，取り組むためにじっくりと時間を費
やし，専念することが必要になるでしょう。いくつかの課題は，次の段階の課題をこなすた
めに必要な情報を得たり，洞察を深めたりするためのものなので，どの課題に取り組むかを
決めるときには，このようなことも踏まえておいたほうがよいかもしれません。もしもある
課題に行き当たったものの，それをこなすための時間がとれない場合には，それは後にとっ
ておいて，週間目標用紙に書き加えておくとよいでしょう。

● 週間目標を設定することの重要性

　摂食障害から回復するときには，さまざまな領域における新たな課題に取り組むことにな
りますが，時にはそれをかなりの負担に感じることもあるでしょう。ここで圧倒されてしま
わないためにも，毎週，できるだけ具体的で達成可能な目標を定めることが大切です。この
「はじめに」の終わりに，空欄の週間目標用紙とその記入例が載せてあります。みなさんにも，
この用紙をコピーして毎週一枚ずつ記入することをお勧めします。達成可能な毎週の目標を
設定するということは，私たちが実際にクライエントさんたちと行っていることですし，こ
のワークブックを読み進めるにあたって，ぜひみなさんにも実践していただきたいことです。
きっと大きな助けになるでしょう。

　もしもみなさんが一人かそれ以上の専門家と共に取り組んでいるのであれば，この週間目
標用紙は，誰にとっても有益なものとなるでしょう。この用紙を用いることで，専門家を含
めた誰もが，何を目標にしているのかを明らかにすることができ，用紙を記録として参照し，
どのくらい進歩しているかをとらえやすくなります。

　週間目標用紙は，それぞれの秘訣に関連して1つか2，3の，あるいは8つすべての，小
さく実践可能な目標を設定できるようになっています。ある週では，1つの秘訣に関するこ
とよりも多くをこなしたいと思うかもしれませんし，またある時には，他の秘訣のほうが，
自分の現状には必要だと思われるかもしれません。

課題は，自分自身への洞察を深めるためのものもあれば，行動変容を促す目的のものもあります。課題によっては，ワークブックに直接書き込みをして，週間目標用紙を使用しないこともあるでしょうし，ある課題では1週間，あるいは長期にわたって取り組む必要があり，それらは明らかに用紙に書き出したほうが役に立つでしょう。試行錯誤しながら，自分にとっての最適な方法を見つけてください。

● 目標を設定するときには

目標を設定するときには，できるだけ具体的なものにすることをお勧めします。その目標が目に見えるもので，そして簡単に評価できるものとなるようにしましょう。そうすれば，自分自身でも達成できたかどうかがわかりますし，応援してくれている医療関係者，家族にとってもそれが明らかになるからです。「もっと散歩に行く」と書くよりも，1週間に何回，どのくらいの時間，いつ，どこへ散歩に行くかを含めたほうがよいということです。

さらに，目標設定をするときには，決定的な数値を書き入れるのではなく，幅のある数値設定にするとよいでしょう。摂食障害の患者さんの多くは，数に対して（体重，カロリー，距離など）独特のこだわり，困難さを抱えています。完璧主義にならずに柔軟に対応できるよう，目標設定の際には数値に幅を持たせましょう。計画通りにはならない時もあるということを受け入れる良い練習になるでしょう。目標は，具体的なものにする必要がある一方で，多少なりとも柔軟なものにしておくほうが，達成できる可能性は高くなります。ですから，「散歩に行く」ではなく，例えば，「今週は3〜4回，朝，仕事へ行く前に20〜30分，散歩に行く」というような目標になるでしょう。

最後に，大切なのは，今みなさんがいる回復の段階を自分なりに尊重するということです。例えば，もしも毎日過食嘔吐をしているのであれば，いきなり，もう二度と過食嘔吐はしない，という目標を立てても現実的ではありません。この段階であれば，過食するのを15分待つ，そして日記に自分の思いをすべて書き出す，あるいは，過食嘔吐をする前に3人の友達に連絡をしてみる，といった目標が考えられるでしょう。このような達成可能な目標を立てるということは，いくつかの理由からとても大切です。まず，目標が簡単すぎれば進歩が見えないでしょうし，難しすぎれば，達成できずに自分自身に失望したり，やる気を失ったりするでしょう。週間目標用紙の記入例には，みなさんの参考となるように秘訣ごとにいくつもの例を挙げていますが，実際には，秘訣ごとに1つか2つの達成可能な目標を立ててみることから始めるか，あるいは，いくつかの秘訣のみで目標設定することをお勧めします。

ここまでお読みになると，私たちが無理をしすぎないように，と言っているように聞こえるかもしれません。それは，変化を起こすということはとても大変であり，地道にゆっくり

と進んでいくほうが，やる気を失ってあきらめてしまうよりもずっとよいと思うからです。回復への動機を失ってしまう理由はいくつもあります。まず，回復には多くの人が思う以上に時間がかかります。そして，はじめのうちは，人生のために何かを得ているというより，何か大切なものを失ってしまっているような感覚に陥るものです。回復して気分が良くなる前には，まずは気分が悪くなるということがあるからです。回復がうまくいかない最大の理由としては，みなさんがあきらめて，回復への努力をやめてしまうということが考えられます。ですから私たちは，みなさんがなるべくこのような不満や挫折を感じずに，回復の道にとどまって，目標を達成できる確率を増やしたいと思うのです。

● さあ，始めましょう

8つの秘訣の順番については熟考を重ねてきましたが，みなさんはこの順番にはこだわらずに読んでみてください。それぞれの秘訣には，異なる回復への視点が組み込まれています。相互に関係があるとはいえ，それぞれ独自のものでもあり，特に気になった箇所があれば，ぜひそこから始めてみてください。はじめの2つの秘訣では，回復への動機づけと，摂食障害の部分，健康な部分という概念について説明しています。これらの考えは，他の秘訣を読み進めるうえでみなさんの役に立つと思うので，ここから始めることをお勧めしますが，他の秘訣から読み始めてもかまいません。

みなさんの行動を変え，そして回復への道を進んでいくということは，大きなストレスをもたらすものであり，また恐ろしくもある冒険です。みなさんの中には，これまでにも回復したいと思ったにもかかわらず，何度も失敗した方もいるでしょうし，あるいは，今回が初めての挑戦という方もいるかもしれません。いずれにしても，これまでに何度挫折しているとしても，あるいは，まったく回復したいと思っていないとか，回復への過程が恐ろしいと感じているとしても，実際に回復することはできるのです。私たち自身，もうダメだと思ったり，何度も症状の再燃を体験したりしながらも，実際に完全に回復することができました。さらに私たちは，これまでに数えきれないほど多くの方々を治療してきました。たとえどんなにやる気をなくし，失望していたとしても，多くの方々が回復への道をたどり，摂食障害という，自分自身の本質を見失わせ，心をズタズタに傷つける病気を伴わずに，生き生きとしたすばらしい人生を歩めるようになっているのです。もしかしたらみなさんは，自分は他の人とは違うから回復なんてできないとか，自分の摂食障害だけは特別なんだと思っているかもしれません。私たちもそういう言葉を毎日クライエントさんたちから聞いています。しかし，それは真実ではないのです。とはいえ，みなさんがそう思う気持ちを私たちはよく理解していますし，ある時点では，ほとんどの方がそんなふうに思うものです。

みなさんが何者であれ，どんな経歴を持つのであれ，回復することはできます。他の人よりは長くかかるかもしれません。大変だと感じたり，こんなことをする価値があるのだろうかと疑問に思ったりすることもあるでしょう。しかし，現在，回復している人たちに聞いてみれば，まさにみなさんと同じように考えていたことがあると答えるでしょう。いずれにしろ，みなさんは，このまま一生摂食障害という病気であり続けるか，あるいは回復するかのどちらかなのです。そして，それを決められるのはみなさん自身です。なりたい自分になれるよう，このワークブックを使って，その旅へと出かけてみませんか。

キャロリン・コスティン，グウェン・シューベルト・グラブ

xv

週 間 目 標　　　　　日 付：_____

先週達成できたこと：

_____

反省点：

_____

新たに学んだこと：

_____

今 週 の 目 標

動機に関する目標：

_____

_____

摂食障害の部分に気づき，健康な部分を強化するための目標：

_____

_____

根底にある問題に関する目標：

_____

_____

食べ物に関する行動についての目標：

_____

_____

その他の行動についての目標（回復の妨げとなっているもの）（体重や運動，体型チェックなど）：

_____

_____

人間関係での目標：

_____

_____

精神性・魂についての目標：

_____

_____

セルフケアの目標：

_____

_____

週 間 目 標 （記入例）　　　　日 付：＿＿＿＿＿＿＿＿

先週達成できたこと：

　　炭水化物を前より多く食べることができた。そして怒りを感じたとき，拒食するのではなく，お母さんに助けを求めることができた。

反省点：

　　パーティーの後，過食嘔吐をしたけど，そのことについて嘘をついてしまった。

新たに学んだこと：

　　どのように人に助けを求めたらいいのか，考える必要がある。

今 週 の 目 標

動機に関する目標：

　　摂食障害から回復するということについて，少なくとも5つずつ良い点，悪い点を書く。摂食障害からの回復に励んでいる仲間とつながれるように，少なくとも3回は電話をして，そんなグループを探す。

摂食障害の部分に気づき，健康な部分を強化するための目標：

　　摂食障害の部分と健康な部分との対話を一度は書いてみる。摂食障害行動をする前に，摂食障害の部分に言い返す言葉を考えてみる。健康な部分からのメッセージを10個書き出してみる。

根底にある問題に関する目標：

　　私の性格で，短所だと思っていることの良い面を見てみる。3つ目の秘訣の本当の問題についての課題をやってみる。

食べ物に関する行動についての目標：

　　今週2〜3回はベーグルを食べる。ベーグルを食べたら，40〜60分，ジムへ運動をしに行くことができる。朝食は抜かない。過食用の食品は買わない。今まで食べていなかった食べ物をひとつは試してみる。

その他の行動についての目標（回復の妨げとなっているもの）（体重や運動，体型チェックなど）：

　　体重を量らない。体重計を誰かにあげるか，捨ててしまう。いつかまた着られるかもしれないと思って取ってある，小さくなった洋服をひとつは捨てる。ジムへ行く（ベーグルを食べたときのみ）。今週，最低1回は20〜30分の散歩をする。

人間関係での目標：

　　兄に，私の摂食障害について話す。なぜ必要な時に助けを求められないのか，その理由のリストを作る。そして秘訣7にもあるように，それに反論する言葉を考えてみる。過食や嘔吐，拒食をしたくなったら，最低一度は友達に連絡をする。妹に体重のことを話さないように頼んでみる。

精神性・魂についての目標：

　　感謝することのリストを作る。教会のコーラスグループに参加できるかどうか問い合わせてみる。瞑想の本を買う。心に響いた今までの出来事のリストを作る。マインドフルネスの概念を踏まえたヨガのクラスを探す。

セルフケアの目標：

　　セラピストに電話をして予約を取る。仕事をするときには動きやすい靴を履く。摂食障害行動に振り回されている友達とは夕飯を一緒にしない。

食べ物日記の例

日 付：＿＿＿＿＿＿＿

時　間	食べ物と量	空腹感 （満腹感）	気持ち	衝動・嘔吐
午前 8：00	ヨーグルト1カップ， オレンジ1個， グラノーラ1/2カップ	3 - 7	午前中いつもよりお腹が すいた	なし・なし
午前 10：30	グラノーラバー， カフェラテ	3 - 5	何か食べたかった， イライラした	なし・なし
午後 0：30	ターキーサンドイッチ	3 - 6	満足しなかった， なんだか不安	なし・なし
午後 4：00	ミックスナッツ小1袋， りんご	2 - 7	お昼が足りなかった， お腹が空きすぎた	あり・なし
午後 7：00	チーズブリトー， コーンチップ（25個ほど， そのあと数えていない）， サルサ，ワカモレ1/4カップ	3 - 8.5	友達と外食， チップを食べすぎた， 罪悪感， 自分に呆れた	あり・した

も　く　じ

日本語版への序　　*iii*
謝　辞　*v*
はじめに　　*vii*

秘訣 1　回復への動機，忍耐，そして希望 ……………………………………………*1*

動機とは，行動を決める力，励みになること，そうする理由　　*1*
　　課題：私の動機づけについて考えてみる　*2*／課題：虐待的な人間関係に陥って抜け出せなくなっ
　　ている状態　*3*／課題：よくなりたい，でも……　*4*／課題：なぜ私はよくなれないのか　*5*
動機，心の準備，そして変化　　*6*
　　行動変容の段階　*7*／課題：今の私の行動変容の段階，そして動機づけ　*10*
忍耐とは，待つ能力，辛抱する力，やる気のある状態を保つ力　　*16*
　　課題：みなさんの忍耐力を探ってみましょう　*19*
希望とは，欲求，期待，願望　　*20*
　　課題：みなさんはどれくらい希望を持っていますか　*20*／希望はあります。みなさんも回復で
　　きるのです！　*21*
「回復した」への道のりは，一直線ではない　　*22*
　　回復の段階　*23*／課題：私は回復の段階のどこにいるだろうか　*23*／私もそこにいた，そして
　　体験済み　*24*／課題：回復した人にインタビューしてみよう　*25*
やっと到達――回復した　　*28*
　　課題：私が回復したときのある一日　*29*
秘訣 1 の終わりに　　*31*

秘訣 2　自分の中の摂食障害の部分を癒すのは健康な部分 ……………………*33*

摂食障害の部分と健康な部分を理解する　　*34*
　　摂食障害の部分に抵抗すること，そして健康な部分という概念　*35*／課題：みなさんにはこの
　　ような考え方が理解できるでしょうか　*35*／健康な部分が摂食障害の部分を癒す　*38*／摂食障
　　害の部分と健康な部分を統合する　*38*／統合の段階　*39*／課題：今，私はどの段階にいるだろ
　　うか　*42*／摂食障害の部分から学び，この部分の責任を担う　*42*／書く課題：私の摂食障害は
　　私に何をしてくれているだろうか　*43*／これらのことは本当でしょうか　*44*／恩恵と代償　*45*
　　／書く課題：証拠を示し，恩恵と代償を分析してみよう　*45*／書く課題：健康な部分を見つけ
　　る　*47*／みなさんの健康な部分を強化する　*49*／課題：健康な部分から反論してみる　*50*／摂
　　食障害の部分に反論する練習　*50*／他の人からのコメント　*52*／課題：どのようにみなさんは
　　反応するでしょうか　*52*／課題：実際のコメントに答える練習をする　*54*／課題：実際のコメ
　　ントに反論してみる　*56*／摂食障害行動をする前に書き出してみる　*57*／課題：摂食障害行動
　　をする前に，自分の考えに気づく　*59*／課題：摂食障害の部分と健康な部分に対話をさせてみ
　　よう　*60*／摂食障害の部分にさよならを言う　*65*／課題：摂食障害の部分にお別れの手紙を書
　　いてみよう　*66*／課題：摂食障害の部分から，返事を書いてみよう　*67*／課題：健康な部分か
　　ら返答する　*67*
秘訣 2 の終わりに　　*68*

秘訣3　食べ物の問題ではありません ……………………………………… 69

課題：何がみなさんの摂食障害を後押ししているのでしょうか　69 ／摂食障害は「食べ物の問題ではない」　70 ／課題：痩せていることを重視する社会に生きていることが，どのような影響をみなさんに及ぼしているでしょうか　71 ／課題：体型についてのとらえ方を改善するために，文化的影響を最小限にする　73 ／希望のきざし　75 ／ボディイメージ　76 ／認識，とらえ方，そして行動　76 ／課題：みなさん自身のリスク要因　78 ／負債としての特性か，あるいは財産としての特性か　80 ／書く課題：みなさんの特性は財産か，それとも負債か　80 ／課題：私の食べ物との関係は，人々との関係，あるいは人生との関係とどのように似ているだろうか　83 ／みなさんの特性に注意を払い続ける　83 ／課題：みなさんの特性とうまくつきあっていく　86 ／みなさんのリスク要因とパズルのピース　86 ／課題：私のパズルのピース（本当の問題）　86 ／書く課題：本当の問題を探ってみよう　90 ／書く課題：みなさん独自の摂食障害について探求してみましょう　92 ／課題：違う見方をしてみましょう　93

秘訣3の終わりに　94

秘訣4　気持ちを感じて，自分の考えに抵抗してみよう ……………………… 95

課題：摂食障害は，どのような考えや気持ちに対処するのを手伝ってくれているだろうか　96 ／課題：物事への対処と摂食障害行動　97 ／結びつき：考え‐気持ち‐衝動‐行動　97 ／考え‐気持ち‐衝動‐行動——摂食障害の部分と健康な部分　99 ／課題：みなさんの考え‐気持ち‐衝動‐行動の結びつき　100 ／課題：自分自身との対話：もしも……だったら，みなさんは自分自身に対して何と言うでしょうか　103 ／課題：他の人になら言えること，自分に対して言うこと　104

認知の歪み　105

課題：みなさんの個人的な認知の歪み　105

自分の考えに抵抗してみよう　107

課題：みなさんの歪んだ思考に対処する　108 ／課題：みなさんの歪んだ思考との対話　109 ／頭の中の声から自分自身を解放する　111 ／課題：自分の考えの観察者になってみよう　113 ／課題：こんなとき，みなさんはどう感じるでしょうか　120 ／課題：行動しないでいたら，どのような気持ちが浮かび上がってくるでしょうか　121 ／課題：直面することが難しい気持ち　121 ／課題：困難な気持ちについて探ってみよう　122

気持ちを感じてみよう　126

気持ちと自分を同一視しすぎる　127 ／気持ちを変化させ，身体の外に押し出そう　127 ／課題：怒りを感じ，そして変化させる　129 ／課題：他の気持ちも変化させる　129 ／課題：鉄が熱すぎるときではなく，温かいときに練習してみよう　130 ／課題：どのような気晴らしをあえて行うことが役に立つでしょうか　131 ／課題：みなさんを心地良く，落ち着かせてくれるものは何でしょうか　132 ／課題：自分に対する思いやりについて探ってみよう　133 ／課題：思いやりを練習するための言葉　134

すべてを組み合わせる　134

私たちの振り返り：考えと気持ちに対処する方法　134

秘訣4の終わりに　141

秘訣5　やはり食べ物の問題なのです ……………………………………… 143

書く課題：食べ物とみなさんとの関係　144

食べ物についての厳格さと混乱状態　145

課題：厳格すぎるのか，混乱しているのか，それとも両方か　146

食べ物のルール　148

書く課題：食べ物のルールを書き出し，探求してみよう　148 ／課題：食べ物のルールに抵抗する　151 ／食べ物との関係を変化させる　151 ／意識した食べ方　152 ／意識した食べ方の10のガイドライン　152 ／課題：意識した食べ方の質問表　154

意識した食べ方を実践する　159

　　課題：まる一日，意識した食べ方のガイドラインに従ってみよう　159 ／課題：みなさんの食べ物日記　162 ／課題：食べ方の傾向を知ろう　163 ／食行動に関する目標を立てる　163 ／課題：私の食べ物に関する目標　164 ／食事プランについて　165 ／課題：食事プランが必要かどうかを示すサイン　165 ／食事プランの作成　166 ／治療的な食事練習のセッション　169 ／食事練習のセッションの上級編　171 ／課題：摂食障害行動をしたくなるような食事に挑戦する　173 ／ソウルフード（魂の食べ物）　175 ／自然な体重を受け入れる　179 ／課題：健康的な体重であることの身体的な指標　180 ／課題：健康的な体重であることの精神的，社会的な指標　181 ／体重計を破棄する　182 ／「自分では体重を量らない」　183

秘訣 5 の終わりに　184

🔑 秘訣 6　行動を変える ･･･ 187

　　課題：行動を変えることがなぜこんなにも難しいのでしょうか　188 ／なぜ変える必要があるのか　188 ／「明らかな」摂食障害行動を変える　189 ／課題：私の明らかな摂食障害行動　189 ／回復の妨げとなる行動　190 ／課題：回復の妨げとなる行動のリスト　190 ／変化に抵抗を感じるのは普通のこと　191 ／課題：明らかな摂食障害行動を変えることへの抵抗　191 ／課題：回復の妨げとなる行動を変えることへの抵抗　192 ／抵抗を感じるときによくある理由　194 ／課題：行動を変えるときに感じる私の抵抗の理由　194

回復を妨げる特定の行動　200

　　強迫的な運動　200 ／課題：強迫的な運動のサイン　200 ／運動するという行動を変える　201 ／課題：他の人の意見を聞いてみよう　201 ／カロリーや脂肪分，糖質などの計算　202 ／課題：私が数値を気にしてしまうこと　202 ／食べ物に関するこだわり　203 ／課題：私の食べ物に関するこだわり　203 ／他の人と（特に身体を）比べる　204 ／課題：比べる方向性を変える　205 ／課題：行動を変えるための 3 つのステップ　205

行動を変えるための方法　207

　　行動を変化させるためのヒント　208 ／課題：何らかの移行対象を見つける，あるいは作ってみる　211 ／課題：実際に移行対象を使ってみる　211

ご褒美と問題行動をしてしまったときの決まり　213

　　ご褒美　213 ／問題行動をしてしまったときの決まり　214 ／課題：私の行動に対するご褒美と問題行動をしてしまったときの決まり　216 ／みなさんの役に立つであろう名言やマントラ　217 ／書く課題：自分なりの言い回し　218 ／思いやり，そして変化　219

秘訣 6 の終わりに　219

🔑 秘訣 7　摂食障害ではなく人々に助けを求める ･･････････････････････ 221

他の人々とつながる必要性　222

　　回復するときには（少なくとも最初のうちは）気分が悪くなる　222 ／課題：他者に助けを求めるというのは，今のみなさんにとってはどのようなことでしょうか　223 ／人間関係を活用することによって，摂食障害の出る幕をなくす　224 ／いつ連絡すればよいのでしょうか　225 ／課題：どんなときに誰かに連絡すべきだろうか　226 ／誰かに連絡することへの抵抗　227 ／課題：私が誰にも連絡しないわけ　228 ／課題：みなさんが挙げた理由に反論する　229 ／誰に，どのように連絡を取るか　232 ／課題：私が相談しやすいのは誰だろう？　233 ／ある特定の摂食障害行動と，それをしたい気持ちに焦点を当てる　233 ／課題：何らかの摂食障害行動を止めるための，誰かに連絡を取るという計画　233 ／支援を受けるためにショートメッセージを活用する　236 ／私たちがどのようにクライエントさんたちとメッセージ機能を使っているかというと　237 ／人々とつながり，回復のために使えるアプリ　238 ／回復した人をメンターとして活用する　240 ／回復した人を見つけるには　240 ／課題：みなさんのメンターさんに質問する　242 ／自分自身の内面とつながる　245

秘訣 7 の終わりに　245

もくじ *xxi*

秘訣8　人生の意味と目的を見つける ……………………………………… *247*

表面的なことから，精神的なことへ　*250*

4つの方法：精神性に関する簡潔な原理　*253*

魂とつながり合う　*253* ／自我と魂に関する課題：あなたって誰なの？　*254* ／自我の部分 *254* ／課題：今この瞬間への抵抗　*255* ／魂の部分　*257* ／課題：自分の中の魂の部分とつながってみよう　*258* ／課題：どんな思いが湧き起こっているでしょうか　*259* ／上手に注目する *260* ／ ◉ 課題：みなさんは何に注目しているでしょうか　*260*

どのように物事に注目するか　*261*

マインドフルネス　*261* ／課題：マインドフルネスの領域　*262* ／伝統的なマインドフルネスの実践方法　*264* ／瞑想　*265* ／課題：どのように瞑想をするか　*267* ／課題：私の瞑想の練習　*267* ／呼吸に注目する　*269* ／課題：呼吸を数える　*269* ／課題：不安を軽減させるための呼吸法　*270* ／ヨガ　*270* ／初心者の視点　*273* ／課題：初心者の視点で見る　*273* ／イメージとして思い浮かべることも，注目するひとつの方法　*274* ／課題：イメージを思い浮かべる方法を，回復過程を強化するために用いる　*276* ／みなさんは何に注目していますか　*277* ／身体と魂　*277* ／身体と魂の経験　*278* ／課題：身体と魂　*278* ／心を魅了する自然に目を向けてみましょう　*280* ／課題：周囲の自然にどのくらい意識を向けていますか　*280* ／自然，宇宙，そして，精神性　*281* ／魂の瞬間　*281* ／課題：私の魂の瞬間　*282* ／課題：マインドフルネスの誓い　*283* ／批判せずありのままに話す　*284* ／課題：批判的な言い方を，批判しない言い方に変えてみましょう　*285* ／課題：批判せずありのままに話す練習をしてみましょう　*287* ／結果に固執しない　*289* ／課題：受け入れること 対 抵抗すること　*291* ／手放すか，それともそのまま引きずられるか　*292* ／身体に執着しないということ　*293* ／課題：身体を受け入れる　*293* ／ボディイメージについての良い知らせと悪い知らせ　*294* ／課題：執着しない　*294* ／課題：4つの原理を覚え，練習しやすくする　*295*

私たちから最後に　*296*

書く課題：私が完全に回復したときのある一日　*297*

文　献　*299*
訳者あとがき　*301*

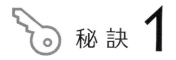

秘訣 1
回復への動機，忍耐，そして希望

「摂食障害からの回復への過程を，摂食障害のことを手放さないといけないと考えるのではなく，むしろ自分自身を取り戻す過程，あるいは初めて本当の自分自身に出会う過程と考えてみてはいかがでしょうか」

　摂食障害から回復するということは，これまでみなさんが直面してきたことの中でも最も大変なことでしょう。これに着手するにあたり，そして継続していくためには，3つのことが非常に重要になります。その3つとは，この秘訣1で取り上げる内容——動機，忍耐，そして希望です。これからの回復の過程において，みなさんの中の動機，忍耐，希望の程度は大なり小なり増減するでしょう。動機を失ってしまったり，もう耐えられないと思ったり，あるいは希望を失ってしまったりということがこれからの過程では必ず起こります。幸福感と同じように，この3つはただやってきて，ずっとそこにい続けるというものではありません。むしろ，回復へと向かう過程では，これらを思い出し，しっかりと定着させるために，みなさんにもできることがあるのです。この秘訣1は，まさにそれを目指して取り組めるように構成されています。

動機とは，行動を決める力，励みになること，そうする理由

　これまで私たちは，最初から完全に摂食障害とさよならをする心構えができていて，すべての摂食障害行動をすぐにでもやめたいと思っているクライエントさんにはほとんど会った

ことがありません。みなさんと同じように，私たちのもとを訪れる多くのクライエントさんたちも，どこかで両価的な気持ちを抱えていて，この両価的な気持ちが動機に影響を及ぼしているのです。幸いなことに，動機が十分でないからといって病気から回復できないということはありません。しかし，それは大きなハードルであり，克服すべきことです。この両価的な気持ちに対処していくことも，回復過程の一部なのです。動機づけが弱いということは，決して弱点ではありません。私たちにも理解できることですし，むしろ摂食障害を専門とする私たちセラピストが対処していかなければならない大きな問題です。みなさんが動機を持ち続けられるようにすることは私たちの仕事ですし，回復過程に必ず存在しているこの両価的な感情につきあっていくこともそうです。ご本人にとって，あるいはご家族や友人たちにとっても，この動機づけの低さや回復することへの両価的な気持ちというのは理解することが難しく，混乱をもたらすものであるということは，私たちもよく理解しています。致命的な病気でありながら，その本人が回復を恐れるという病気は，そう多くはないでしょう。時には理屈に合わず，また他人には理解不能と思われるかもしれませんが，周りからはひどい状態に見えたとしても，摂食障害には，どこかでみなさんにとって安心や親しみ，あるいは気分良く感じさせてくれる部分があるのです。この本を読み進め，課題をこなしていくなかで，みなさんにもぜひ自分の中の両価的な気持ちへの理解を深めていただきたいと思います。そうすれば，みなさんが大切にしている人たちにもっとよく理解してもらえるように説明できるようにもなるでしょう。

● 課題：私の動機づけについて考えてみる

この本を手に取り，購入して，読んでみようと思ったのはなぜだろう？

私はなぜ，回復したいと思うのだろう？

時にはこうして回復したい理由を書き出し，見つめ直してみることで，みなさんがなぜ回復したいと思うのかをはっきりさせることができます。しかし，両価的な感情や，回復することへの恐れが同時に浮かび上がってもくるので，これだけ回復したい理由があるのに，なぜまだ回復していないのかを理解することが難しくなったりもするでしょう。ご自分で振り返ってみて，何が回復の邪魔をしているのでしょうか？　もちろん，みなさんを両価的な気持ちにさせて，回復への動機づけに影響を及ぼすものは星の数ほどもあるでしょう。みなさんにこの不可解な現実を理解していただくために私たちがよく使うのは，虐待的な人間関係に陥って抜け出せなくなっている例です。

◉ **課題：虐待的な人間関係に陥って抜け出せなくなっている状態**
　なぜ人は，虐待的な人間関係から逃れることを恐れるのでしょうか。考えられるかぎりの理由を書き出してみてください。例えば，「彼なしで生きていくことを恐れている」など。

_____

_____

_____

質問を少し変えてみましょう：
　摂食障害を手放すことについて，みなさんは何を恐れているのでしょうか？　先の質問への答えとして挙げた理由のリストが，摂食障害から回復することにも当てはまるかどうか，考えてみましょう。

　例：
私は摂食障害を手放すことを恐れている。その理由は，

_____

_____

先に挙げたリストから，他の2つの理由を書き出してください。

_____

_____

_____

この2つのリストには，どのような類似点があるでしょうか？　虐待的な人間関係から逃れることの難しさと，摂食障害を「手放すこと」の難しさについて，あなたの考えを書き出してみてください。このたとえを心に留めておくことが，どのように今後あなたのためになりそうか，書いてみましょう。

_____

_____

_____

_____

● 課題：よくなりたい，でも……

多くの私たちのクライエントさんと同じように，きっとみなさんも，頭の中には回復したい理由をたくさん思い浮かべることができるでしょう。しかしその一方で，「よくなりたい，でも……」というフレーズも数多く頭の中に浮かんでいるのではないでしょうか。前回の課題で，すでにそういったことを書いているかもしれませんが，虐待的な関係から逃れたいと思うときにも，まったく関係ないと思うような理由が実は数多く存在しているのです。少し時間をとって，「よくなりたい，でも……」という文章の続きを，書けるだけ書き出してみてください。これを書くことにより，自分の中の両価的な気持ちをより具体的に，はっきりと見つめることができるでしょう。あるいは，回復したい気持ちと相反する気持ちに気づくことができるでしょう。3つ以上思い浮かぶ場合には，ご自分のノートにも書き出してみてください。

よくなりたい，でも，

_____

よくなりたい，でも，

_____

よくなりたい，でも，

_____

今みなさんが書いたものをもう一度注意深く見てください。「ずっと摂食障害だったか

ら」とか「太るかもしれないから怖い」というふうに，自分の内面から生じている考えや気持ちが書かれているかもしれません。その時には，「内的な障害」という意味で，その文章の横に「内」と書いてください。あるいは，「治療を受けるお金がない」，「一緒に住んでいる子も摂食障害にかかっている」など，外的な状況や現実問題が反映されているかもしれません。その時には，「外的な障害」という意味で，「外」と書いてください。

「内」と「外」で区別したリストを見返してみてください。「外的な障害」が回復の妨げになっている文章を見てみると，その根底にある，自分自身の思い込みや恐れを見つけることができるのではないでしょうか。例えば，「治療を受けるお金がない」あるいは「一緒に住んでいる子も摂食障害にかかっている」というのは，現実的にみなさんの状況をさらに困難にする外的要因でしょう。そういう場合には，今の生活状況をどうにかして変化させるとか，人との境界線をはっきりさせるとか，あるいはみなさんにとって不健康な人間関係を手放すといったことが必要になってくるかもしれません。

　金銭的理由というのは実際，大きな障害と言えますが，しかしそのせいで回復できないということはありません。無料のサポートグループやオンラインのメンタープログラム，このワークブックのようなセルフヘルプ本などを用いることもできるでしょう。もしもそういったものが見つけられないとか，専門家による治療を受けることができないとしても，よくはなれないのだとは思わないでください。（キャロリンも含めて）多くの人々が，治療施設やセラピストを利用することなく，完全に回復しています。とはいえ，そのようにして回復することが可能であるとしても，一人で取り組むことは本当に難しいことなので，得られるサポートはどんなものでも受けることをお勧めします。

　外的な障害は，それに対処してどうにか調整する必要があるため困難を伴いますが，一方で，そのような障害があるせいで自分は回復できないと思っているその思い込み，恐れこそが，まさに取り組まなければならない要因です。事実，みなさんが回復できない本当の理由など，ほとんど存在しないのです。回復するにあたっての唯一の，そして本当の障害とは，自分自身の考えや気持ちです。これは実はすばらしいニュースであり，秘訣4を読んでいただければ，新しい健康的なやり方で，自分の考えや気持ちに気づき，対処する方法を学ぶことができるでしょう。

◉ 課題：なぜ私はよくなれないのか

　これまでの課題を読んでみて，みなさんなりに何かしら得るところがあったと思いますので，再度ここでお尋ねします。みなさんが回復できない本当の理由が思いつきますか？

もしも思い浮かぶなら，ここに書いてみましょう。_____

　あえて書く欄を少なくしているのは，みなさんがよくなれない理由など，あるはずがないからです。これまで合計して 50 年間，摂食障害のクライエントさんたちと関わってきて，私たちはただのひとつもその理由を見つけることができませんでした。

動機，心の準備，そして変化

　行動変容とは，一瞬にして起こる出来事ではありません。むしろ，ある一連の過程の中で，時間をかけて起こるものです。研究によれば，習慣的な行動を変容させていく過程には共通点があり，予想可能なものであるとのことです。みなさんの心の準備がどれだけできているか，どれだけやる気になっているかということが，これらの段階に影響を及ぼします。誰か知り合いで，例えば喫煙などの習慣がある，あるいはあった人を思い浮かべてみてください。そしてその人が，喫煙の習慣をやめたいと思っているとします。たぶんその人は，長い間たばこをやめようとか，その習慣自体が問題だとは考えたこともなかったのです。いったんそれが問題であると自覚するようになったとしても，行動を変化させるというのは難しいものです。結局その人は，長い期間行動を変えようと思いつつも何も行動に移せていないか，あるいはやる気になって，どうにか行動を変えようとしたものの，何らかの理由で挫けてしまい，挑戦をやめてしまっているかもしれません。

　この変化の過程のどの位置に自分がいるのかを見極めることはとても役に立ちます。近年，多くの専門家がさまざまな行動変容の段階に関する理論を用いているので，みなさんもどこかでこのような考えを聞いたことがあるかもしれません。『摂食障害から回復するための 8 つの秘訣』では，いろいろな知見を基にした，行動変容の 5 段階について紹介しました。ここでは新たに多理論統合モデルに基づき，行動変容の 6 つの段階について説明したいと思います。多理論統合モデルとは，35 年以上にわたる科学的研究，介入方法の開発，実験によって築き上げられた，統合的な生物学的心理社会的モデルです。これらの段階を理解しておくことはとても重要で，自分がどの段階にいるかを知ることにより，みなさんや周りの人たちは欲求不満に陥ることなく，よりわかりやすい，成功へとつながるやり方で変化の過程を進んでいくことができるのです。

　この行動変容のモデルを紹介している研究によれば，危険な行動をとっている人々のうちの 20％以下しか，人生のある時点において，その行動をやめる心構えができていないとのことです。つまり，もしも治療計画や治療目標というものが，すぐに行動に移す準備ができている人向けのものであるとすれば，その段階まで達していない人には効果がないだろう，

ということなのです。みなさん自身，すでに経験されたことかもしれませんが，必死にアドバイスをくれる友人たちや，助けようとしてくれている専門家たちの言っていることが自分でもよくわかるのに，どうしてもその通りにできなかったり，言うことが聞けなかったりということがあるのではないでしょうか。このような状況が続けば，みなさんの中のやる気は失せてしまうでしょうし，もう回復できないのではないかという絶望感に襲われてしまうこともあるでしょう。これらの理由から，みなさんが今，どのくらい回復したいと思っているか，どのくらい回復への心構えができているかを理解しておくことは，みなさんの現状をありのままに踏まえるうえでとても大切なことなのです。そしてまた，どのような質問や課題，介入が，みなさんの動機づけを少しでも高め，回復過程に伴う抵抗感を減らし，みなさんがさらに前進していけるようにするために効果的なのかを見定めるうえでも重要なのです。このような段階を，みなさんは直線的にスムーズに進めるかもしれませんし，もしかしたらひとつの段階にずっと留まり，後戻りしてしまうこともあるかもしれません。しかし，こういうことはよくあることだと知っておくと，少しは気が楽になるでしょう。

● **行動変容の段階**

1．**前熟考期**：この段階では，みなさんはまだ何も行動に移す準備ができていないでしょう。行動を変えたほうがいいような問題があるのかさえ，はっきりしていないかもしれません。もしかすると，みなさんの行動がどのような結果を招くのか，まだ気づいていないのかもしれませんし，たとえ気づいていたとしても，そんなことは気にしないと思っているのかもしれません。この段階では，変えたほうがよい行動について，話すことも考えることも避けているかもしれません。こういう状態にあるとき，人々は，みなさんが「否認状態にある」とか，治す気がないとか，無気力だと言い，みなさんは自分でもそうだと思ったり，あるいはまだ心の準備ができていないように感じていたりするかもしれません。みなさんがこの前熟考期にいるとしても，熟考期へと移行していく後押しとなるような有用な介入方法や，今までとは異なる考え方やものの見方がいろいろとあります。この段階で行える介入としては，例えば，何の課題もしなくてもいいから，この本を読んでみる気があるだろうかと自問してみたり，まだ心の準備ができていない理由や変わりたくない理由をすべて説明してみる気があるかどうか，探ってみたりすることでしょう。そしてまた，みなさん自身が変わりたいと思わないかぎり，他の誰にも無理強いはできないのだと，たびたび認識することもそうです。つまり，すべての決断は完全にみなさん次第だということです。

2．**熟考期**：この段階では，みなさんは何らかの挑戦をしてみようと思ってはいるけれど

も，しかし同時に，そうすることの利点と難点について考えているかもしれません。行動を変化させたほうがいいかどうか考えすぎてしまって，やる気を失い，実際に何の行動にも移せないという慢性的遅延状態に陥り，身動きが取れなくなってしまうこともあります。しかし，このような段階にいるとしても，何かをとにかくやってみようという気持ちが少しでも湧いてくるような，何らかの小さな一歩を踏み出すことはできるものです。実際に回復した人が書いた本を読むとか，回復した人から直に話を聞くというのがその一例で，こういったことも大変役に立つでしょう。このワークブックの中にも，そのような小さな一歩を踏み出せる課題が含まれています。

　3．準備期：もしもみなさんがこの段階にいるのであれば，何らかの行動に移る準備ができているか，あるいはすでに変容に向けて何らかの行動をとっているかもしれません。この段階では，まだいくつかの可能性について検討しているかもしれませんが，同時に，セラピストや治療施設を探したり，あるいは，このワークブックの課題をやってみようと思ったりしているかもしれません。次の段階に移るためには，何らかの選択をし，そして実際に行動する必要があります。ここで覚えておいていただきたいのは，もしもみなさんが何かを選び，それを行っても役に立たなかったからといって，やる気をすべて失わないでほしいということです。多くの場合，回復への道を進んでいくのに十分な動機を見出すためには，いくつか異なることを試してみる必要があるのです。

　4．実行期：この段階では，みなさんはすでに何らかの行動に移り，何らかの変化を遂げ，周囲からの意見も受け入れて，調整を行っていることでしょう。みなさんは実際に摂食障害行動についても変えようとしていて，回復に向かって励んでいることでしょう。同時に，がっかりしたり，やる気が失せてしまったりすることもあるかもしれません。というのも，このような行動を変化させることは本当に大変なことだからです。回復するときには，気分が良くなる前にはたいてい嫌な気分を体験するものです。そして，それはうんざりすることで，とても長い間，下りのエスカレーターに乗っていながら上に登ろうとするようなものなのです。しかしこれは，摂食障害から回復するときには非常によく見られることで，時間が経つにつれて，より気持ちも楽になってくるでしょう。

　5．維持期：もしもみなさんがすでにこの段階にいるなら，何らかの変化を体験していて，従来の摂食障害行動の引き金になっていたことや，新たなストレスに対処するときに，今までとは異なる方法を使っているでしょう。この段階では，行動を変えようとしているという

より，むしろ症状が再燃しないように，あるいは完全な再発とはならないように，新たに学んだ行動の維持を心がけていることでしょう。この段階には，だいたい6カ月〜5年の月日が必要だと言われています。ここで覚えておいていただきたいのは，みなさんの回復への努力は，摂食障害に直接関係する行動がなくなった後でも，長く必要になるということです。これはとても重要なことです。例えば，多くの人々は，摂食障害症状がある程度治まった段階で，（さまざまな理由により）治療を終えてしまうでしょう。しかし，行動が見られなくなったとしても，それは氷山の一角にすぎないのです。アメリカの公衆衛生局による1990年の調査によれば，12カ月間禁煙していた人々のうち43%が，その後また喫煙を始めたということです。5年間禁煙してはじめて，その後の喫煙率が7%に低下したそうです。このような調査が示すほどの長い時間を要することなく，みなさんはもっと早くに完全に回復するかもしれません。しかし同時に，完全に回復するためには，みなさんが思うよりも長い時間が必要となるのです。こんなお話をするのは，みなさんを落ち込ませるためでも，怖がらせるためでもなく，ただ，回復した状態をしばらくの間きちんと見守ってあげる必要があるということをお伝えしたいからです。この維持期という段階において，みなさんの中には，それまで効果のあった，自分の気持ちを書き出す，食事計画に従う，個人療法を受けに行くといったことを，もう続けなくてもよいのではないかと思い始める人もいるでしょう。もしもそのように思い始めているのであれば，専門家の意見を聞くなり，自分なりに試行錯誤したりして，何はやめても大丈夫で，何はもう少し続けたほうがよさそうかを見極めてみてください。

6．終結期：この段階のことを私たちは，「完全な回復」と呼んでいます。この段階まで来ると，みなさんはもう摂食障害行動を使いたいとは思わなくなっているでしょう。行動変容モデルの言葉を用いるなら，100%，自己効力感に到達したということです。今では，自分なりにうまくやっていく方法を身につけているでしょう。みなさんの健康な部分が強くなり，どんなにストレスにさらされようとも，どんな困難に陥ろうとも，摂食障害を用いずに自分なりの生活を営めるようになっているのです。摂食障害は過去の話になったのです。

完全な回復に向けて，みなさんは自分なりのペースでこれらの段階を進んでいくことでしょう。もしも立ち往生し，次の段階に進めないように思えるのでしたら，ぜひ次の課題をやってみてください。質問に答えることで，みなさんの今の状況を客観的に見ることができ，新たな，そして意味深い洞察を得ることができるでしょう。これらのことが，回復への動機を維持することに役立ちます。

それでも，これ以上先へ進めないというときには，治療者に会ってみるとか，新しい治療

者を見つけるとか，グループに参加してみるとか，栄養士さんと面接をしてみるとか，あるいは，治療プログラムへ参加してみるなど，今までとは異なる方法を試してみる必要があるかもしれません。

● 課題：今の私の行動変容の段階，そして動機づけ

　今現在，ご自分がいると思う行動変容の段階を選んでみてください。それぞれの段階で，みなさんがつまずいているかもしれない点を挙げ，質問を加えました。どの段階にいるかよくわからない，あるいはふたつの段階の中間にいると思うのであれば，その両方の質問に答えてみてください。もしかすると，すべての段階の質問に答えてみることもみなさんの役に立つかもしれません。前の段階の質問ですでに同じ答えを書いているとしても，心配しないでください。繰り返すことで，さらに確実な情報を集めることができます。あるいは，異なる形で類似の質問に答えることで，新たな考えが浮かんでくるかもしれません。

1．前熟考期（行動を起こす心構えができていない段階）

　もしもみなさんが，自分には何も問題がないと思っていたり，あるいは助けなんて必要ないと思っていたりするなら，以下の質問に答えてみてください。

・なぜ問題を抱えているとは思わないのでしょうか？

_____

_____

・もしかしたら問題があるかもしれないと，少しでも考えてみることはできるでしょうか？

_____

_____

・なぜこの本を読んでいるのでしょう？

_____

_____

_____

・みなさんのことを気にかけてくれている人たちは，みなさんに何か問題があると思っているでしょうか？

_____

・変わりたくないと思っている理由をすべて書き出してみてください。

・みなさんは自分でも変わりたいと思えるようになりたいですか？

2. 熟考期（何らかの行動を起こす準備ができている，良い点，悪い点を考え始めている）
　もしもあなたが立ち往生していたり，先延ばしにしているのであれば，以下の質問に答えてみるとよいかもしれません。

・このままでいた場合の良い点，悪い点は何でしょうか？　あるいは，変化を起こした場合の良い点，悪い点は何でしょうか？

・もしも変化を起こしたとしたら，みなさんの将来はどうなるでしょうか？　あるいは，もしも変化を起こさなかったとしたら，どのような将来が待っているでしょうか？

・摂食障害行動をそのまま続けていくことで，みなさんの身体的健康，あるいは幸福感にどのような良い影響，悪い影響があるでしょうか？

・もしもこのまま摂食障害でい続けるとしたら，みなさんの人間関係はどのような危険にさらされるでしょうか？　一方で，もしも回復できたとしたら，人間関係にはどのような影

響があるでしょうか？

_____

_____

- 摂食障害を手放すことに対して，どのような恐れがあるでしょうか？ あるいは，何か別の気持ちがありますか？

_____

_____

- みなさんの書いた良い点，悪い点について一緒に話し合える人，また，みなさんの決断を後押ししてくれる人は誰でしょうか？

_____

_____

- みなさんにとって，危険すぎないことで，それがたとえどんな些細なことだとしても，何かできることはあるでしょうか？

_____

_____

_____

3. 準備期（行動を起こす準備はできているものの，いまだ準備中）

変わりたいと思っているものの，自分だけではどうしても始められない，あるいはどうしていいのかわからない，そんな状態であれば，以下の質問について考えてみてください。

- 摂食障害を手放すことで，何が失われるのでしょうか？ あるいは，何を新たに手に入れることができるでしょうか？

_____

_____

- あなたが挑戦してみようと思うときに，どのような障害が予想されるでしょうか？ あるいは，前進しようとするとき，どんな障害にぶち当たりそうでしょうか？

_____

秘訣 1　回復への動機，忍耐，そして希望　*13*

・それらの障害を克服するにはどうしたらよいでしょうか？

・この段階で，誰に助けを求められるでしょうか？

・その人たちは，どのようにみなさんを支えることができるでしょうか？

・今この時点で，些細なことだとしても，どのような挑戦をしてみることができるでしょうか？（どんな小さなことでもよいのです）

4．実行期（実際に行動してみる，周囲の意見を聞く，そしてさらに調整する）

　もしも，もう前に進めないと思ったり，負けたように感じていたり，やる気が失せたりしているときには，以下の質問が役に立つでしょう。

・みなさんはこれまでどのような変化を遂げてきたでしょうか？　どんなに些細なことでもかまいません。

・周囲の人々は，みなさんのどのような変化に気づいていますか？

- 行き詰まったとか，失敗した，と感じていなかったときには，何が起きていたのでしょうか？　あるいは誰が助けてくれていたのでしょうか？

- 食べ物との関係をどのようにしたいと思っていますか？　そこに到達するためには，何をすればよいでしょうか？

- 摂食障害のためなら，何を犠牲にしてもいいと思っているでしょうか？　あるいは，何は犠牲にしたくないと思っているでしょうか？

- 今現在，あなたのためになることで，たとえ些細なことであっても，何かできることはあるでしょうか？　あるいは，何らかの決断をすることはできるでしょうか？

- どこへ行ったら，摂食障害から回復した人と出会い，話すことができるでしょうか？

- どこへ行けば，追加となるようなサポートを受けることができるでしょうか？　何がそうすることを邪魔しているのでしょうか？

- 自分自身のやる気を出すために，どのようなご褒美や取り決めが考えられるでしょうか？
（秘訣 6 参照）

5. 維持期（何らかの行動変容を起こしていて，さらに変化を続けている）

　もしも，どうしたら行動を変化させ続けられるのだろうかと思い悩んでいたり，今までに変えることができた行動を維持するためにはどうしたらいいのだろうか，あるいは，回復を維持していくために，何はやめてもよくて，何はこれからも続けたほうがよいのかと迷っていたりするのなら，以下の質問について考えてみてください。

• どのような状況や気持ちのときに，摂食障害思考が戻ってきたり，摂食障害行動が再燃したりするでしょうか？

_____

_____

• 回復を維持しようとするときに，どこかでいつもつまずくとしたら，そこには何か似たような傾向があるでしょうか？

_____

_____

• これまで成し遂げてきたことを維持していくためには，どのような新しいやり方，手段が必要になるでしょうか？

_____

_____

• 今まで自分なりに学んだ方法をさらに発展させ，強化するために，どのようなことが役に立つでしょうか？　あるいは，誰が手伝ってくれるでしょうか？

_____

_____

• 回復を継続させるために，どのような環境が自分にとって一番の助けになるでしょうか？

_____

・摂食障害行動に逆戻りしてしまいそうなときに最初に感じる気持ちや，最初にとる行動というのは，どのようなものでしょうか？

_____

_____

・圧倒されるような気持ちになったり，誰かのサポートが必要だと思ったりしたときには，誰に連絡が取れますか？

_____

_____

・誰か支えてくれそうな人に自ら連絡が取れるように，どのように自分自身を後押しすることができるでしょうか？

_____

_____

_____

6．終結期

　この段階は，私たちが「完全な回復」と呼ぶ段階です。この段階まで来れば，何らかの摂食障害行動を使おうとも，使いたいとも思わなくなっているでしょう。すでにここまで到達できたので，そのまま前進していくためのやる気を探す必要もないでしょう。

忍耐とは，待つ能力，辛抱する力，やる気のある状態を保つ力

　「忍耐強くありなさい。すべてのことは，容易にできるようになるまでは難しいものなのです」

――サアディ

　「忍耐とは，ただ待つための能力ではなく，その待っている間にどのように振る舞えるかということです」

――ジョイス・メイ

忍耐とは美徳であると誰かが言いましたが，それはその通りだと思います。何でもすぐに欲求を満たそうとする今日の世界においては，何か時間のかかることを待つというのは，だんだんと難しくなっています。忍耐とは，みなさん自身に備わっているとか備わっていない特質というより，後から学ぶことのできる技術です。考えてもみてください。これまで辛抱強い赤ちゃんや乳幼児を見たことがあるでしょうか？　忍耐とは，受動的なことでも容易なことでもありません。むしろ，能動的で意志的なものなのです。みなさんは忍耐強くなるために，そのための練習をする必要があり，できるだけ早く取りかかったほうがよいでしょう。というのも，強固に身についている習慣や行動様式を変えたり，回復に必要となる数多くの事柄に対応したり，そしてまた，人生という長期にわたる困難な仕事に取り組んだりするためにも，みなさんには忍耐力が必要となるからです。

『摂食障害から回復するための8つの秘訣』で私たちは，摂食障害から回復しない人というのは，挑戦することをあきらめてしまった人たちだと説明しました。挑戦し続けるためには忍耐力が必要です。みなさんの摂食障害は，時間をかけてゆっくりと成長し，悪化してきました。回復も同じような経過をたどります。つまり，みなさんが摂食障害に苦しむようになって数年の月日が経っているのなら，完全に回復するにもそれなりの年数が必要になるということです。こんなことは聞きたくないかもしれませんし，周囲の人たちにとってもこの事実を受け入れるのは大変難しいことかもしれませんが，一人一人がこの事実を理解し，受け入れれば，イライラは少なくなり，希望を見失ってしまったり，あきらめたりすることも少なくなるでしょう。うまくいけば，それにより，周りの方々もみなさんのことを忍耐強く見守ってくれるようになるでしょう。

たとえ出口が見えないとしても，時には忍耐強く前進していかなければならないこともあります。実際に回復した人と接することは，その点で非常に役に立ちます。みなさんは，自分では出口が見えないかもしれませんが，それを回復した人の中に見出すことにより（これらの人たちも，かつては自分が回復するとは思えなかったのです），今は限られた展望しか持てないけれど，しかし忍耐強くあることによって，この苦労が報われる時が来るのだと理解できるでしょう。

回復のためにみなさんがしなければならないすべてのことを先の方まで見渡してしまったり，あるいは，他の人と比べて自分の回復具合にイライラしたりすると，忍耐強くあり続けることが困難になってしまうでしょう。回復の進み具合は人それぞれ異なります。今の自分にとって最適のところまで，最適の速さでしか到達できないのです。きっとみなさんにも，もうこれ以上できない，もう耐えられないと思う日が数日，数週間，あるいはそれ以上長く続くことがあるかもしれません。それでも，自分自身を批判しないようにしてください。ま

たどんなに進展が遅くても，どこかでつまずいてしまっても，どうか動揺しないでください。これは一連のプロセスなのです。同じ立場にいる他の人に対してなら，どんなに自分が忍耐強いかを考えてみると，少しは役に立つかもしれません。回復への道のりには，良い時も悪い時もあるのだということを知り，それを受け入れましょう。そして，他の人になら示すことのできる慈しみを自分自身にも注いでみましょう。

　もしもみなさんがすでに長すぎるほど摂食障害に苦しんでいる，年を取りすぎている，摂食障害思考に振り回されすぎている，あるいはすでに試せることはすべて試してみた，というのであれば，もしかするとすでに忍耐力は薄れ，自分はもう回復できないのだとあきらめてしまっているかもしれません。けれども，私たちはこれまで，30年以上も摂食障害に苦しんできた人や，20回以上入退院を繰り返した人が回復する姿を目の当たりにしています。長い時間がかかるかもしれません。しかし，忘れないでいただきたいのは，決してあきらめないでほしいということ，みなさんも必ず回復できるということです。

　回復できた人たちから回復の過程の話を聞くことで，忍耐力についてとても役立つ情報を得られるでしょう。

　　「いくつかの点で，忍耐力は私の回復にとって非常に重要な役割を果たしました。回復への道のりを歩み始めた当初は，治療自体に対して，忍耐強くある必要がありました。また，私の『本当の生活』に戻るために無理な予定を立てていたのですが，それはあきらめました。この過程で急げば急ぐほど，いかに早く後退してしまうかに気づきました。こんなことを認めるのは嫌なのですが，でも本当なのです。回復が私にとって，フルタイムの仕事になったのです。たとえそれが自分の能力以下の仕事をするということだとしても，それで私が食べることに集中できて，健康でいられるのなら，それでいいのです。それが私にとって必要なことだったのです。私の生活はそれ以来，急速に発展しました。そして，本当の健康というものを見つける努力を始めてからは，実にうまくいっているのです」

──G. R.

　　「私自身，成長するためにかなり忍耐強くなる必要がありました。まだまだ先は長く，そんなに進んでいないことを不満に思うことは簡単でしたが，それでは気分が落ち込むだけでした。でも視点を変えて，どれだけ回復を目指して進んできたかを見るようにしてからは，物事が違って見えるようになりました。私の摂食障害と，それに関係した心の持ちようは，長い時間をかけて積み重なってきたものでした。つまり，すぐにすべてが消失することを期待してはいけないのです。忍耐とは，進歩していないことに対して言い訳をすることで

はありません。それは私自身に対して，この回復の過程において，少しばかりの余裕を与えてあげることなのです。その瞬間瞬間に私が最善を尽くしているかぎり，私は自分自身を，まだ回復に達していないと責め立てる必要はないのです」

——P. K.

◉ 課題：みなさんの忍耐力を探ってみましょう

今この時点で，どのように忍耐強くあることが，あるいは，忍耐に欠けていることが，みなさんに影響しているでしょうか？

_____

_____

忍耐強くいられない時とは，どのような時でしょうか？　あるいは，忍耐強くいられる時には，どのようなことが起きているのでしょうか？

_____

_____

みなさんの知っている人で，忍耐強いのは誰でしょうか？　その人は，どうしてそんなに忍耐強いのでしょうか？

_____

_____

誰か他の人が，みなさんの忍耐力に影響を与えているでしょうか？　それらの人々とつきあうことで，どのようなサポートが受けられるでしょうか？

_____

_____

ペースを少し落としてみよう，そしてもう少し忍耐強くなってみようと思ったことはありますか？　（瞑想なり，マインドフルネスを練習するなど）

_____

_____

もっと忍耐強くなるには，どのようなことが役に立ちそうでしょうか？

希望とは，欲求，期待，願望

「希望は，決してあなたを見捨てない。しかし，あなたが見失ってしまうのだ」

——ジョージ・ウェインバーグ

「絶望を感じない最善の方法は，立ち上がって，何かをすることです。何か良いことが起こるまで待とうとしないでください。外へ出て，何か良いことをしてみたら，あなたは世界を希望で満たすことができます。そして，自分自身をも希望で満たすことができるでしょう」

——バラク・オバマ

● 課題：みなさんはどれくらい希望を持っていますか

みなさんは自分が摂食障害から完全に回復できると思っているでしょうか？　0％〜100％までの間で評価してみてください。もしかしたら，50％は完全に回復すると思っていて，50％はダメだと思っているかもしれません。あるいは，80％は回復すると思っていて，20％はダメかもしれないと思っているかもしれません。

私は，＿＿＿＿＿％の確率で完全に回復すると思っていて，＿＿＿＿＿％の確率でダメかもと思っています。

みなさんが100％と書かなかったのだとしたら，それはなぜでしょう？　100％完全に回復できるとは思えなかった理由は何でしょうか？

あなたも完全に回復できると，これまで誰かが言ってくれたでしょうか？　あるいは，今，言ってくれるでしょうか？

● 希望はあります。みなさんも回復できるのです！

「希望とは，田舎道のようなものです。もともとそこに道はなかったのです。しかし，多くの人が同じところを歩くことで，道ができるのです」

——リン・ユータン

　私たちの方針の重要な部分となっているのは，みなさんも回復できるという信念です。これは，多くのクライエントさんたちに希望を与えてもいます。これは，みなさんが摂食障害から完全に回復できるという意味であって，寛解状態でも，症状を抑えている状態でもありません。みなさんの人生から摂食障害が完全に消えてなくなるということです。私たちは，このことが真実であると確信しています。というのも，私たち自身がそれを実際に経験していますし，また，多くの人々がそこに到達するのを実際に見ていて，その手助けもしてきました。完全に回復するとはどういうことなのか，実際にみなさんがイメージすることはとても大切ですので，以下で回復した状態について説明してみます。

　　「回復した」とは，ありのままの体重と体型を受け入れることができ，身体に害を及ぼすような食べ方や運動をしなくなったときのことです。「回復した」ときには，食べ物や体重があなたの生活の中で重要な位置をしめることはなくなり，体重はあなたの存在そのものよりも価値のあるものではなくなっています。体重計が示す数値などは，まったく意味を持たなくなるか，持ったとしても参考程度でしょう。「回復した」ら，健康を害して，自分自身の心を傷つけてまでスタイルにこだわったり，小さいサイズの服を着たり，自分の決めた目標値まで無理に体重を減らしたり，などということはなくなります。「回復した」としたら，摂食障害を使って，日常の他の問題に対処したり，問題を避けたりする必要はなくなるのです。(Costin & Grabb, 2012)

　現在，摂食障害からは完全に回復できるという私たちの信念は，多くのセラピストや，摂食障害を治療する他の専門家たちにも浸透しています。それは30年以上キャロリンが主張し続けてきたことで，一度は希望を失ってしまった人たちに多くの希望を与えてきました。

　　「私は摂食障害から回復できるという望みをなくしていました。摂食障害から完全に回復することは不可能で，この病気への対処の仕方を学ぶ必要があると言われていました。一生，

この病気とつきあわなければいけないのなら，よくなるための挑戦をしても意味はないと思っていました。そんなとき，キャロリンと出会い，彼女が30年以上も完全に摂食障害から回復していると目をきらきらさせながら話しているのを見て，彼女にできたのなら私にもできるかもしれないと思ったのです」

　『摂食障害から回復するための8つの秘訣』が出版されて以来，多くの人々が，摂食障害から回復することは可能だと書いてあるのを読み，希望が持てました，と伝えてくれました。多くの人々が，摂食障害からはいつまでたっても「回復中」，あるいは「回復途上にすぎない」と間違って信じ込んでいたのです。

　「摂食障害からは回復できるのだということを初めて読んで知ったのは，あなたの書かれた『8つの秘訣』の本からでした。本当に感謝しています。私はダメ人間ではないのだと大きな希望を持つことができ，再度治療に取り組んでみようと思えました」
——女性，オーストラリアより

　「摂食障害から回復できるとは思いもしませんでした。あなた方のお話や，実際に回復した人たちの話を聞くことができ，私ももう一度回復を目指してみようと思えました。今では誰か一緒にこの道を歩いてくれる人を探したいと思っていますが，躊躇していたのは他でもない私自身だったのです。希望を失いかけていました」

「回復した」への道のりは，一直線ではない

　すでに説明したように，回復への道のりとは，一直線で進むものではなく，二歩進んでは一歩下がり，また一歩進んでは三歩戻る，というようなものです。自分でも少し進展したなと思ったとたんに，何らかの新しい状況に陥ったり，今まで対処したこともないようなストレスの多い状況に足を踏み入れたりして，昔の行動が戻ってきてしまうこともあるでしょう。後戻りする，あるいは再発してしまうと，とてもがっかりしますが，これは同時に，どの部分にさらに注目する必要があるのか，どの部分が未熟なのかという貴重な情報を得る機会にもなるのです。症状がこのようにぶりかえすことには困難が伴いますが，これはみなさんが出発地点に戻ってしまったということではなく，その時点ではまだ対処が難しい体験をしているということなのです。そのような状況からも学ぶことができますし，そうやって物事への対処がうまくなり，力強くなっていくのです。たとえどんなに状況が悪くなったとしても，

秘訣 1　回復への動機，忍耐，そして希望　23

それでも希望を持ち続ける理由は山のようにあるのだということを覚えておいてください。私たちは，みなさんの気分を良くするためにこんなことを言っているのではなく，これが真実だからこそ，あえてこうしてお伝えしているのです。

● 回復の段階
　摂食障害から回復するときには，いくつかの段階を踏んでいきます。ぜひみなさんもこの段階のことを心にとめておいてください。何が起こり得るのかを知っておくことは，回復段階のどこにいるのかを理解するのに役立ち，そして，何に気をつければよいのかを教えてくれるでしょう。『摂食障害から回復するための 8 つの秘訣』の秘訣 1 から，回復の過程について引用します。

〈摂食障害から回復する 10 の段階〉
1.　私には何も問題なんてない
2.　もしかしたら問題なのかもしれない。でも大したことはない
3.　私には問題がある。でも気にしない
4.　変わりたいけど，どうしたらいいのかわからないし，怖い
5.　変わろうとしたけど，私にはできなかった
6.　やめられる行動もいくつかあるけど，すべてはどうしても無理
7.　摂食障害行動はやめられるけど，摂食障害思考が頭から離れない
8.　行動からも思考からも解放されているときが多いが，常にというわけではない
9.　行動や思考から解放されている
10.　回復した

　今は自分がどの段階にいるのか，はっきりとはわからないかもしれません。あるいは，今のところは，ぴったりとひとつの段階に当てはまっていると思うかもしれませんし，ふたつの段階の中間にいると思うかもしれません。また，同時に異なる段階を体験しているかもしれませんし，もしかしたら，後戻りしてしまったという経験をしているかもしれません。

◉ 課題：私は回復の段階のどこにいるだろうか
　回復の 10 の段階をよく見直してみてください。みなさんは今，どの段階にいると思いますか？　また，それはなぜでしょう？

_____

_____

_____

_____

_____

● 私もそこにいた，そして体験済み

　どなたかすでに回復していて，みなさんのこの回復への旅に喜んでつきあってくれるような人とのつながりが持てれば，とても役に立つでしょう。専門職の人でも，友達や学校の先生，メンター，それ以外でもかまいません。摂食障害から実際に回復した人であれば，その人もかつては耐えきれなくなったり，やる気を失ったり，後戻りしたり，もう回復できないと思ったり，あるいは，回復への希望さえ見失ったりしたことがあるかもしれません。以前に同じような経験をした人がどのように乗り越えてきたのかを知ることは，みなさんが動機を持ち続け，希望を捨てず，自分自身に対して忍耐強くなるうえでの助けとなるでしょう。そして，成功した話や，回復後の人生が今とは違ってどれほどすばらしいかを実際に聞くことも，とても刺激的で役に立つでしょう。

　時には予想もしていなかったようなものが，動機づけのロールモデルになってくれるかもしれません。例えば，長い間回復してない人と会うことも，ひとつの動機づけになるでしょう。あるクライエントさんが次のように説明してくれました。

　「どんな計画も，それを実行していくことができませんでした。周囲の人々は私のことを心配していると言い，死ぬのが怖くないのかと聞いてきました。時には嘘をついて，そんなこともあると言ったことがありましたが，でも心の底では，死を恐れてはいませんでした。それより何より，普通に食べることのほうがずっと恐ろしかったですし，昔の自分に戻ってしまうかもしれないことを恐れていました。ある時，身体的合併症が生じて，数日だけ怖い思いをしたこともありますが，それもすぐに消えてしまいました。私はあなたのグループに参加することに決めましたが，正直，このグループが助けになるとは思っていませんでした。ただ，グループの中に私よりも回復が進んでいる人たちがいて，その人たちの存在が私にとって何らかの刺激となって，先へ進むためのきっかけになれば，と思っていたのです。けれども，グループの中で一番私に影響を与えたのは，30年間摂食障害に苦しんでいるという中年の女性でした。彼女と一緒のグループにいることで，はじめて私は，回復しないことよりも病気のままでいることのほうが恐ろしいと感じました。真剣に回復し

ようとしなければ，私も彼女のようになる，30年後も生きていられるとしても，病気のままということになる，と思いました。彼女は一度も結婚したことがなく，子どももおらず，旅行もあまりしたことがありませんでした。彼女の生活範囲はとても狭く，いつも不安気で，悲しく，寂しそうでした。このグループに参加したこと，そして彼女と出会ったことは，私にとっての転期となりました。その時，本当にこれからの人生を違ったものにしたいなら，本気で回復に取り組まなければならないと気づいたのです。同時に，私たちはある意味で，よくなったとしても，病気のままでいたとしても，見本になり得るのだと思いました。私たちは，良いお手本のほうがいいと思いがちですが，私の場合は，回復していない人と関わることで，本気で回復に取り組もう，そのために闘おうと思えるようになったのです」

◉ 課題：回復した人にインタビューしてみよう

　摂食障害から回復した人を少なくとも一人は探して，電話でもよいので，インタビューしてみましょう。以下の質問を参考にしてみてください。他にも，自分なりに質問を考えてみてください。このインタビューが自分にとってどんな体験だったか，何か学ぶことはあったか，書き出してみましょう。

回復の過程で一番驚いたことは何でしたか？

_____

_____

_____

回復の過程を私がこれからたどるうえで，どんな全般的なアドバイスをしてくれるでしょうか？

_____

_____

_____

実際の回復の過程において，どんなアドバイスがあればもっとよかったと思いますか？

_____

_____

もっと早くにしておけばよかったと思うことは何でしょうか？

_____

_____

覚えているかぎりで，何か特別な転期はありましたか？

自分の体型を受け入れられるようになる，何か良い方法はあるでしょうか？

やる気を持ち続けるうえで，どのようなことが役に立ちましたか？　あるいは，もうダメだと思ったとき，どのようにやる気を奮い立たせましたか？

回復の過程では，どのようにして忍耐力を保ちましたか？　あるいは，忍耐を失ったときにどのように対処しましたか？

回復していく過程で，どのように人からの助けを求めましたか？

完全に回復したと思ったのは，どのくらい経ってからですか？

何でもよいのですが，回復を目指す過程で希望が持てるようなことを，何かお話ししてくれませんか？

その他

_____

_____

その他

_____

_____

その他

_____

_____

このインタビューから学んだこと

_____

_____

_____

_____

_____

_____

回復したクライエントさんたちの言葉

　「ネルソン・マンデラさんが，『何事も，達成するまでは不可能に思えるものだ』と言っています。摂食障害からの回復も，まさに同じです。忍耐強く取り組むということがとても大切なのです。私自身，この回復の過程にも，そして自分自身にも，あきらめずに取り組む必要がありました。すべてのことが順調で前向きな時もあれば，ただただあきらめたくなって，決して簡単ではないのだから，そんな挑戦はやめたほうがいいという内面の声の言いなりになりそうな時もありました。でも，そんな声に従う必要はないのです。もしもみなさんがほんのわずかでも健康な部分の声に耳を傾け，そして忍耐強く，勇気を持ち続ければ，健康な部分の声は次第に大きくなり，摂食障害のほうの声はやがて小さくなっていくでしょう。ある時点で振り返ってみたら，そんなことは不可能だと言い張っていた

声は，もうすっかり聞こえなくなっているでしょう。それが可能であったことを，自分自身で体感していることでしょう」

「治療に来る前までは，いえ，治療を受けていたときでさえ，過食嘔吐をやめられるとは決して思っていませんでした。そんなことは不可能だと思っていたのです。他の人にはできても，私にはできないと思っていました。それが今では，摂食障害行動がすっかりなくなってから 9 年近い月日が経っています。時には，私自身が過去にしていたことを思い返すこともありますが，もはやあんなことをしたいとは思いません。それに，そんなとき以外は，まったく思い返すこともないのです。それはすばらしい気分で，今では回復できたことに感謝しています」

「どうか，回復なんてできないのだと他の誰にも言わせないでください。私は 25 年もの間，摂食障害に苦しんできました。そして，12 ステップグループや心理療法に長い年月を費やしてきました。きっかけとなったのは，摂食障害を敵として見ることをやめて，摂食障害が私のためにしてくれていることについて学んだことでした。そうすることで，それを私自身で行えるようになったのです。今では，私は摂食障害のメンターとして活動していて，みなさんにもどうかあきらめないでとお伝えしています。人によっては長い時間がかかるかもしれませんが，すべての人に回復のチャンスがあるのです」

やっと到達──回復した

「この日に正式に私は摂食障害になったのだ」と特定できる日がないのと同じように，いつ完全に回復するだろうと保証できるような日はありません。回復した状態がちらりと見え隠れするようになり，少しずつ長い時間，摂食障害から自由になっていると実感することが増えてくるでしょう。そしてついには，摂食障害から来る考え，気持ち，行動に振り回されることなく，自分の人生を生きていると気づけるようになるでしょう。自分だけが，その地点に到達したとわかるのです。完全に回復するとは，自分の体型にまったく不満を感じないということでも，もっと違う人生だったらと願わないことでも，食べたものに関して絶対に罪悪感を覚えないということでもありません。私たちが生きている社会は，痩せていること，ダイエット，体重を減らすことに焦点を当てすぎており，体型や食べ物に関して，否定的な思考や感情を持たないということは不可能でしょう。普通の人でも抱き得る感情と，摂食障害の影響を受けた感情とを区別するには，その感情による苦悩の程度，強さ，期間を見るこ

とでしょう。また，これらの思考や感情が，摂食障害行動を引き起こすかどうか，あるいは，摂食障害によって引き起こされたかどうかによっても区別することができるでしょう。回復の初期の段階では，体型や食べ物や体重との関係が正常なものなのか，摂食障害に影響されたものなのか，その違いを見極めることは難しいかもしれません。しかし，回復が進むにつれて，それはだんだんと容易になっていきます。

◉ 課題：私が回復したときのある一日

『摂食障害から回復するための8つの秘訣』の中には，摂食障害から回復したときのある一日について書いてみようという課題がありました。読者のみなさんに，将来，摂食障害から回復したときのある一日を想像してもらい，その詳細を書き出してくださいとお願いしたのです。もしもまだこの課題をやっていないのでしたら，ぜひ今，やってみてください。また，すでに終えた人たちも，再度ここで取り組んでみることで，回復したときの生活のイメージをより強固なものにすることができるでしょう。

_____

_____

_____

_____

_____

_____

_____

_____

_____

_____

あるクライエントさんの振り返り

～水泳を教えていることが，どのように私自身の回復に貢献したか～

寒さで震える小さな子どもの横で，私はプールの端に立っていました。プールに入ろうとして，私たちが冷たくて青い水につま先をつけると，その子は大声で叫び始めました。私は落ち着かせようとして，「大丈夫，大丈夫だよ」と何度も繰り返し言いました。その言葉を聞いて，その子は少しばかり静かになりました。そして沈黙が続き，私は再度，「大丈夫，ちょっと試してごらん」と言いました。その子の大きな目は，私に何かを訴えているかのようでした。私は，足がもう水に入っているし，何も怖いことは起きていないと伝え

ました。「もう足は濡れてるよね？ 足は水の中に入っているのに，何も怖いことは起きていないよ」と優しく言ったのです。そしてその子に，座って，足を水の中にもっと入れてみるように言いました。その子は抵抗し，さらに大声を出し，泣き始めました。私はその時，その子に行動を変えてみるよう促していたのですが，それは明らかにその子にとっては恐ろしいことで，その子はまだべそをかき，私の手をしっかりと握っていました。けれども，私の動きに従って，その子は姿勢を低くしました。「大丈夫よ。ちょっとやってみて」

　その一日と次の日はずっと，プールの端に座ってキックの練習をしました。次の数日間は，腕の使い方を練習しました。最初は，「そんなことできない」とその子は文句を言っていました。「わかった，わかった。きみの言うことはよくわかるよ。でもちょっと試してみようよ」。「これでも頑張ってるのに」とその子は泣き言を言いました。そして，目にいっぱい涙を浮かべ，不満と絶望に襲われているようでした。私はその子の絶望を感じ取りました。この子は，何かが間違っている，何かがおかしいと感じている。しかし本当のところは，この子は新しいことに今挑戦しているのだ，まったく新しい何かに。だからこそ，この子は失敗を繰り返し，何かがおかしいと感じているのだ。その子は涙にあふれた，恐怖と抵抗の眼差しを私に向けました。そして，「いやー！ だめー ！ 泳げない！ どうしていいのかわからない！」と言いました。

　それから毎日，私は同じことを繰り返しました。その子は必要以上に大きな恐れを抱き，どうにかして抵抗しようと必死でした。とうとうある日，私はその子を座らせ，説得するのをやめて，命令口調で言うことにしました。完全に恐れに支配されているときに，いくら交渉しようとしても無駄だということが最終的にわかったのです。「とっても怖くて，できっこないと思っていることはわかるわ。それでも一度は試してみてほしいの。最初は水の中にも入りたがらなかったことを覚えているでしょう？ それでも私のことを信じて試してみたら，そんなに悪くはなかったでしょう？」。私の手を固く握りしめながら，その子は私に，水の中に入る手助けをさせてくれました。「大丈夫。うまくいってる」。そして，「何も悪いことは起きていないよ」と耳元でささやきました。ほんの数秒で，その子は落ち着きを取り戻し，目を開けられるまでになりました。そして，実際に何も悪いことは起きていないことを確認し，私が本当のことを言っているようだと信頼してくれるようになったのです。

　この話は全体として，私の回復やその過程に関係しています。というのも，水泳を習うことと回復への道を進むこととは，実際似ているからです。両方とも，信用して，試してみるという，大きくて重要な決断が必要です。そして，練習に時間を費やすことが必要で，話をする，感じる，食べる，などの実際の行動もやってみなければなりません。何度も後

押しされながら，実際に試してみるのです。

　ぜひ，みなさんも試してみて，何が起きるかを見てみてください。回復への試みを始めなければ，生き生きとした人生を楽しむことはできないのです。

——K. S.

秘訣1の終わりに

　みなさん以外の誰も，みなさんを回復へと導くことはできません。回復とは，みなさん自身が望むものであり，そして実際に可能なのだということを，このワークブックを通して学んでいただければ幸いです。たとえ，まだ完全に摂食障害を手放す準備ができていないとしても，みなさんも心のどこかではよくなりたいと思っていたり，回復することに興味があったり，少なくとも今よりもましな人生の可能性を探求してみたいと思ったりしているのではないでしょうか。ここでお話ししているその心の部分が，このワークブックをみなさんの手に取らせたのであり，私たちが「健康な部分」と呼んでいるものです。秘訣2では，健康な部分を強化し，それが再度コントロールを取り戻せるようにするための情報と課題をご紹介します。

秘訣 2

自分の中の摂食障害の部分を
癒すのは健康な部分

私たちの振り返り：キャロリン

　もしも摂食障害に苦しんでいるみなさんが私のところへ相談に来たとして，私にはたった
ひとつのことだけしか伝えられないとしたら，私がお伝えしたいのは，摂食障害からよくな
るために戦うべきは，みなさんと私でも，みなさんと親御さんとでもなく，また，他の誰か
とみなさんでもなく，それは，みなさんの中の，摂食障害の部分と健康な部分なのだという
ことです。みなさんは，そもそも健康な，核となる部分を生まれつき持っています。それが
いつの間にか，摂食障害の部分がそれ自身の力を得て，健康な部分を乗っ取ってしまったの
です。私がこのこと，つまり自分の中にふたつの部分があると理解したのは，私自身が摂食
障害に苦しんでいたときのことでした。それは，大学でクリスマスパーティーに向かってい
るときのことです。私は，「絶対にパーティーでは何も食べない。何ひとつ。ひと口も……」
と考えていました。その時，私の中にもうひとつの声が聞こえました。「君にとっては，何
も食べないほうが簡単じゃないか。パーティーへ行って，そこでクッキーを食べられるかど
うか試してみたら？」と。するとそれに答えて，私が摂食障害の部分と呼んでいるほうが言
いました。「そんなこと言って，君はクッキーを食べるための口実を作っているだけじゃな
いか。もしもクッキーなんて食べたら，君のすべての自制心，あるいは今までの自己訓練が
台無しになってしまうぞ」と。すると再度，健康な核の部分が返事をしました。「食べ物を
食べないということに自制心なんて必要ないじゃない。そんなことはむしろ君にとっては簡
単なこと。いつもやってるじゃないか。クッキーを食べることのほうがよほど難しいと思
わないかい？　もしも本当に自制心があることを証明したいなら，クッキーを食べることだ
よ」。この時初めて，私は自分の中に摂食障害として分離した部分ができてしまったこと，
そして自分の中にはまだ健康な核の部分も残っているのだということを理解したのです。私

はこのような双方のやりとりを続け，ノートにそのやりとりを書き出しました。私の中には健康な部分もあって，それが摂食障害の部分に言い返せるのだということが，私の回復の過程においては非常に重要で意味のある概念になりました。これまでに試したけれど失敗に終わった，摂食障害を取り除く努力をするのではなく，むしろ摂食障害の部分が私に伝えようとしてくれていることから学ぶようにして，健康な部分にはできなかったことで，摂食障害の部分がしてくれていたことは何だったのかを振り返ってみるようにしました。そして，健康な部分を強化することにも力を注ぎました。そうすれば，摂食障害の部分が機能しなくても済むようになると思ったのです。ここでとても興味深く，重要なことは，私は摂食障害の部分を捨て去ったわけではないのに，摂食障害行動を消失させることができたということです。健康な部分と摂食障害の部分を別々に存在させておくというより，摂食障害の部分を健康な核の部分に再統合することができ，そして再度，私自身が全体的なひとつの存在になったのです。今日では，私の摂食障害の部分は私の核の一部となり，警報システムとして，何か注意を払ったほうがいいことがあるとき，あるいは何かが起きているときに，それを知らせてくれるのです。

摂食障害の部分と健康な部分を理解する

　この秘訣の練習や課題は，みなさんが自分の中のふたつの部分を意識し，理解できるようにするためのものです。私たちがここで目指しているのは，みなさんの中の健康な部分を強くすることと同時に，今みなさんの中で力を握っている，限りなく批判的な摂食障害の部分に，みなさんが抵抗できるようにすることです。

　みなさんの摂食障害の部分は，時間をかけてここまで大きくなってきました。摂食障害行動に従事するにつれ，みなさんの中の摂食障害の部分の考えや行動は強化され，それ自身の力を持つようになったのです。そしてついには，「健康な部分」とは異なる些細な考え，感情，行動がひとかたまりとなり，「摂食障害の部分」という別のものが出来上がってしまったのです。今までの健康な部分は，拒食や嘔吐よりもましなことがあると知っているのに，摂食障害の部分は，みなさんのことを太っているとか，怠け者だと言い，食べ物を食べないように，食べたものを嘔吐するようにと言ってくるのです。健康な部分のみなさんなら，決して摂食障害の部分がそそのかすようなことを他の人に言うことはないでしょう。それはみなさんの中の，健康で，より正しい知識を持っている部分です。ある人々は，このことを説明するのに，「部分」の代わりに「健康な声」「摂食障害の声」という表現を用いることがあります。この本の中では，両方の言い方を使っています。みなさんも，どちらの表現でも自分に

合っていると思うほうを使ってみてください。しかし，ここで大切なのは，摂食障害の部分と摂食障害は同じではないと理解することです。覚えておいていただきたいのは，摂食障害を取り除こうとはするのですが，摂食障害行動を除いた摂食障害の部分は，みなさんの健康な核の部分に再統合することができるということです。

● 摂食障害の部分に抵抗すること，そして健康な部分という概念
　もしも摂食障害がみなさんの生活全般を長い間支配してきたのであれば，みなさんの中の健康な部分とのつながりはあいまいになっているかもしれません。みなさんは，自分の中の摂食障害の部分が「自分自身なのだ」と信じきっているかもしれません。もしもみなさんが拒食症に悩んでいるのでしたら，この考え方に最初は抵抗するでしょう。というのも，みなさんは，自分の思考や感情が蔑ろにされているように感じるからです。もしも人々がみなさんの考えや感情を軽視して，「それは摂食障害の部分の言い分でしょう！」と言うなら，それはみなさんの言うことにはまったく価値がなく，話し合う必要もないと言っているようなものなので，これは正当な反応です。こういうことが起きているなら実に残念なことで，私たちは，みなさんの中の摂食障害の部分，そして健康な部分，いずれもがきちんと理解され，そして対処される必要があると考えています。

◎ 課題：みなさんにはこのような考え方が理解できるでしょうか
　みなさんの中の両価的な考えに注目してみましょう。みなさんが他の人に対してアドバイスするとき，あるいは接するときと，自分自身に接するときとでは，いかに異なるかを見てみることで，自分の中にふたつの部分があることを理解できるでしょう。以下の文章を読み，当てはまるなら，「はい」，当てはまらないなら「いいえ」とそれぞれの文章のはじめに書いてみましょう。

_____私は，どこかの部分ではよくなりたいと思っているけれど，どこかの部分ではそうは思っていない。

_____私の子どもや友達に対して，私が自分の食べ物を制限するのと同じように，食べ物を制限することは絶対にないだろう。

_____服のサイズを見るかぎり，私は十分に痩せているはずなのに，そうは見えない。あるいは感じない。

_____私の中のある部分は，とにかく過食することをやめたいと思っている。しかし結局，そのあとで過食してしまう。

_____回復に向けて，食べ物に関して何か他の方法を試してみると同意したのに，いざと
なると私の中の別の部分が出てきて，そんなことをしても無駄だと私を説き伏せる。

　もしもみなさんがいずれかの文章の前に「はい」と書いたのであれば，自分の中で作用し
ているふたつの力に気づいたことでしょう。これは本当に単純なことです。つまり，ひとつ
は摂食障害の部分，もうひとつはみなさんが生まれつき持っている健康な部分で，その健康
な部分は今でもみなさんの中に存在していて，自由になって，再度みなさんのことを任せて
もらえる日を待っているのです。
　ここに，あるクライエントさんの見解として，摂食障害の部分と健康な部分を対話させて
いる例を挙げます。

摂食障害：うわぁ，チキンのサンドイッチ？　ダメ，ダメ，そんなの食べられない。そんな
　　　　ものを食べようと思っているなんて信じられない。私はもうすでに太っているのに，
　　　　そんなものを食べたらさらに太ってしまう。そんなの食べちゃダメ……。ダメよ。あ
　　　　なたならできる。これを食べなければ，また昔みたいに痩せられるかもしれないわ。
　　　　そうでしょ？　そうよ，ちゃんとしなきゃ。サラダを頼むのよ！
健康：待って，待って，ちょっと待って。もうそこには戻りたくないはずよ。もう何度も試
　　　してきたじゃない。それが結局どこに行きつくのか，私たちはよく知っているはずよ。
　　　これはサンドイッチのことだけではないのよ。サンドイッチを食べても太らない人な
　　　んてたくさんいるの。あなたもそうよ。ただ自分で，そうやって暗示をかけているだ
　　　け。でも自分でそれを変えられるのよ。きっと今は，何かのことで動揺しているんじゃ
　　　ない？　今，いろんなことが起きていて，それについてきちんと話しきれていないわ
　　　よね。大学のこと，お母さんのこと，友達のカービーのこと……。
摂食障害：黙ってて。今日はなんだか一日中，太っている気がしてるの。まあ毎日がそうな
　　　　んだけどね。チキンサンドイッチを食べたら，私の脂肪はどこへも行ってくれないわ。
　　　　さらに悪化するだけ。私はとにかく痩せていたいの。だから，サラダを頼んだほうが
　　　　いいんだわ。
健康：サラダを食べたらいけないって言っているんじゃないわ。どちらを頼んで，どちらを
　　　食べても，どっちにしても体重が増えることはないって言ってるの。サラダを山盛り
　　　食べても満足できなかったでしょ？　結局十分に食べていないから，あとから過食す
　　　ることになるの。それは私たち，望んでないでしょ？
摂食障害：でも過食したら，嘔吐すればいい……。

秘訣2　自分の中の摂食障害の部分を癒すのは健康な部分　37

健康：ええ，確かにそうすることもできるわね。でもそうすると，今やめようとしている昔
　　のやり方に後戻りしちゃうのよ。お腹がすいて，十分には食べなくて，過食して，嘔
　　吐して，気分は最悪。そして，もうこれで最後にすると心に決める。私たちは，普通
　　に好きなものを食べても大丈夫なの。どこかから始めてみないといけないのよ。たと
　　えそれがすごく難しいことだとしてもね。あなたは何かに動揺しているんだわ。もし
　　も拒食したり，過食したり，嘔吐したりしなければ，何が起きているのかを見てみる
　　ことができる。そうして癒しが始まるのよ。

摂食障害：私は他の人みたいに，何か問題があるってわけじゃなくて，ただ痩せていたいだ
　　け。あなたがさせようとしているようには太りたくないだけ。私がすべてを管理して
　　いたときには，私たちはとってもきれいでいられたわ。小さなサイズの服を着て，み
　　んな私たちのことを特別だと思ってた。そうしたら，あなたが回復したいなんて言い
　　出して，もっと食べるようになって，私たちは太ってしまったのよ！

健康：そうね，あなたにとっては，太ったように感じられるかもしれないわね。でも，どん
　　な基準と比べてみても，私たちはまだ平均体重以下なの。今の私たちの状況ってい
　　うのは，まだ「混乱状態」だと思うの。私たちは「特別」でも何でもなくて，拒食症
　　という病気で，コントロール不能になっていて，ただただ寂しいだけ。集中できなく
　　て，学校を退学しないといけなかったのも，すべてあなたのせいだと思うの。私たち
　　はやればできるんだから，あなた以外に理由は考えられないのよ。彼と別れたのも，
　　両親がもう私たちのことを信用してくれないのも，あなたのせいなのよ。あなたがす
　　べてを牛耳っているときには，私たちはすごく調子が悪くて，高校の卒業パーティー
　　でもダンスを踊れなかったじゃない。血液検査の結果はお医者さんたちを怖がらせた
　　し，誰も私たちが元気そうだとは思わなかったじゃない。みんな，私たちの外見をひ
　　どいと思っていたし，何か問題があると思っていたわ。あなたは，痩せていることが
　　つまりコントロールできていることで，みんなが心配してくれることを賞賛と取り違
　　えているんだわ。心配してもらえるのは確かに心地良いけど，でもこれはとても大切
　　なことで，誰かに話してみる必要があるわ。さあ，まずはサンドイッチを食べて，そ
　　してそのことに対処しましょうよ。本当に大事な，話す必要のあることについて，話
　　をしましょうよ。

　　注：この本の中では，できるだけクライエントさんたちの書いたやりとりをそのままみな
さんにお伝えしています。お気づきかもしれませんが，クライエントさんたちは自分の中の
異なる部分同士で対話するとき，「私」「あなた」「私たち」など，さまざまな表現を使って

います。これはそれぞれで選んでみてください。例えば，あるクライエントさんは，「私は自分の人生を取り戻そうとしているの。なのにあなたは，私たちの体重を減らすことにしか関心がないみたい」のように，すべてに代名詞を使っています。いろいろなパターンを試してみてください。そして，自分にとって一番しっくりくる呼び方を選んでください。

● 健康な部分が摂食障害の部分を癒す

たとえ他の人が介入してきて，あなたの摂食障害を無理やり取り除こうとしても，たいてい，摂食障害は隠れたり，抵抗したり，時には余計に力を増したりするでしょう。摂食障害を脇に置くとか，症状だけにとりあえず対処しようとすれば，たとえ回復したとしても，それはほんの一時的なものとなり，結局は多くの人が再発してしまいます。みなさん自身が本気で取り組まなければならないのです。摂食障害から完全に回復したいのなら，ご自分で，摂食障害の部分に反論できるようになる必要があります。他の誰も，みなさんの摂食障害をみなさんから取り除くことはできません。私たちにできるのは，みなさんの健康な部分がたどり着けるところまで，おつきあいすることだけなのです。

みなさんの中の健康な部分を強化するためには，摂食障害の部分の声を認識し，それに耳を傾け，そしてどのように効果的に反論できるのかを学ぶ必要があるでしょう。まずは，誰かがみなさんに，摂食障害の部分が言うような内容を話しかけるとしたら，みなさんはどのように対応するか，というところから始めてみましょう。何らかの問題に直面したとき，摂食障害の部分にすべてを任せるのではなく，自分を守るためには何が必要かを理解し，新しい対処方法を身につけることで，みなさんの健康な部分は次第に強化されていくでしょう。

● 摂食障害の部分と健康な部分を統合する

時間をかけて，摂食障害の部分に反論する練習をすればするほど，摂食障害の部分に対して感じる無力感は薄れてくるでしょう。摂食障害思考が浮かんでくることも少なくなり，今現在行っているような摂食障害行動をしなければ，と感じることも少なくなってくるでしょう。そしてある時点で，摂食障害思考や行動が自動的に頭の中に浮かんでくることがすっかりなくなっていることに気づくでしょう。みなさんの中の摂食障害の部分は健康な核の部分と一緒になり，自分の中にふたつの部分があるということはなくなるのです。このふたつの部分が統合されて，そして完全に回復したという状態に至るまでの基本的な10の段階について，これから説明していきます。それぞれの段階にどのくらいの時間がかかるかは誰にもわかりませんし，この過程自体，直線的なものではありません。もしかしたら，ある段階から後退して症状が悪化することもあるかもしれませんが，これは失敗だとか，よくなれない

ことを示すものではありません。統合のために何か特別なことをする必要もありません。それは，摂食障害の部分が必要ではなくなったとき，そしてその分断された部分が全体と再びひとつになるとき，自然と起こるものなのです。

● 統合の段階
　以下は，『摂食障害から回復するための8つの秘訣』に掲載したものに，いくらか改正を加えたものです。

　1．自分の中に摂食障害の部分があるとはまったく気づかずに摂食障害行動を行っています。その行動を行っているのはまさに自分自身だと感じているでしょう。回復したいと思っているかもしれませんが，まさか自分の中に摂食障害の部分と健康な部分があるとは思ってもいないでしょう。あるいは，こんな考え方は，ばかばかしく，苛立たしく，あり得ないことだとさえ感じているかもしれません。

　2．もしかしたら，自分の中の健康な考え方とは異なる摂食障害の考え方があるということに気づき始めているかもしれません。それでも，摂食障害の部分こそが自分自身で，それが自分のやり方なのだと思い込んでいます。よくなりたいと思いながらも摂食障害行動を行っているという両価性を体験しているかもしれませんが，それが摂食障害の部分と健康な部分との対立であるとはまだ完全に理解していないかもしれませんし，どうしていいのかもわからないかもしれません。周りの人は，まるで二人のまったく異なる人がみなさんの中に存在しているようだと言うかもしれません。この段階では，このまったく異なるふたつの部分について，多少の理解が生まれるかもしれませんが，それでも，健康な部分にすべてを任せられるようになるとは思っていないでしょう。

　3．この段階では，自分の中に，他の人にならこう言ってあげたいと思うけれど，どうしても自分自身には言えないという健康な考え方があることにほんの少し気づいているでしょう。この健康な部分が自分の中では抑圧されている，あるいは見えなくなっていると気づき始め，そしてもう一度，人生をこの部分に任せてみたいと思うでしょう。自分なりに摂食障害の部分に挑戦してみようとするものの，摂食障害行動を繰り返してしまうということがあるでしょう。この段階では，誰か他の人に，みなさんの中の健康な部分，摂食障害の部分を区別する手助けをしてもらうとよいかもしれません。みなさんは，この考え方やこの「テクニック」が本当に有効なのかと疑問に思っているかもしれませんし，これを試し続けるため

に，周囲からの多くのサポートが必要になるかもしれません。

4．この段階では，みなさんの中で，健康な部分が摂食障害の部分に言い返しているということを体験するかもしれません。そして，本当の闘いは自分の中にあるのだと理解し始めているかもしれません。これは，みなさんの中の摂食障害の部分が猛威を振るっているときのほうが理解しやすいでしょうし，健康な部分からその摂食障害の部分に挑戦し，返答してみることで，さらに気づきやすくなるかもしれません。摂食障害の部分にただ反論するだけでなく，その部分がみなさんに対して何をしようとしてくれているのか，そこから学ぶことも大切なのだと気づくようになるでしょう。

5．この段階では，摂食障害の部分と健康な部分との間で，多くの葛藤が生まれているでしょう。健康な部分は前よりもたくましくなり，この部分が主導権を握っていることも多くなりますが，まだ摂食障害の部分よりも強くなっているわけではありません。この段階にはかなりの時間が必要で，健康な部分はどのようにしたら最も効果的に摂食障害の部分に対抗し，反論できるのかを探求し続けているでしょう。

6．この段階では，健康な部分がさらに強化され，摂食障害の部分に追いつき，それよりも強くなってきています。最初は，摂食障害の部分と健康な部分は同程度にみなさんをコントロールしているように思われるかもしれません。両方とも，五分五分の確率で勝っているように思えるのです。しかし，健康な部分が徐々に強くなり，摂食障害の部分を追い越すたびに，健康な部分はさらに強化され，そしてもっと追い越せるようになります。たとえ長い間何の進展もない，あるいは後退したと思うことがあっても，いずれは，みなさんの健康な部分はより多くの時間，前面に現れてくるようになるのです。

7．健康な部分がほとんどの時間，摂食障害の症状をコントロールできているでしょう。摂食障害の部分はそれでも時々顔を見せることがあり，何らかのストレスを抱えていたり，困難に直面したりしているときには優勢になってしまうこともあるかもしれません。みなさんはそれに備えて常に気を配っていなければと思っているかもしれません。時には，摂食障害行動が実際に戻ってきてしまうこともあるでしょう。しかしそれでも，すぐに健康な部分にすべてを任せられるようになっています。

8．健康な部分がすでに全責任を担っていますが，それでも，摂食障害の部分の名残がま

だ見え隠れしているでしょう。自分では，明らかな摂食障害行動を用いてはいないと思っているかもしれませんが，それでも摂食障害思考はまだ残っています。明らかな摂食障害症状ではないけれども，再発につながるような危うい他の行動，例えば，体重を量るとか，「ほんのちょっと」体重を減らそうとするとか，体型をチェックするとか，運動しすぎる，なども思い当たるかもしれません。この段階では，みなさんは健康な部分から決断をすることができます。ただ，摂食障害の部分もすぐ近くに潜んでおり，行動に出ていないだけなのです。多くの人々がこの段階と次の段階を誤って「回復」と呼ぶことがありますが，私たちはそれをお勧めしません。というのも，この段階ではみなさんは残りの人生においても緊張状態を保ち，摂食障害思考の言う通りに行動しようとしていないか，摂食障害傾向の行動をしていないか，自分自身を守るために見張っていなければならないと感じているからです。つまりここが最終地点ではなく，まだよくなる余地があるのです。

9．この段階では，摂食障害の部分はもはや前面に出てこなくなり，近くにも存在していないのではないかと感じるほどでしょう。それでも，みなさんはそれが再び戻ってくるのではないかと心配し，慎重になっています。摂食障害がどのようなものであったかをまだ覚えていて，時にはそれについて考えたり，もしも摂食障害行動をしてしまったらどうなるだろう，でもそんなことはしたくないと思ったりしているでしょう。自分でも確実に「回復してきた」と感じてはいるでしょうが，それでもまだ自信をもって，摂食障害は消失した，「完全に回復した」とは言いきれないのです。この地点もまだ終点ではないのですが，みなさんはしばらくここに留まり，回復を確かなものにしていくでしょう。いつの時点で「回復中」から「完全に回復した」へと移行するかは，わかりにくいものです。ある日，目が覚めたら突然すべてがなくなっていたということではなく，徐々に時間をかけて，摂食障害について考えることが少なくなり，そしてある時ふと，永遠になくなった，とわかるのです。こうして，最後の段階にいることになるのです。

10．これはもはや段階と呼ぶべきものではありません。みなさんは再びひとつの全体として統合されたのです。自分の中ではもう健康な部分，摂食障害の部分と分けて考えることはなくなっています。摂食障害行動に対して，もう何の未練もないし，何の衝動もありません。それについて考えることも，引き戻されるということもありません。この時点では，摂食障害の部分がまた口を挟んでくるかもしれないとか，戻ってくるかもしれないと気にしたり，警戒したりすることもないのです。自分のニーズを満たすために，他の人に助けを求めることができるようになっているでしょうし，自分自身でどうにか対処できるようにもなっ

ているでしょう。自分では，健康な部分がそれを仕切っているのだとはもう考えていないでしょう。むしろ，これが本来の，摂食障害を患っていない自分自身であると思っているでしょう。摂食障害の部分と健康な部分はすでに統合されました。そして，みなさんは完全に回復したのです。

● 課題：今，私はどの段階にいるだろうか

以下の空欄に，今現在，みなさんのいる統合の段階について説明してみてください。

_____

_____

_____

_____

_____

● 摂食障害の部分から学び，この部分の責任を担う

どのように摂食障害の部分と関わるのか，それと話をするのかという点には注意してください。摂食障害の部分を自分とは異なるもの，あるいは敵として考えてしまうと，それは回復へと向かううえでの障害となるでしょう。摂食障害のことを「まったくの悪物」，あるいは敵と見なすと，自分の考えや気持ち，そして行動を隠したいという衝動に駆られるでしょう。摂食障害を敵と見なし，秘密にしておくことの問題点は，摂食障害が伝えようとしている貴重な情報を見逃してしまうことにあります。みなさんは，ある点では摂食障害は自分の助けになってくれていて，いくらかは必要なもののように感じているのです。そうでなければ，手放すことがこんなに難しいはずがないのです。

摂食障害の部分のことを，自分の一部ではなく別個の存在として考えてしまうと，自分の行動や回復に対する責任を放棄することになってしまうでしょう。「摂食障害の部分が勝手に私にこんなふうにさせているのだ！」という考え方をよく耳にしますが，これは何の助けにもならず，また正確な描写でもありません。摂食障害とは，みなさんの外側にある別個の存在ではないのです。みなさんとしてはそうであってほしいと願うかもしれませんし，それが「本当の」自分ではなく，実際に自分よりも力のある存在だと思えて，そう信じたいかもしれません。しかしそれは，みなさんの一部なのです。みなさんの内からの叫び声なのです。それは，みなさんのことを守ろう，助けようとしていて，多くの方が実際にそういうふうに感じてもいるでしょう。

秘訣2　自分の中の摂食障害の部分を癒すのは健康な部分　43

　摂食障害の部分は，外部に存在するものではなく，あくまでもあなた自身にその行動をさせている「あなた」の一部です。これは非常に重要な違いです。もしも摂食障害の部分が自分とは別の存在だと考えるとすると，その部分は自分よりもよほど力を持っているのだと思わされてしまいます。しかし，摂食障害が自分の一部だとすれば，それはあなた自身から力を得ているのです。自分の摂食障害の責任を取るということは，摂食障害の部分があなたのためにしてくれていることを理解し，そこにもっと注意を払い，そして，傷口を癒すために努力することで，健康的な方法で自分に必要なことを満たしてあげるということなのです。

◉ 書く課題：私の摂食障害は私に何をしてくれているだろうか

　摂食障害がみなさんにしてくれていることを3つ，書き出してみてください。例えば，痩せた身体でいさせてくれる，自分の中の怒りの感情に対処してくれる，その怒りを発散させてくれる，あるいは，自分のことをユニークで特別な存在だと感じさせてくれる，などがあるでしょう。これらの事柄を書いてみることで，健康な部分が取り組むべき課題が見えてくるでしょう。例として，もしも摂食障害が，みなさんの怒りの表現，対処に一役買ってくれているのだとすれば，それは，怒りに対する適切で健康的な対処方法を考えればよいことを示しているのです。このたとえはわかりやすいものですが，みなさんの考えや行動の奥底に隠された意味を理解するのは，実はとても難しいことです。（ここでは摂食障害がみなさんにしてくれていることを3つだけ取り上げますが，摂食障害はまず間違いなく，もっとたくさんの役割を担ってくれていることでしょう。そこで，ノートに書き出すなり，週間目標にも含めるなりして，この課題に取り組むことをお勧めします）

1．摂食障害が私にしてくれていること：

_____

_____

_____

　　つまり，私は，_____と感じていて，
　　そして，_____が必要なんだ。

2．摂食障害が私にしてくれていること：

_____

_____

_____

つまり，私は，_____と感じていて，

そして，_____が必要なんだ。

3. 摂食障害が私にしてくれていること：

_____

_____

_____

_____

つまり，私は，_____と感じていて，

そして，_____が必要なんだ。

● これらのことは本当でしょうか

　摂食障害がどのような役割を担っているとみなさんが考えているとしても，みなさんの健康な部分を使って，それが本当かどうか，証拠を集めてみてください。例えば，もしもみなさんが「摂食障害は自信を与えてくれる」と書いたとして，その証拠としては，もっと外出できるようになって，友達と楽しい時間を持てるようになった，あるいは，人の集まる場でももっと自信が持てるようになった，と書いたとしましょう。しかし，摂食障害が自信を与えてくれると思っているとしても，もしかしたらそれを本当に証明できるものはないかもしれませんし，あるいは，かつてはそう感じられたけれど，今ではもうそうではないということもあるでしょう。

　もしもみなさんが，「摂食障害は自分をコントロールさせてくれる」と考えていて，その証拠として，デザートを食べないでいられる，あるいは，絶対に運動するようにしている，などを挙げたなら，もう一度考えていただきたいのです。それが簡単にできるからと言って，本当に自分をコントロールできているわけではないということです。おそらく摂食障害の部分はみなさんにデザートを食べさせなかったり，あるいは運動を強要したりしていて，みなさんはそれに従わないでいることが不可能か，あるいはとても困難に感じているのではないでしょうか。摂食障害の部分がみなさんのバランスを崩し，みなさんにはデザートを食べるか食べないかの選択肢はなく，運動を一日休むという選択肢もありません。つまりみなさんは，もうすでに自分をコントロールする力を失っているのです。このようにして真実を求め，証拠を探してみると，自分にはどこが見えなくなっているのか，何に焦点を当てて取り組め

ばよいのかがわかってくるでしょう。

● 恩恵と代償

　みなさんにも，摂食障害がしてくれていると思われることがいくつかあるでしょう。例えば，「摂食障害は何も感じなくさせてくれる」，「痩せたままでいさせてくれる」などがあり，これらは証拠を示すこともできます。しかし，みなさんの生活においてこれらの行動のために支払っている代償や対価を考えてみると，実はそれが莫大なものになっていることに気がつくかもしれません。摂食障害が「みなさんのために」してくれていることはすべて糸でつながっていて，よくなるためには，みなさんの健康な部分が他の方法を見つけ，同様のことを達成できるようになる必要があるでしょう。

◉ 書く課題：証拠を示し，恩恵と代償を分析してみよう

　みなさんが書いた，摂食障害がしてくれていることのリストを見返してみてください。そのリストをもう一度ここに書いてください。そして，その証拠，代償，そして恩恵を書いてみてください。

1. 摂食障害が私のためにしてくれていること：

_____

_____

　これを示す証拠，あるいは示さない証拠

_____

_____

　恩恵または代償

_____

_____

_____

2. 摂食障害が私のためにしてくれていること：

_____

_____

これを示す証拠，あるいは示さない証拠

恩恵または代償

3. 摂食障害が私のためにしてくれていること：

これを示す証拠，あるいは示さない証拠

恩恵または代償

　もしかすると，これらを書いてみることで，実は間違った思い込みによって行動していることに気がつくかもしれません。自分を幸せにしてくれる，安心させてくれる，あるいは大事にしてくれると思っていたことが，実はそうではないのだと認めることは大変難しいことでしょう。ましてや，みなさんがすでに多くの犠牲を払っているとすればなおさらです。覚えておいていただきたいのは，たとえみなさんがすでにその間違った道をかなり進んでしまっているとしても，今から逆戻りすることが最善の方法で，それがなすべきことだということです。この課題や他の課題をすることで，みなさんの健康な部分が摂食障害の部分にうまく対抗するための情報を集め，洞察を深めることができるでしょう。私たちはこれを，「自分自身をよく知ること」と言っています。

もしも摂食障害が何の役割も果たしていないのであれば，摂食障害はとっくにみなさんのところから去っているでしょうし，回復もこんなに大変ではないはずです。私たちは二人ともこの感覚をよく覚えていますし，自分の行動を手放して新たに健康的な方法を学ぶのは，とても難しいことでした。はじめのうちは，自分の行動の代償や対価についてはあまり気にしていませんでしたが，今振り返ってみれば，私たちが摂食障害から何かを得ていたとしても，それに値するものではなかったということがはっきりとわかります。結局は，何を得ていたとしても，それ以上に失っているものがあったのです。摂食障害がしてくれていることや，みなさんから奪われているものを理解したからといって，すぐに摂食障害を手放す準備ができるというものではありません。しかし，この情報は，みなさんの頭の中の絶え間ない争いに価値ある洞察を与えてくれるでしょう。それによってみなさんは，摂食障害の部分にさらに効果的に言い返せるようになるでしょう。

もしもこれらの課題を行うときに答えがなかなか浮かんでこないなら，かつてはどのように物事に対処していたのか，他の人はどのように同じ状況に対応しているのか，あるいは誰かに助言するとしたら，みなさんなら何と言うだろうかと考えてみてください。

◉ 書く課題：健康な部分を見つける

先ほどの課題と同じ例を用いて，そして新たなものも足して，摂食障害がみなさんにしてくれていることを再び書いてみてください。今回は，みなさんの健康な部分からの反論を書いてみます。例えば，もしも摂食障害の部分が自分を特別だと感じさせてくれるのだとすれば，健康な部分は，それが真実ではない理由や，それが実際には効果がないこと，あるいは，特別だと感じるために何か他にできることや，やってみたいことを考えつくことができるでしょう。

例：

摂食障害の部分：他のもっと大変な問題から，一時的に気をそらすことができる。

健康な部分の反論：一時的に気をそらすことは，短時間なら効果があるかもしれないが，長期的には問題はまだそこにあるので，解決にはならない。そしてそのことを再度考えてしまい，さらには，自分のしてしまった摂食障害行動に罪の意識を感じるし，もともとの問題についても何もできていないと落ち込んでしまう。一時的に気をそらすことは，時には役に立つ対処方法かもしれないけれど，他のもっと健康的な対処方法もあって，例えばヨガをするとか，楽器を演奏するとか，瞑想をするとか，詩を書くとか，何か没頭できるような趣味を行うことができるかもしれない。これらの対処方

法は，摂食障害のようにすぐに効果が出るようなものではないけれど，副作用もないし，その後に何か悪いことが起こるということもない。

1. 摂食障害の部分：

_____

_____

_____

　健康な部分の反論：

_____

_____

_____

_____

2. 摂食障害の部分：

_____

_____

_____

　健康な部分の反論：

_____

_____

_____

_____

3. 摂食障害の部分：

_____

_____

_____

　健康な部分の反論：

_____

_____

_____

_____

● みなさんの健康な部分を強化する

　これらの課題によって，摂食障害に管理されている思考や感情についての洞察が得られていればよいのですが，いかがでしょう。健康な部分から反論するというのは，どのような体験だったでしょうか。最も効果的に，健康な部分から反論できるようになるまでには，しばらく時間がかかるでしょう。これまで，本当にそうだと信じられるような反論ができていないとしても，心配しないでください。毎日，数えきれないほどの摂食障害から来る考えや気持ちを体験しているはずですので，これからでもみなさん独自の，役に立つ，健康な部分からの反論を練習し，上達させていく機会は山ほどあるでしょう。

　ここに，クライエントさんたちの例をご紹介します。

1.　私は，私の身体以上のもの。周りの人に対しても，私は体型によってその人のことを好きになるようなことはない。
2.　この病気から得ていると思っている自己価値観は，結局は帳消しになっている。というのも，摂食障害行動をすることによって，自分を裏切っていると思うから。
3.　たとえ自分の体型が好きではないとしても，自分を傷つけたり，虐待したりするのはよくない。
4.　私が鏡で見る姿というのは，信用できない。私の身体に対する見方は偏ってしまっている。
5.　過食したり嘔吐したりすることが，自分を好意的にとらえる助けにはまったくならない。
6.　こんなことをしても，実は何も表現できていない。自分自身の声を使って表現しないといけない。
7.　もしも嘔吐することが問題なのだとすれば，それは解決策ではないということ。本当の解決策を探したいと思う。
8.　摂食障害行動をするためにみんなから孤立してしまうことは，私の孤独感を解決することにはならない。
9.　すぐには反応しなくてもいい。摂食障害行動をする前に，まずは3つのことを試してみよう。
10.　私の身体が食べ物を必要としていないかぎり，私の中の空虚感が食べることで満たされることはない。

　他のクライエントさんたちの健康な部分からの反論も参考になりますが，みなさん独自の

ものを考えてみることはとても大切です。みなさん独自のもので，みなさんの状況に即した健康な部分からの反論を考えておくことは，その瞬間に自分なりに効果的に対処するうえでの助けになるのです。

◉ 課題：健康な部分から反論してみる

摂食障害思考が出てきたり，摂食障害行動をしたいと思ったりしたときに言い返せるような，健康な部分からの言葉をいくつか書いてみてください。たとえほんの少ししかその通りだと思っていないとしても，とにかく書いてみてください。あとからいつでも変更することはできるのです。

1. _____
2. _____
3. _____
4. _____
5. _____
6. _____
7. _____
8. _____
9. _____
10. _____

これはみなさんが取り組む，まさに最初のステップとなるでしょう。少し時間をとって，みなさんのノートにも思いつくかぎりの反論を書いてみてください。そのリストはいつでも追加で書き込みができるように，目につくところに置いておきましょう。ここで大切なのは，その反論はあくまでも回復を目指したものであって，少しでも自分の中でそう思っている，あるいは，他の人になら言うであろうというものにしてください。

● 摂食障害の部分に反論する練習

この課題では，さらに一歩踏み込んで，最近自分の中で聞こえてきた摂食障害の部分からの声を書き出し，それに健康な部分からの声を続けてみましょう。もしも行き詰まったら，前の課題を参考にしてください。あるいは，誰か他の人にも聞いてみましょう。『摂食障害から回復するための8つの秘訣』の中の例を参考にしてもよいでしょう。

秘訣 2　自分の中の摂食障害の部分を癒すのは健康な部分　*51*

摂食障害の部分の考え：

健康な部分の反論：

摂食障害の部分の考え：

健康な部分の反論：

摂食障害の部分の考え：

健康な部分の反論：

摂食障害の部分の考え：

健康な部分の反論：

_____

_____

_____

_____

　毎日何度でも，いつでもどこでも摂食障害の部分の考えに反論する練習をすることはできるでしょう。必ずそれを書かなければならないというわけではありませんが，最初のうちはそうすることで，みなさん自身に本当に効果があるものを見極めることができるでしょう。

● 他の人からのコメント

　クライエントさんたちの多くは，自分自身の中の摂食障害思考に対処することとは別に，他人や家族，友達から浴びせられる不健康で役に立たない「摂食障害行動を誘発するような」コメントにも対処する方法を学ぶ必要があります。

　みなさんにそういうことを言ってくる人たちはたいてい，悪気があるわけではなく，よかれと思って，あるいは少なくとも負担をかけるつもりなどなく，そういう言葉をかけています。私たちが住んでいる社会においては，食べ物や体重，ダイエットについて話すことはとても一般的で，その内容を一切聞かないようにするということは，ほとんど不可能でしょう。それにどのように対処したらよいのかを事前に考えておくことは，みなさん自身を守るために，そして回復を確実なものとするために，とても大切なことです。そうすれば，誰かにとって悪影響となるような反応はしなくて済むでしょう。

● 課題：どのようにみなさんは反応するでしょうか

　少し考えてみましょう。誰かが，食べ物や体重について，役に立たない，摂食障害行動の引き金になるようなことを言ったとき，みなさんはいつもどのように反応しているでしょうか。それを書き出してみてください。

_____

_____

_____

_____

　ある人々のこうした言動というのは，みなさんにとってはまったく役に立っているとは感

じられなくても，本人たちにしてみると，みなさんのことを思って，何らかの助けになればと思って言っていることが多いのです。あるいはただ，この社会が取りつかれている強迫観念によって，みなさんとは何の関係もなく，ダイエットや食べ物のことについて話しているだけなのです。ここで少し時間をとって，そういうことが起こったときに，どのように健康的な反応ができるのか，声に出して相手に自分の思いを伝えたほうがいいのか，あるいは頭の中だけに留めておいたほうがいいのかを探求しておけば，その時のみなさんの反応に大きな違いを生むでしょう。みなさんの健康な部分からの声で反応し，そして自分にとって最善のことをすること，それが今，みなさんが練習できる最も安全で大切なスキルです。みなさんの人間関係はそれぞれ複雑に影響し合っているでしょうから，いつ，何を声に出して言ってみるかということは，とても難しい問題かもしれません。その人たちとの関係の親密度，性質，今までの歴史，会う頻度など，多くのことを考慮する必要があるでしょう。しかし，これらのことは同時に，みなさんの言葉を心の内にしまっておいたほうがいいのか，それとも声に出して言ったほうがいいのかを決める際の役に立つでしょう。もしかすると，一定の期間，みなさんの回復を維持するために，それらの人々とは関わりを持たないようにするという決断も必要になるかもしれません。ただ，これを決めていくことはとても大変でもあります。

　ここでいくつかの例を挙げます。

1.　友人：もうアイスクリームなんて食べに行きたくないなあ。だって，すごい脂肪分だもの。
　　健康な部分（声に出して）：特別にある食べ物だけがすごい脂肪分ってことはないのよ。食べすぎや，食べ方は影響するかもしれないけど，ある食べ物自体に脂肪が多すぎるということはないと思うんだけど……。
　　健康な部分（心の中で）：この人と今一緒に食べたりすることは役には立たないわ。これからは，誰か他の人に一緒に行ってくれるように頼まないと……。
2.　パーソナルトレーナー：体重を一定に維持するために，毎日体重をきちんと量ってね。
　　健康な部分（声に出して）：試してみたんですけど，私にとっては，それがどうしても役に立つとか，健康的であるとは思えませんでした。引き締まった身体ではいたいけれど，体重を毎日量ると，私は数値にばかり注目してしまうんです。本当は健康でいることが一番の目的のはずなのに……。
　　健康な部分（心の中で）：他の人にとっては，毎日体重を量ることが良いことなのかもしれないし，悪影響を及ぼすものでもないんだろうけど，私にとっては得策では

ない。この人は私のことを知らないし，私が摂食障害だったということも知らないから，みんなに言っているのと同じことを私にも言ってるだけ。特別に私だから言っているということではないはず。もしも再度同じことを言ったら，その時はやめてもらうように言ってみよう。あるいは，他のトレーナーに変えてもらうこともできるかもしれないな。

● 課題：実際のコメントに答える練習をする

　他の人から以下のような言葉を投げかけられたとき，きっとみなさんの中では，強い反応が起きるのではないでしょうか。声に出して言えるような，あるいは，心の中で自分に語りかけるような，健康な部分からの反論を書き出してみてください。この時，他の人と口論しないよう，あるいは他の人のことを批判しないように気をつけましょう。（ヒント：なかなかそういう言葉が思い浮かばなければ，友達や専門家に意見を聞いてみましょう）

1. 「一緒にダイエットしたほうがいいと思わない？」
　　健康な部分の反論（声に出して言うもの）

_____

_____

　　健康な部分の反論（心の中で）

_____

_____

_____

2. 「すごく健康的になったように見えるわ……。骨の上にちょっとお肉がついているくらいが，あなたは魅力的よ」
　　健康な部分の反論（声に出して言うもの）

_____

_____

　　健康な部分の反論（心の中で）

_____

_____

3. 「砂糖がとにかく太らせる原因らしいわよ。あなたも砂糖の入っているものは食べない
ほうがいいと思うけど」
健康な部分の反論（声に出して言うもの）

_____

_____

_____

健康な部分の反論（心の中で）

_____

_____

_____

4. 「摂食障害にかかっているようには見えないけど？　元気そうに見えるわよ」
健康な部分の反論（声に出して言うもの）

_____

_____

_____

健康な部分の反論（心の中で）

_____

_____

_____

5. 「どうしてそんなに細くいられるの？　何をそんなに心配しているのか，私には全然わか
らないわ。私もほんのちょっとだけ，摂食障害になれたらいいんだけどなあ……」
健康な部分の反論（声に出して言うもの）

_____

_____

_____

健康な部分の反応（心の中で）

_____

_____

● 課題：実際のコメントに反論してみる

実際に見聞きしたことのある，みなさんを動揺させるような他の人の言葉や行動について，できるかぎり書き出してみてください。例えば，誰かがみなさんや他の人の体型について話していて，そしてその人は，炭水化物を制限している，減量しないといけないんだと，みなさんに言ったとしましょう。声に出して言う健康な部分からの反論と，心の中で自分だけに言う反論を書いてみてください。

コメント・行動：

健康な部分の反論（声に出して言うもの）

健康な部分の反論（心の中で）

コメント・行動：

健康な部分の反論（声に出して言うもの）

健康な部分の反論（心の中で）

コメント・行動：

_____

_____

健康な部分の反論（声に出して言うもの）

_____

_____

_____

健康な部分の反論（心の中で）

_____

_____

_____

● 摂食障害行動をする前に書き出してみる

　摂食障害行動をする前に書き出してみることは，自分の中の摂食障害の部分を認識し，健康な部分を前面に持ってくることにとても役立ちます。みなさんの摂食障害の部分は，この課題を（他のもすべて）やりたがらないかもしれません。ですから，もしもみなさんがその気になってやってみようと思えるのであれば，たとえ摂食障害の部分の考えや気持ちを書くとしても，それは，みなさんの健康な部分が立ち上がり，前面に出てきているということなのです。

　ここで気をつけてほしいのは，私たちは，摂食障害行動をする代わりに書き出してくださいとは言っていないということです。ただ，する前に，とお願いしているのです。というのも，摂食障害行動をする代わりに書いてくださいとお願いしたとしても，みなさんはどうにかしてその摂食障害行動をやりたい，やめたくないと思っているのですから，そうすると誰もこの課題をしてくれなくなるからです。ここで明らかにしておきたいのですが，みなさんは書き出したあと，結局は摂食障害行動に走るかもしれません。それでもよいのです。これが最初のステップとなり，もしかすると書き出すことによっていずれは摂食障害行動を食い止めることができるかもしれませんが，ここではそれが本当の目的ではないのです。この課題をやっていただきたい理由というのは，これが，みなさんの中の摂食障害行動をしたがっている部分が何を望んでいて，何を欲しているのか，行動に移さなかった場合に何が起こることを恐れているのか，そういったことについての洞察を得ることにつながるからです。ですからぜひ，摂食障害行動をする前に書き出してみてください。というのも，いったん摂食

障害行動をしてしまうと，みなさんの本当の気持ちは隠されてしまい，それを認識することはとても難しくなってしまうからです。この課題がとても大切な洞察をもたらすことができるのも，それが理由です。

　課題では，最終的には，みなさんの中の摂食障害行動をしたがっている部分の言葉と，よくなりたいと思っている部分の言葉も書いてみるように求められます。これらの練習のことを私たちは，健康な部分と摂食障害の部分との対話と呼んでおり，これは，みなさんの行動を少しでも阻止するうえでとても役に立ちます。

　治療のはじめの頃には，書き出してみようとするクライエントさんたちから，「自分が何を考えていて何を感じているのかまったくわからないから，何も書けない」と言われることがあります。みなさんも，たとえ何を感じているのかわからなくても，書き出すという行為をあきらめないでください。自分がどのように感じていて何を書くべきかと悩む代わりに，今，この時に何を考えているのか，それだけをただ書いてみてください。例えば，みなさんが過食や嘔吐を遅らせて，この書くという作業をしているのであれば，そのこと自体について書いてみてください。「なんでこんなことをしているのかわからない。自分が何を感じていて，何を考えているかなんて，見当もつかない。こんなことをしていること自体にイライラするし，ただの時間の無駄だと思ってる。本当にこれが役に立てばいいけど，でもこうやって書いてみると，自分がどんなに挑戦することを怖がっているのかがわかる気がする」。このように，その瞬間にみなさんの頭の中で起きていることを書き出すだけでもよいのです。いったんこの作業に取りかかると，最初はなかなか理解できなかった自分の中の気持ちや考えに次第に気づきやすくなるでしょう。

あるクライエントさんの例

　「私はただ，自分が食べたいと思うものを食べたいだけ。他の人に止めてほしくない。それをしなければ動揺してしまうとわかっているから，自分を止めたくなんかない。冷蔵庫に入っている，お母さんが焼いたチョコレートケーキをまるごと食べたい。それからアイスクリーム。もしかしたら，もっと食べる前にそれまでに食べたものを吐き出して，身体からすべてを取り除きたくなるかもしれない。こんなふうに思っていることに罪の意識を感じるけど，でもそれについては考えたくない。私の頭の中では，さあ，早く始めろって叫び声が響いてる。誰かが家に帰ってくる前に，早く済ませなきゃ。アイスクリームのあとはコーンフレークを数杯。それでもまだ何か欲しいと思ったら，もっと食べるつもり。だって，自分が食べたいと思うものは，とにかく食べたいんだもの。ここだけが本当にしたいことをできる唯一の場所。食べ物を吐き出すことはしたくないけど，でも，食べたい

ものを全部食べられるんだったら，そんなの関係ない。私のことを止めようとしないで。今，過食嘔吐をすれば，私の気持ちは収まるんだから……」

私たちの振り返り：キャロリン

たとえその後，摂食障害行動をしてしまったとしても，行動を起こす前にこうして書き出してみることは，回復するうえでとても重要なことです。こうして書き出してみることで，今までは気づいていなかった自分の中のふたつの部分について知ることができ，その両方の部分とつながりを持てるようになるのです。上記の例では，私はこのクライエントさんと，どうも自分のやりたいことをやりたいというのがあなたのテーマのように思うけれど，食以外で，あなたが自分のやりたいようにできることは何だろう，ということを話し合いました。そして，彼女が私のところへ来たときには，過食嘔吐をやめたいと思っていると言っていたのに，この文章には，誰にも止めてほしくないと書いてある，と指摘してみました。私は，あなたがどのような人生の選択をしたとしても軽蔑することはないし，過食嘔吐を続けたいのか，やめたいのかは，本人が決めることであると言いました。過食嘔吐をそのまま続けていきたいと思ったとしても，私はどうも思わないし，もう私の診察を受けられないということもない，ただ，私たちの目標が違ったものになるだけだと話しました。クライエントさんたちにはしばしば，本当の闘いとは，自分の中のやめたいと思っている部分と，やめたくないと思っている部分との争いなのだと繰り返して伝える必要があるのです。

たとえ最初は，何を書いていいのかまったく想像もつかないとか，混乱してしまうとか，変な感じがするといったことがあっても，いずれは何らかのことを書けるようになり，自分の気持ちもわかってきて，一時的だとしても，摂食障害の部分を遠ざけておくことができるようになるでしょう。そして最終的には，健康な部分にすべてを任せられるようになるのです。

◉ 課題：摂食障害行動をする前に，自分の考えに気づく

今後数回，摂食障害行動をしたい衝動に駆られたとき，正確には何をしたいのか，なぜそれをしたいのか，そしてその他に湧き上がっている考えや気持ちにはどんなものがあるのか，それらを書いてみてください。（ヒント：食べ物に関して，まさにやろうと思っていることを書いてください。例えば，過食嘔吐がしたいのであれば，それを過食嘔吐と言うのは簡単ですが，あえてその言葉を使わずに，実際にみなさんがやりたいこと，考えていること，感じていることを書いてみてください）

私は今，こうしたいと思っている：

_____

なぜなら：

_____

_____

_____

私は今，こうしたいと思っている：

_____

_____

なぜなら：

_____

_____

_____

● 課題：摂食障害の部分と健康な部分に対話をさせてみよう

　さあ，ここで実際の対話の練習をしてみましょう。みなさんが摂食障害行動をしたいと思っているときに，摂食障害の部分が何をあなたに伝えようとしているのか，それに耳を澄ませてください。そして，どんなことをしたがっているのか，なぜしたいのか，それを，たとえ「太りたくないから，夕飯は食べない」などの簡単なものでもいいので，書き出してみてください。そして，健康な部分から返事をしてみましょう。みなさんの摂食障害の部分は，必ずと言っていいほど何か言い返してくるでしょう。そうしたら，さらにそれを書き出し，健康な部分からの返答をまた書いてみてください。みなさんが言いたいことを言い切れるまで，それを続けるのです。最後は絶対に摂食障害の部分からの声で終わらせてはいけません。

摂食障害の部分：私が今したいと思っていることとその理由：

_____

_____

健康な部分：

秘訣2　自分の中の摂食障害の部分を癒すのは健康な部分　*61*

_____

_____

摂食障害の部分：

_____

_____

健康な部分：

_____

_____

摂食障害の部分：

_____

_____

健康な部分：

_____

_____

_____

　以下に挙げたのは，ある方のやりとりの例です。

摂食障害の部分：今日何を食べた？　どれだけのカロリーを摂取してしまったの？

健康な部分：やめて。カロリーは大切じゃないのよ。

摂食障害：ただ知りたいだけ。そうすれば不安にならなくて済むから。本当にただ知りたいだけだから。

健康：待って，どうしてそんなことを知らないといけないの？

摂食障害：だって，なんだか今日は一日中食べているような気がして，それでもまだ食べ物のことを考えてるから，もしかしたらまだ十分に食べていないのかもと思って。でも今度は，食べすぎちゃったんじゃないかとも思えて，だから知りたいの。大丈夫って思いたいだけなの。

健康：どうして何カロリー食べたかということと，大丈夫だってことが関係するの？

摂食障害：それがわかれば，適正量を食べたんだって確信できるから。

健康：それってどういうこと？　どうしてそれが私のためになるの？

摂食障害：うーん，よくわからないけど。

健康：今日どれだけのカロリーを摂取したかを振り返ってみることは，私が食べ物と直面していくうえでは良い方法じゃないの。昔は，そもそも食べ物にどれだけのカロリーがあるかなんてことはわかっていなかった。それでも人は，どれだけ食べるべきかをちゃんとわかってた。カロリーを気にすることは，ただ私の過去の姿と比べたり，他の人と比べたりすることに他ならないのよ。本当はカロリーなんて関係ないはずなのに，その数値が，私がどれだけお腹が空いているかだとか，お腹がいっぱいだってことを身体で理解することに影響を及ぼしてしまうの。

摂食障害：でもこれまでは，それが何よりも助けになったじゃない。

健康：それはその瞬間だけ不安ではなくなったってこと。でもカロリー計算をすればするほど，私は不安になったわ。そして，自分の内的な感覚に従わずに，数っていう外的要因で空腹感を判断すべきだと思うようになって，私は自分のことを信用できなくなった。自分をきちんと管理できているような気もしていたけど，最終的には，私は痩せすぎて，人生に対するコントロールを失ってしまったの。そのことは，私の食べ物の選択肢を狭めたし，私が食べる量にも影響して，そして結果的に，その何でもない数値に，私自身の価値や心の平静，幸福感が左右されるようになってしまったの。

摂食障害：そうかもしれないわね。でも私は，今この瞬間に気持ちを収めたいの。

健康：もしも私が安心したくて，でも無理かもって思うのであれば，落ち着けるような何か他の方法を探すことだってできるの。まず，私に身の危険はある？　この瞬間，現実に何か私に危害を加えるようなことが起きている？　呼吸は大丈夫？　お腹はすいてる？　私は寂しいの？　深呼吸をして，五感を働かせてみようと思うわ。お茶をいれて，何か簡単なヨガのポーズでもしてみようかな。あるいは友達に電話するとか，ブログを書くとか。もしもそういったことをしていても，それでもまだ不安なんだとしたら，本当のところ，私には何が起きているの？　今，何かを怖がっているとしてもいいの。大丈夫。今が転換期なの。

摂食障害：私はただカロリー計算をして，それが一日の許容範囲かどうかを知りたいだけ。それなのに，そんな大変そうなことはできないわ。

健康：ここ数年，それは何の役にも立たなかったじゃない。それでうまくいくって期待することを，そろそろあきらめないといけないの。とっても難しいし，大変なことだけど，でもこの気持ちは正常なもの。自分の身体のことを信用できて，そして私の魂とつな

がることができれば，もっと簡単になるはず。他のみんなだってやっているんだもの。私にだってできると思いたい。これを続けていくことで，私の望む人生を歩めるようになるし，もうこれ以上，摂食障害に支配されるのはごめんなの。

　これらの対話を実際に行ってみることがいかに大切かを，ここでも強調しておきたいと思います。実際にノートに書き出してみたり，あるいは，誰かとロールプレイをしてみたりすることもできるでしょう。そうすることで，みなさんの健康な部分がどこで行き詰まり，どこで乱暴者になり，意地悪い存在になるのかを理解することができるでしょう。摂食障害の部分に強い言い分があるときや，健康な部分が弱まっていてさらに強化する必要があるときがわかるようにもなるでしょう。これらの練習は，みなさんの健康な部分を蘇らせて，物事に適切に対処する力を与えてくれるでしょう。

　私たちの振り返り：グウェン
　キャロリンと私は何度も話し合いを重ね，考えすぎとも言えるほど，どの課題をどの秘訣に入れるかを決めるために多くの時間を費やしてきました。時には，みなさんが本当にこれらの課題をするために時間をとってくれるのだろうかと疑問に思ったものです。私も自分で体験してきているので，そこには実に多くの言い訳があると思うのです。忙しくて時間がとれない，答えがわからない，紙に書かれたものなんて見たくない，などなど。このワークブックの中で，私たちは何度も「週間目標にそれを含めるように」とお伝えしていますが，それがかなり難しいということも承知しています。そういうわけで，可能ならば「やったものをセラピストなり，誰か支えてくれる人のところへ持っていって」見てもらってほしいと言っているのです。
　この本はセルフヘルプ本として書かれていますが，私自身も含めて，これらのことに一人で取り組むのは本当に大変なことで，回復とは，険しい道のりなのです。私自身が治療を受けていたときも，書くこと，それを見てもらうこと，他の人たちと共有すること，他の人たちの経験を聞くことなどは，私自身が新たな洞察を得て，展望を持つうえで大変役に立ちました。回復を目指して自分自身のことを理解していくためには，こうした洞察や展望が不可欠です。しかしそれでも，このような転機は，あらゆるタイプの摂食障害を15年間も体験した，そのあとにやってきたのです。
　1980年には，摂食障害に関する本も，セルフヘルプ本もほとんど見当たりませんでした。もし当時，私が摂食障害でい続けることの恩恵と情緒的な損失について書いてみるように言われたら，そして私に，それに答えられるだけの洞察があったとしたら，私は次のように書

いていたでしょう。なんだか自分を偽物のように感じる，だから人々から距離をとっている，人と親密になることが苦手，うわべだけの人間関係，自分への裏切り，罪の意識，自尊心が低い，元気がない，性交渉への無関心，毎日の生活に楽しみを見出せない，今まで楽しんでいたこと（読書や映画鑑賞）をしたいと思わなくなった，孤立／孤独感，絶望，不安，イライラ，過敏，将来への不安，そして毒性があるとも言える，自己への没頭と自己批判の間での心の揺れ，などです。このような心境の中で私は，自分が最低で，そしてそれを改善させるためには極端な行動をしなければならないと強迫的に思い続けていました。当然，何をやってもこれで十分だと感じられることはなく，それがまた積み重なって，さらに厳しく自分を非難し，ということを繰り返していました。もちろん，誰もがその人独自の気持ちの何らかの犠牲となり，その影響を受けているのでしょうが，それでも，みなさんも，当時の私の考え方が健康的ではないということに同意してくれるのではないでしょうか。

　そこで，もしも私がこの課題をやったとして，摂食障害がどれだけのものを私から取り上げているのかを考え，勇気を出して正直に答えを言うとしたら，そのリストの中で恩恵として挙げられるのは，以下のことでしょう。太っている，または太るのではないかという恐怖を感じなくて済む（人から拒否されるのではないか，見捨てられるのではないかという恐れを弱めることができる），そして，「自分をコントロールできている」と感じられて，それゆえに自分自身について良い感情が持てる，そして将来もっと幸せになれるだろうと思える，ということです。

　こうしてみると，これだけのことのために摂食障害を続ける価値などないと思いますよね？

　当時は，いわゆる摂食障害から受ける恩恵に反論することがどんなに簡単かをわかっていたとは思えません。本当のところ私は，実際に太り気味だったときよりも体重が増えることを恐れていて，また，私の中のある部分では，幸せな将来に対する計画がとてもあいまいで，きちんと考えられていないということに，ぼんやりと気づいていただけでした。その時点ではまだ，摂食障害の声というようなものがあることもわかっていませんでした。しかし，この惨めさがいつかは幸せへと変わるという思い込みと希望はちょっとおかしいかもしれない，もしかしたら，拒食症の人として私が唯一知っていたカレン・カーペンターみたいに私も早死にしてしまうかもしれないと思わないこともなかったのです。私は本気で，私の強さ，自制心，希望が私の行動を支配していると思っていたのですが，それはすべて恐れからきていて，私はその恐れから逃れるために，自分の住む世界をどんどん小さくしていたのです。

　私のここでの振り返りとはつまり，もしも摂食障害による恩恵と代償，あるいは摂食障害が私から奪っているものすべてを紙に書き，それを目にしていたとしたら，私は何らかの行動の変化を起こせていただろうか？ ということです。はっきりとは言えませんが，おそら

くは何らかの行動を起こしていただろうと思います。これらの課題を一人で行うことは本当に大変で，私自身は，治療を受けながらこうした課題をこなしたことがとても役に立ったと思っています。ここで示されているものは，私が行った課題と内容的にはほとんど同じですが，多くの方の実践を経て改訂され，より良いものになっています。実際の体験者として，そしてセラピストとして私は，長年，これが非常に効果的であると実感していますし，多くのクライエントさんたちが自分自身の心，身体，魂の中での葛藤を理解していくうえで，今後も役に立つだろうと確信しています。これらの課題は，頭の中の摂食障害の声を鎮め，そしてそれを無効にするような何らかの役に立つ情報を提供してくれるはずです。もしもみなさんがまだ取り組んでいないのでしたら，今からでも遅いことはありません。ぜひ始めてみてください。

● 摂食障害の部分にさよならを言う

　『摂食障害から回復するための 8 つの秘訣』の秘訣 2 の最後で，摂食障害の部分にお別れの手紙を書こうという課題がありました。ここに，あるクライエントさんが書いたものをご紹介します。

　　〜私の親愛なる摂食障害の部分へ〜
　　実際にこうして座って，あなたにお別れの手紙を書いているなんて，とても不思議な気分です。あなたは私にとって，古くからの友人であり，長い間私と一緒にいてくれた存在で，他の人が知らない私のことを，ある意味でとてもよく知っています。そんなあなたに永遠のお別れを言うなんて，とても寂しいです。でも，それが正しい決断だと，今ならわかります。
　　ついに私は，あなたにさよならを言えるほど強くなったのです。時には，その強さが薄れてしまうこともあるでしょう。きっとこれからの人生で，思うようにならずに，あなたのことが懐かしく思い出される時が来ると思います。あなたに頼りたくなるでしょう。他の誰が，あなたのように，私の問題をすべて忘れさせてくれて，そしてすべて大丈夫だと感じさせてくれるでしょう。あなたなしで，私はそれらの痛みに耐えられるでしょうか？物事がうまくいかないとき，あなたのことを頼りにできず，守ってもらうこともできず，安心感も得られなくて，さらにはあなたのことを責めることもできないなんて。私にはもうどんな言い訳もできないし，隠れる場所もなくなってしまうのです。
　　けれど，もうそろそろ私も大人になって，自分自身に，そして自分の行動に責任を持たなければならないのだと思います。自分を大切にして，私自身，大事にされる価値があるのだと本当に信じてみる時が来たのだと思います。恐れに直面し，将来をきちんと見つめ，

失敗を恐れないようにしなければならないけれど，私にはあなたなしで，自分の足で立ち上がる力があるのです。このお別れが現実の，永遠のものであることがわかり，私はとてもドキドキしています。でも，その不安よりももっと強い何かを感じてもいます。それを私の身体全体に感じますし，それは静かで温かく，たとえこれからも大変なことに出合うとしても，私は大丈夫，という感覚があるのです。そして，あなたには心から感謝してもいるのです。なぜなら，私の強さを見つけ出し，魂を探し求め，私の生活，私の存在を振り返るうえで必要な助けを求められるようになったのは，あなたのおかげだからです。これからしばらくの間，時にはあなたにさよならを言ってしまったことを悔やむことがあるかもしれません。それでも私は，これが正しい決断であると思うし，私の健康な部分がもっと強くなって，この気持ちを乗り越えられるようになると思います。実際，あなたは私とこれからも一緒にいることになるのです。私にとって，ただ摂食障害行動が必要でなくなるだけ。だからここで最後のお別れを言うのです。でも，あなたはこれからも私と一緒にいて，私が声を大きくしなければならないときにそれを思い出させてくれたり，私に必要なことに気づかせてくれたり，これからの人生で起こり得るであろうさまざまな物事への健康的な対処方法を思い出させてくれたりするのだと思います。これからも私は，絶対あなたのことを忘れないし，あなたがいてくれたおかげで学ぶことのできた教訓についても忘れることはないと思います。そして，あなたの影響力の強さをわかっているので，あなたのことをいつまでも尊敬することも忘れません。さようなら。

Ｊより

● 課題：摂食障害の部分にお別れの手紙を書いてみよう

　さよならを言ってみましょう。たとえまだ摂食障害を手放す心の準備ができていないとしても，これは大事なことです。摂食障害の部分がこれまでみなさんにしてくれたことを伝えましょう。同時に，みなさんが失ってしまったことについても言及し，これからは言いなりにならないと伝えましょう。みなさん自身の手紙を書くときには，なぜ摂食障害行動がもう必要でなくなったのかを正確に書いてみましょう。（このことは，摂食障害を手放すことへの抵抗についても考えさせてくれるでしょう）

秘訣2 自分の中の摂食障害の部分を癒すのは健康な部分　67

◉ 課題：摂食障害の部分から，返事を書いてみよう

　みなさんが書いたお別れの手紙に対して，摂食障害の部分から返事を書いてみましょう。すぐに返事を書く必要はありませんが，数日内に取り組めるとよいでしょう。摂食障害の部分から，なぜまだ別れないほうがよいのか，その理由を挙げてもらいましょう。その部分は，みなさんのことを脅したり，怖がらせたりするかもしれません。摂食障害の部分なしでは，みなさんは大丈夫ではなくなると抗議し，みなさんには摂食障害がまだ必要なんだと思い込ませるかもしれません。その摂食障害の部分にどのように抵抗し，反論すればよいのかがわかるようになるまでには，少し時間がかかるかもしれません。回復の過程で，何度か繰り返し，異なる時にこの課題を行ってみてください。そうすることで，みなさんには摂食障害が必要だと，なぜまだ摂食障害の部分が思っているのかを明らかにすることができるでしょう。

◉ 課題：健康な部分から返答する

　決して，摂食障害の部分からの声で，このやりとりを終わらせないでください。摂食障害の部分が，お別れの手紙にどのように返答してきたとしても，全力でそれに言い返してみましょう。(ヒント：覚えておいていただきたいのですが，摂食障害の部分に対して，敵対心を持ったり，ひどい言葉を浴びせたりしないようにしてください。友人をサポートしているようなつもりで，摂食障害の部分にも話しかけてみましょう)

秘訣2の終わりに

　これまで私たちは，健康な部分がまったく存在しないというクライエントさんには会ったことがありません。他の人よりもその部分が消えそうになっていたり，どこかに隠れていたりする人もいますが，自分には健康な部分などないのではと疑っているとしても，みなさんには必ずそのような部分があるのです。これまで紹介した課題をこなすことは，なんだか変な感じがして，馬鹿らしく思われるかもしれません。しかしこれは，自分が持っている力の強さを理解することに役立つのです。みなさんには，他の人になら示すことのできる力強さがあるのに，それを自分自身のために使うことがなかなかできません。摂食障害の部分がここまでみなさんを操作するようになるまでには，時間がかかっています。ですから，ぜひ忍耐強く取り組んでみてください。みなさんの健康な部分が再度すべての指令を出すようになるまでには，しばらく時間がかかります。この過程では，とにかく何度でも挑戦する，課題をこなす，そして他の人に助けを求めるということが重要です。次の秘訣3では，みなさんの摂食障害の部分を形づくり，維持させているさまざまな要因について理解できるよう，さらなる練習や課題をご紹介します。

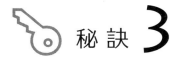

秘訣 3
食べ物の問題ではありません

　　たとえ食べ物との関係が人生そのものを乗っ取ってしまっていて，食べ方を正常化させることが回復には必須であるとしても，ただ単に食事プランを作ったり，体重を増やしたりするだけでは，摂食障害を癒すことはできません。定期的に摂食障害行動を観察し，それをコントロールしていくことで，体重増加を促したり，過食嘔吐の繰り返しを止めたりすることはできます。それはそれでとても大事な回復の一部なのですが，しかしそれだけでは，回復を維持させていくには十分ではないのです。
　　　　　　　　　　　　　　　　　　　　　——『摂食障害から回復するための8つの秘訣』

　みなさんが摂食障害に苦しんでいるなら，それが発症した過程にはさまざまな要因が絡み合っています。摂食障害がどのように発症したのか，何がそれを維持させているのか，みなさんの認識と理解を深めるために，この秘訣では，みなさんの心理的な問題，生物学的な脆弱性，人間関係，そして人生における経験などについて探っていきます。これは，この領域でみなさんが直面している問題に取り組むうえでの助けになるでしょう。

● 課題：何がみなさんの摂食障害を後押ししているのでしょうか
　たとえはっきりとはわからなくても，何がここまでみなさんの摂食障害を勢いづけてしまったのか，その理由として思いつくものを書いてみましょう。このワークブックを読み終えてからも，再度この課題に取り組んでみて，何らかの新たな発見があれば付け足してください。

_____

_____

_____

_____

_____

_____

● 摂食障害は「食べ物の問題ではない」

摂食障害が単なる食べ物の問題ではないというのは，主に以下の4つの理由からです。

1. 摂食障害とは，何らかの特別な食べ物によって起こされているものでも，ただの食べ物への依存でもない。
2. 摂食障害は，外見や，特に体重に対する文化的な強迫観念が直接の原因ではないとしても，それに大きく影響されている。
3. 多くの人々が減量に励んでいるにもかかわらず，ある潜在的なリスク要因を持つ特定の人々は，より摂食障害にかかりやすい。
4. 摂食障害は，みなさんが食べたものの成分によって引き起こされるのではなく，むしろみなさんの生物学的要因が引き金となっている。

1. 摂食障害とは，何らかの特別な食べ物によって起こされているものでも，ただの食べ物への依存でもない

この話題については議論の余地がありますが，今のところ，摂食障害が依存症であるという証拠はありません。しかし，依存症との類似点もあります。好ましくない結果をもたらすとしてもその行動を繰り返し，それを隠し，もっとしたくなり，やめたときには離脱症状のようなことが起こることもあるので，この点に触れておくことはとても重要です。これらの事柄に，本書の秘訣が役に立つでしょう。例えば，秘訣1では，自分に正直になって，自分の行動がもたらす好ましくない影響について振り返ることができるでしょう。秘訣7では，自分だけの秘密にしておくのではなく，他の人にどのように助けを求めるかについてお伝えしています。研究では，口当たりの良いものを過食することで，コカインを使用したときと似たようなドーパミン反応が脳内で見られることが指摘されています。そして，それが過食という行為自体への依存を引き起こすとも考えられています。しかし，通常の量の食べ物を食べるときではなく，夜にデザートを食べるとか，映画を見ながらチョコレートバーを食べ

るとか，そういったときの過食でこのような反応が引き起こされるのです。ここからもわかるように，もしもみなさんがこの依存症モデルが自分に合っていると思うなら，摂食障害を砂糖や漂白小麦粉に対する物質的な依存ととらえるのではなく，過食という行為への依存ととらえるほうが，回復を成功させることにつながるでしょう。業界内でも異なる意見がありますが，私たちは，摂食障害はみなさんが一生つきあっていかなければならないものとは考えていません。いったんみなさんが回復したら，再発を防ぐために特定の食べ物を一生食べないようにしなければならない，ということはないのです。しかし，みなさんの行動を変える必要はあるでしょう。

2. 摂食障害は，外見や，特に体重に対する文化的な強迫観念が直接の原因ではないとしても，それに大きく影響されている

　摂食障害を発症してしまう原因として，それが唯一のものではないとしても，自分の体型への不満が大きく影響していると，多くの研究や調査が示唆しています。思春期の女子を対象としたある研究では，自分の身体に対する不満が，摂食障害発症の最大要因であると報告されています(Behav Res Ther. 2011 June 28)。中身よりも外見のほうが大切であるというメッセージや，細さの重視が，私たちに何らかの影響を及ぼしているのです。摂食障害を発症してしまう人々というのは，このことに対して特に敏感なのだと言えるでしょう。外見や痩せていることを重視するこの社会の風潮がどのように自分の体型に対する感じ方や態度に影響を及ぼしているのかを振り返り，それに対処していくことは，とても大切なのです。

　みなさんは，自分では，そんな社会に生活しているからといって何の影響も受けていないと思っているかもしれません。あるいは，このことについて考えてみてくださいということ自体，水の中でしか生活したことのない魚に，水中での生活はどのようなものかと尋ねるようなものなのかもしれません。比較対象がないときに，外見や痩せていることに価値を置かない文化で育ったなら，自分の体型をどのように感じるか，それを想像することは難しいでしょう。私たちは，この文化自体が摂食障害を引き起こすとは考えていないのですが，この社会が減量を推奨し，より多くの人がそれを試みれば試みるほど，摂食障害に苦しむ人が増えてしまうというのが現状なのです。以下の質問に答えて，みなさんの暮らしている社会がみなさん自身にどのような影響を与えているかを振り返ってみましょう。

◉ 課題：痩せていることを重視する社会に生きていることが，どのような影響をみなさんに及ぼしているでしょうか

　みなさんの生きている社会が，みなさんの体型に対する気持ち，行動にどのような影響

を与えているのかについて，以下の質問に答えながら考えてみてください。

みなさんが幼い頃受け取ったメッセージは，どのようにみなさんの体型についてのとらえ方に影響を与えたでしょうか。

_____

_____

_____

今，受け取っているどのようなメッセージが，みなさんの体型についてのとらえ方にどのように影響しているでしょうか。

_____

_____

_____

最近買った人気のある雑誌は何だったでしょうか。それを見たとき，自分の体型に対する気持ち，あるいは行動にどのような変化があったでしょうか。

_____

_____

_____

最近見た映画やテレビで，みなさんの体型についてのとらえ方や食べ方に影響を与えたものは何だったでしょうか？

_____

_____

_____

減量に励んでいる友人や職場の人たちが，体型について不満を言ったり，体型を比べ合ったりすることが，みなさんにどのように影響しているでしょうか？

_____

_____

_____

_____

これまでみなさんがダイエットに挑戦してきたなかで，どのようなことがみなさんのためになって，どのようなことが害になったでしょうか？

_____

_____

_____

_____

これら以外で，今のこの社会がみなさんにどのように影響を与えているでしょうか？　何でもよいので，書いてみてください。

_____

_____

_____

_____

　この秘訣の中では，こうした社会的な影響から自分自身を守る方法，あるいは，自分の身体との関係性を改善させる方法について，いくつもの提案をしていきます。個々に見れば，それらはこの社会から受ける影響の大きさに比べると，ちっぽけで意味があるようには思えないかもしれませんが，実践していくうちに経験が積み重なり，嫌な気分が改善していくでしょう。ついには，新たな見方を獲得できるかもしれません。

◉ **課題：体型についてのとらえ方を改善するために，文化的影響を最小限にする**
　ここに挙げた以下の質問，練習問題を見てください。ぜひこれらの目標のひとつを毎週の週間目標にも掲げて，みなさんのノートにその感想を書いてみてください。

1.　今人気のあるファッション雑誌や週刊誌を買うこと，眺めることをやめましょう。こうしたものを見ることが，実際に自分自身に対する評価を下げてしまうということがわかっています。
2.　カロリー消費や減量を目的とした運動，あるいは体型を美しく見せるための運動ではなく，自分の身体と健康的に，思慮深くつながれるような運動をしましょう。自然の中での散歩，ヨガ，太極拳などがお勧めです。
3.　自分自身の体型について，あるいは他の人の外見について，否定的なことを言うのはやめましょう。Eric Stice らの研究によれば，一日ほんの3〜5分の「太っているような気がすることについてのおしゃべり」が，明らかに体型に対する不満を募らせ，

それが摂食障害発症の重要な因子になっているとのことです。

4. 体型ではなく，身体の機能に対する感謝の気持ちを書いてみましょう。身体がみなさんにしてくれていること，身体のおかげでみなさんができていることについて，詳細に書いてみてください。ペースを落として，特別な注意を払い，歩く，抱きしめる，踊る，見る，などといったことができる身体の機能に感謝しましょう。

5. 自分の身体を大切にしている姿を見せることによって，若い人たちのロールモデルとなりましょう。例として，マッサージを受けるとか，リラックスするためにゆっくりお風呂に入るとか，疲れたときには身体を休める，といったことが挙げられます。

6. 女性のみなさんへ：体重や外見の美しさに関係なく，とても尊敬されていて，人気のある女性を探してみましょう。見かけではなく，実際に社会に何らかの貢献したことによって知られる女性たちのリストを作ってみましょう。

7. 女性のみなさんへ：女性を内側，あるいは魂という側面から見たとき，女性でいるということはどのようなことなのか，時間をかけて考えてみましょう。神聖な女性性についての本を読んでみましょう。また，昔の女性たちの習慣や特別な儀式についても調べてみてください。みなさんが学んだことを，ぜひ他の人にも伝えてください。

8. 男性のみなさんへ：ぜひ，ジムの経営者，フィットネストレーナー，あるいは広告マンに手紙を書いてみてください。彼らは，ステロイドを服用するとか，強迫的に運動をしないかぎり絶対に手に入れることのできない体型を，男性たちのあるべき姿として示しています。そしてこのことは，多くの男性に悪影響を及ぼしているのです。

9. 男性のみなさんへ：Harrison G. Pope, Jr と Katherine Phillips によって書かれた *The Adonis Complex* や，Arnold Andersen, Leigh Cohn, Tom Holbrook による *Making Weight* という本を読んでみてください。この社会における，男性とボディイメージについての理解に役立つでしょう。

10. 誰か，サイズを見ない洋服選びにつきあってくれる友人と一緒に買物に行きましょう。そしてその人に，買った洋服に付いてくるタグを切ってもらいましょう。

11. 家の中から大きな全身鏡を取り除いてください。あるいは，カバーをかけましょう。化粧をするときやコンタクトレンズを入れるときには，小さな手鏡を使うようにしましょう。

12. 少なくともきつすぎない，多少大きくて快適な，着心地の良い服を買いましょう。

13. 減量を強く促したり，そのような対話やイメージを呼び起こしたりするようなテレビ番組や宣伝は見ないようにしましょう。

14. 不快に感じるテレビ番組や宣伝，雑誌の記事などに対して，どのような気分にさせら

れたか，テレビ局や制作者宛てにメールや手紙を書いてみましょう。今後はそのような番組や記事，出版物はもう絶対に見ないと付け加えましょう。具体的かつ明瞭に，悪影響を及ぼし，不快感を与えるものをすぐに削除するように求めましょう。このような行動をとることで，みなさんは勇気づけられますし，これはやりがいのあることです。クライエントさんたちの中には，中立的な返事をもらった人もいれば，訴えが聞き入れられ，実際に不快な減量の広告をその会社が取り下げるといったことも起きています。

　このような課題を実際にこなしてみることで，現代社会からの影響に立ち向かうことができるでしょう。投票権を得るために立ち上がった多くの女性運動家たちのように，みなさんも，生きている間には変化を見届けることができないかもしれません。しかし今からでも，みなさんはこれらのことから自分自身を守ることができますし，将来的な変化のために種をまいているところなのです。

● 希望のきざし

　みなさんのこうした行動のおかげで，この社会が，痩せていることを極端に追い求め，そのために何らかの行動を起こすことの悪影響に気づき始めているということは，希望のきざしと言えるでしょう。例えば，2015年にフランス議会は，現職のモデルには，ある規定以上の体格指数（BMI）が必要であるとする法律を定め，モデル所属会社に，危険なほど痩せているモデルを雇うことを禁止しました。この法律ではさらに，人工的に加工した写真には注釈をつけることが義務づけられました。また，モデルたちにはきちんと仕事ができることを証明する医師の診断書が必要となり，もしもこの法律を守らなかったときには，雇用主は刑務所に送られるか，あるいは7万5千ユーロ（約850万円）の罰金が課されることになりました。2016年初めには，イギリスのある洋服会社が，モデルがきちんと食べていることを確認するために，会社の従業員がいるところで食事をすることを取り決めました。また，カジュアルファッションブランドのアバクロは，摂食障害に苦しんだある勇敢な若い女性から始まった抗議運動を受けて，実際の広告を変えました。その女性は，性描写が過激な広告に痩せたモデルを使っていたことに抗議したのです。これらは現状では本当に些細な変化かもしれません。それでも，ただ黙っているのではなく，立ち上がって声を上げ，そして何らかの行動を始めれば，変化を生み出せるということを示しているのです。私たちは，人々が力を持ち始め，現実に起こっていることに注目し，そして徐々に必要な変化を起こそうとしている姿を目撃しているのです。

● ボディイメージ

多くの人々が自分の体型に不平を言ったり，身体を引き締めようとしたり，減量しようとしたりするのですが，自分の身体や精神に危害を加えるような行動にまでは進展しないはずです。体重計の示す数値と自分の価値を結びつけたり，それに絶望まで感じたりはしないはずなのです。たとえどんなに自分の体型を不満に思ったとしても，体型を変えるためにやってみようと思うことには限度があります。もしもみなさんが摂食障害に苦しんでいるのなら，その限度がかなり引きのばされたか，あるいはまったく存在していないのかもしれません。摂食障害から回復するために，あるいは健康でいるために大切なことは，自分の体型を「治す」，あるいは変えるためだからといって超えたくはない限度をはっきりさせることなのです。

● 認識，とらえ方，そして行動

みなさんがご自分のボディイメージについての理解を深め，よりよく対処するためには，これを３つの側面に分けて考えてみることが役に立つでしょう。

〈認　識〉

これは，みなさんが自分自身を直接見るとき，あるいは鏡に映った姿を目にしたときに見えるもののことです。

認識は，ただそう「見えている」だけでなく，みなさんがどこにいるか，誰と一緒にいるか，誰と自分を比べているかなど，みなさんの置かれている背景，状況に影響を受けます。例として，多くの人々は，空港を行き来している人と比べたときよりも，バレリーナと比べたときのほうが，自分のことを太っていると思うものです。自分と他人を比べるという人間の習性は，時に誇張され，そのため摂食障害に苦しんでいる人にとっては特に問題となってしまうのです。

考えてみましょう：

みなさんは，映画を見ているとき，それを見ている他の人全員と自分を比べているでしょうか？　それとも，映画の中の俳優さんたちとだけ比べているでしょうか？

ジムのクラスに参加しているとき，参加している全員と自分を比べているでしょうか？　それとも，教えている先生とだけ比べているでしょうか？

みなさんは，知っている人全員と自分とを比べているでしょうか？　それとも，広告に出てくるモデルさんたちとだけ比べているでしょうか？

秘訣3　食べ物の問題ではありません　77

　自分を非現実的な理想像と比べたり，実際に存在しないデジタル加工されたイメージと比べたりすることは，まったく意味のないことで，みなさんを終わりのない失望感と苦難に陥れてしまうでしょう。

　信じがたいことかもしれませんが，認識について興味深いのは，ボディイメージに対する不満と，実際の身体のサイズとは，みなさんが考えるような相関関係にはないということです。それらが関係し合っているとすれば，摂食障害によって低体重になっている人たちは，ボディイメージ上の問題がほとんどないはずなのです。しかし現実には，彼女，彼らのほうがより苦しんでいます。多くの場合，摂食障害に苦しむ人たちは痩せれば痩せるほど，自分は太っているのではないか，あるいは太ってしまうのではないかと恐れ，そう信じ込んでしまうのです。

〈とらえ方，態度〉
　これは，みなさんがご自分の身体への認識にどのような意味を与えているかを示すものです。

　自分の太ももを太いとか，誰かの太ももと比べてより太いと見なすことと，そのように見えたものに解釈を与えることとは，まったくの別ものです。健康な人なら，「私の太もものほうが太い，ああ，そんなの嫌だわ。まあでも……」と思うでしょう。あるいは（個人的に気に入っているものですが），「私の太もものほうが太く見える。この鏡が悪いんだわ」というのもあります。しかし，摂食障害にかかっている人たちは，「私の太ももはなんて太いんだろう。こんなの受け入れられない。こんなんじゃ，誰も私のことを大切に思ってくれない」と考えたり，「私の太ももはとんでもなく太い。このままでは，本当に生きていけない」などと考えたりするのです。このような考え方は，外見，特に体重が，自己価値観と強く結びついてしまっていることを示しています。このような考え方は，自分の中に染みついていて，変化させることがとても難しいものですが，取り組んでみる価値はあります。みなさんの身体そのものではなく，みなさんに見えているものでもなく，自分自身，そして自分の身体に与える意味が，みなさんにある感情を呼び起こし，そして何らかの方法で行動を起こさせるのです。自分自身の身体への認識に不満があること（ボディイメージに対する不満）が，自己価値観，抑うつ，社会不安などが組み合わさった他のすべてのリスク要因よりも，食に対する態度，行動，そしてダイエット病理のより有効な予測因子となるのです。

〈行　動〉
　認識ととらえ方がみなさんの行動の燃料となります。

食事を制限したり，嘔吐したり，カロリーを消費させたりすることによって体重を減らすことができれば，最初のうちはボディイメージに対する不満を和らげることができるでしょう。しかし，この一見有効そうな行動が摂食障害に発展してしまうと，一時的に解決したかった問題よりもさらに多くの問題を抱えることになってしまいます。

行動を変えることはとても大切ですが，同時に，みなさんの認識，とらえ方に対処することも大切です。というのも，そこに変化がなければ，昔の行動にすぐに戻ってしまうからです。そのため例えば，他の人の体型と自分の体型を比べることを積極的にやめる努力をする，自然で健康的なサイズと体型をそのまま受け入れるようにする，そして現実的な期待をするなど，みなさんにもできることはたくさんあります。自分の身体を傷つけてまで，ある特定の体型を目指すということでは，実は幸せにはなれないし，本当に欲しているものを得ることもできないのだということを受け入れられたとき，摂食障害行動はすでにみなさんにとって魅力的なものではなくなっているでしょう。心の奥深くでは，みなさん自身もこのような行動が実は役に立っていないことに気づいているのではないでしょうか。

3．多くの人々が減量に励んでいるにもかかわらず，ある潜在的なリスク要因を持つ人々は，より摂食障害にかかりやすい

摂食障害を発症しやすい多くのリスク要因について学ぶことは，どの要因が自分に当てはまるのかを見極めるうえで役に立つでしょう。

● **課題：みなさん自身のリスク要因**

以下のリストを見て，みなさんに当てはまるものにチェックを入れてみてください。

_____子どもの頃，太っていた

_____子どもの頃，ダイエットをしたことがある

_____自分の体型に不満がある

_____母親がいつもダイエットに励んでいた，あるいは摂食障害だった

_____親戚の中に摂食障害の人がいる

_____不安になりやすい

_____生理が早くに始まった

_____いじめられたり，からかわれたりしたことがある

_____バレエやチアリーディング，レスリング，体操など，体重が大きく影響するスポーツをしていた

_____モデルやタレントなどの（容姿が重視されるような）仕事をしている
_____子どもの頃に虐待された経験がある

　自分の問題を「解決」しようとして，あるいは体型を改善させようとして始めたことが，まさか精神疾患となってさらに大きな問題に発展するとは，みなさんも思っていなかったことでしょう。上記のリストをチェックすることで，どのようなリスク要因が摂食障害の発症につながった可能性があるのかがわかります。みなさんが自分自身のことをもっとよく理解し，回復への変化を起こそうとするとき，これらの要因を踏まえておくことが役に立つでしょう。

4. 摂食障害は，みなさんが食べたものの成分によって引き起こされるのではなく，むしろみなさんの生物学的要因が引き金となっている

　これらのリスク要因をひとつ以上持っているからといって，必ずしも摂食障害を発症するとは限りません。しかし，生物学的要因と文化的背景，その他の心理的ストレスが組み合わさったとき，「完璧な嵐」が出来上がります。「私たちの遺伝子が銃に弾を込め，周囲の環境が引き金をひく」というのが，わかりやすい説明かもしれません。

　ある研究では，特定の遺伝子が摂食障害発症の「危険性を増す」ことが示されています。家族あるいは親戚の中に摂食障害を発症した人がいるなら，みなさんが摂食障害にかかる確率も高くなるでしょう。というのも，摂食障害はみなさんが生まれた後に学んだ行動であると説明することは難しいからです。Cynthia Bulik や他の研究者たちによる双生児研究では，二卵性双生児よりも一卵性双生児のほうが，二人とも摂食障害にかかる確立が高いという結果が出ています。今の時点ではまだ，遺伝子がどのように摂食障害に関与しているのか，はっきりとは解明されていません。摂食障害治療の専門家であり研究者でもある Michael Strober と他の研究者たちによれば，不安傾向，完璧主義，強迫的で衝動的な性格，損害や危険を避ける傾向，拒絶されることへの敏感さ，衝動性をコントロールする力の欠如など，ある特定の遺伝的に引き継がれた気質特性が，摂食障害発症の危険性を高めており，それゆえに生物学的な性質を持つリスク要因であるとのことです。ここで大切なのは，摂食障害を発症しやすい特性や傾向というものがある一方で，そうした傾向がないからといって，摂食障害を絶対に発症しないわけではないということです。

● 負債としての特性か，あるいは財産としての特性か

　もしかしたら，みなさんはすでに「私には強迫的なところがあるとわかっている。だとし

たら，どうすればいいのだろう？」と思っているかもしれません。多くの方が，自分には衝動性や完璧主義といった特性があるし，それが一生つきまとうものだということもわかっているから心配だと言います。ここでの目標は，自分の特性や傾向を理解し，そしてそれがみなさんの役に立つように機能させることです。たとえ遺伝子が，みなさんの特性，気質，性格傾向を形づくっているとしても，それが一生を決めるということではありません。そのような特性を理解し，自分が何者なのかを受け入れたとき，みなさんは自分のそうした部分を不利ととらえるのではなく，むしろ自分の役に立つものとしてとらえることができるのです。完璧主義や衝動性などは，もしも適切に方向づけられ，バランスが取れていれば，みなさんの長所ともなり得ます。例えば，完璧主義の部分は，数学の問題を解くとき，あるいはコンピューターを組み立てるときなどには強力な味方となってくれるでしょう。しかし，新しいことを学ぼうとしていたり，創造的になろうとしていたりするときには邪魔をするかもしれません。この完璧主義を，食べること，あるいは体型に向けたときには，決して良い結果は生まれないでしょう。みなさん自身の特性に気づき，それらのバランスを取り，肯定的な方向へと向けることができれば，みなさんが本当はどのような人間なのかを確認し，自分自身をありのままに受け入れるうえでの役に立つでしょう。私たちが，摂食障害からの回復とは，何かをあきらめることではなく，本当の自分自身を取り戻すことだと言っているのは，こうした理由によるのです。

● 書く課題：みなさんの特性は財産か，それとも負債か

　リストの中から，自分に当てはまると思うものを2つ選んでください。どのようにそれらの特性が負債となって邪魔をし，問題になっているのかを書き出してみてください。次に，同じ特性が，どのようにみなさんの助けとなり，人生における良い側面となっているかを書いてみましょう。ある時点で，リスト上のすべての項目について，この課題を行うことはとても大切です。週間目標にも，これについて書くことを加えてみましょう。

　（ヒント：みなさんのこうした特性について，他の人からどのような反応があったのかを考えてみると，やりやすいかもしれません）

1．私の負債としての特性：

_____

_____

　　同じ特性を財産として見ると：

_____

特性のリスト：負債かあるいは財産か

負債	財産
完璧主義	粘り強い
強迫的	熱心
不安	エネルギーがある
衝動的	自発的
批判的	見識がある
操作的	計画的
頑固	意志が強い
コントロールしたがる	指導力がある
やめられない	やる気満々
回避的	慎重
無謀	恐れ知らず

2. 私の負債としての特性：

同じ特性を財産として見ると：

私たちの振り返り：キャロリン

　私の負債としての特性はと言えば，コントロールしたがることです。コントロールしたがる傾向が，私のためにならなかったことが何度もあります。小さい頃には，子どもたちの中で，親分気どりでみんなに指図していました。他の子たちが私が期待したように動いてくれないとイライラしたものでした。いつもみなさんに話しているのは，私が幼稚園に行っていた5歳の時のハロウィーンのことです。クラスの子たちは妖精のお姫様になったり，てんとう虫になったり，スーパーマンになったりしていました。私は，みんなまったく意味がわかってない，と憤慨したのを覚えています。ハロウィーンなんだから，怖い格好をしないといけ

ないのに！ 魔女の恰好をしていたのは私だけで，きちんと意味をとらえているのは私だけだと思っていました。クラスのみんなにも間違っていることを説明しようとしたのですが，もちろん他の子たちは私に腹を立て，私のその日は台無しになってしまったのです。大人になってからも，他の誰かと一緒に作業をしなくてはならないとき，私がやるようにその人がやってくれないと，イライラしたものでした。私の傾向として，状況をコントロールしたがり，それができないときには必要以上に恐怖を感じ，そこから逃げ出したくなってしまうのです。この傾向によって，極端に私の言い分を通したくなるときには，人間関係に支障をきたすこともありました。そしてもちろん，ダイエットを始めたときには，このコントロールしたいという気持ちが勢いづき，極端なところまで行って，そして摂食障害になってしまったのだと思います。

　この同じ特性を財産として見るなら，それは指導力だと言えるでしょう。私は多くの場面で，責任者となって物事を無事に終わらせることができます。人々は私をリーダーとして見てくれることが多く，それは私がクライエントさんたちと仕事をし，スタッフの教育をし，研修会の司会進行を行い，そしてモンテ・ニードという治療施設を作り上げるうえで大いに役立ちました。この特性がなければ，私はこのようなことはまったく達成できていなかったと思います。

　異なるさまざまな状況でも，みなさんの特性は通常，同じように表現されているでしょう。例えば，みなさんの食べ物に対しての考え方や行動は，みなさんが他の人たちのことをどのように考えているか，どのようにその人たちと関係しているかに類似しているのではないでしょうか。もしも，みなさんが新しい食べ物を試すことに恐怖を感じているなら，みなさんは知らない人にも，新しい人間関係にも恐れを感じているかもしれません。このような傾向は，物事を吟味する点では役に立つでしょうが，あまりにも恐れが大きくなりすぎると融通が利かなくなり，新しい，楽しい体験をするうえでの妨げとなるでしょう。一方，もしもみなさんが衝動的（「自発的」と言ったほうがいいかもしれませんが）であるとすると，食べ物との関係や人間関係においても同じような経験をしているのではないでしょうか。自発的であるということは，状況に変化があって，それに素早く適応しなければならないときには利点となります。また，自発的な人々というのは一緒にいても楽しいものです。しかし，衝動的に行動することは，それが無謀で無責任なことになってしまえば，自分自身や他の人を傷つけることにもなります。過食症に悩んでいる，衝動性のあるクライエントさんは，「私は男たちもがつがつ試して，そして吐き出すのよ！」と言って，その衝動性が人間関係にも影響を及ぼしていることを説明してくれました。

秘訣3　食べ物の問題ではありません　83

◉ 課題：私の食べ物との関係は，人々との関係，あるいは人生との関係とどのように似ているだろうか

　みなさんの食べ物との関係が，みなさんの人間関係，あるいは人生との関係とどのように類似しているか，書き出してみてください。もしかしたら『摂食障害から回復するための8つの秘訣』の中ですでにこの課題を行っているかもしれませんが，再度ここでやってみてください。新たな発見があるかもしれません。

_____

_____

_____

_____

_____

_____

　回復へと向かう過程で，折にふれてこの課題を繰り返すことで，とても重要な情報が得られるでしょう。ここで大切なのは，人間関係を改善することで，食べ物との関係も改善するということです。その逆もまさに真で，食べ物との関係が改善すると，みなさんの人間関係も改善するのです。つまり，一方の関係を改善させることは，両方に効果があるということです。

● みなさんの特性に注意を払い続ける

　自分の傾向を受け入れ，それを財産として効果的に使っていくことは，みなさんが自分の特性に対してできるひとつの取り組みです。一方で，自分の特性に注意を払い続け，それがバランスを崩したり，人生を支配してしまったりすることのないようにしてください。完璧主義の部分を利用して数学の問題を解くのはよいことかもしれませんが，完璧な回答を目指して何日も部屋にこもるのはよいこととは言えないでしょう。

　　　キャロリン：私の完璧主義の部分を摂食障害に向けるよりも，それを仕事に使うほうが，よほど建設的です。それでも時には，私自身がバランスを崩し，ストレスに感じたり，人間関係に影響が出たりすることもあります。

　完璧主義はどのようなものも，常に注意を払い続けていないと生活のバランスが崩れ，とてもストレスの多い毎日になってしまいます。自分でそれに気づくこと，あるいは振り返っ

てみることがとても大切で，そうすれば，バランスが崩れていると感じたときにはその場で修正することができるのです。

いくつかの特性に対して，どのように注意を払えばよいかの例を以下に示します。

〈衝動的／自発的〉

みなさんの人生を構造化し，自分の人生に責任を持てるようにしましょう。大きな決断をする前には，みなさんと関わりのある二人以上の人に意見を求めましょう。お金の使い方に関しては，ある程度の線引きをして，特別な決まりを設けましょう。つまり，何らかの決断をする際には十分な時間をとって，誰か他の人にも一緒に責任を持ってもらいましょう。秘訣6を見てみてください。みなさんの行動がもたらすご褒美と結果についての例を挙げていますので，役に立つかもしれません。

〈強迫的／熱心〉

物事を手放す練習，そのまま中途半端にしておく練習，物を散らかしたままにしておく練習，そして，たとえそうしたくはないと思っても，ある事柄から立ち去るべき時を見極める練習をしてみましょう。「これで十分」あるいは「今はこれで十分」と考える練習をしてみましょう。そして，誰かに助けてもらうことが適切なときには，どの時点で助けを求めることができるのか，教えてもらいましょう。みなさんの期待は，自分に対してだけ高すぎないでしょうか。他の人に期待するようなレベルに調整してみましょう。金銀銅の中で，金ではなく「銀を狙う」べき時を見極められるようにしましょう。あえて物事を完璧にしない練習をしてみましょう。わざとちぐはぐな服を着て出かけるとか，化粧をしないでいる練習をしてみましょう。みなさん自身の強迫的な一部分に注意を払い続け，それに自分自身や人生を乗っ取られないようにしましょう。

〈不安／エネルギーがある〉

エネルギーがあるのはよいことですが，ありすぎると，たとえそれが肯定的な方向に向かっているとしても，周りの人や自分自身を疲れさせてしまうことがあります。身体を落ち着けられるような呼吸法を練習してみましょう（ちょっと時間をとって，自分の呼吸に注目し，息を吸うよりも2拍分多く息を吐き出しましょう）。ヨガや瞑想など，自分には難しいかもしれないと感じるような活動を見つけて挑戦してみましょう。誰か他の人と一緒にいるときには，その人に先に話してもらい，自分が会話を独占していないか確認しましょう。他の人が話しているときには集中して聞きましょう。そして，本当の意味で聞くことができず，口

を挟みたくなったり，気が散ってしまったりするときには，そのことに気づけるようになりましょう。一日に，ほんのわずかな時間でもよいので，静かに座って，何もしない時間を作ってみましょう。

〈コントロールしたがる／指導力がある〉
　コントロールできない状態でいることは，きっとみなさんにとってはとても難しいことでしょう。しかし，この特性をきちんと管理できるようになれば，毎日の生活がどれだけ充実したものになるかを実感できるでしょう。もしも何らかの状況に手を出そうとしていることに気づいたなら，一息ついて，それは本当に自分が望んでいることなのか，必要なことなのかを，自分自身に冷静に尋ねてみましょう。誰か他の人に任せたり，助けてもらったりすることを受け入れ，いっそのこと他の人に状況をコントロールしてもらいましょう。みなさんのやり方で物事が進んでいなくても，それを受け入れましょう。パートナーには，例えば，どこに夕飯を食べに行くか，休暇をどこで過ごすかなどを決めてもらい，喜んでそれに従うと言ってみましょう。友達にも，コントロールしたがる（指導的な）部分を改善しようとしているところだと話し，もしもみなさんがコントロールしようとしていたり，あるいはそれを何とか抑えようとしていることに気づいたなら，優しく指摘してほしいとお願いしましょう。

〈回避的／慎重〉
　慎重になったほうがよい事柄と，避けるべき事柄の違いに気づくことができれば，とても役に立つでしょう。「これは実際に私の身に危険が迫っているのか，それともただ不確実なことを恐れているだけなのか」と自問してみてください。「私が信用している人たちもやめたほうがいいと言っているのか，それとも，私だけが過度に恐れているのか？」という質問も有効でしょう。もしもある状況において，自分が適度な慎重さを超えて，ただ回避的になっているだけだと気づいたなら，ほんの些細なことでもかまわないので，危険を冒すような行動をとってみましょう。今までしたことのないことに挑戦してみるとか，普段なら避けてしまうような状況に身を置いてみましょう。知らない人に話しかけてみたり，なじみのない新しいお店へ行ったり，大胆な服を着てみたりしましょう。圧倒されてしまわないように，小さなことから始めましょう。そうすることで，みなさんはより慎重になるでしょう。とにかく恐ろしくて，何もできないと思うのなら，誰かみなさんと一緒にこれらのことをしてくれる人を見つけましょう。

◉ 課題：みなさんの特性とうまくつきあっていく

みなさんの特性からひとつを選んで，その特性とうまくつきあっていけるような事柄を書いてみてください。そして，どうやってそれを継続していけるかについても書いてみましょう。残りの特性についても同様のことを行うために，これを週間目標に含めてみてください。

特性：

_____

_____

うまくつきあっていくために行うこと：

_____

_____

_____

どうしたら継続できるか：

_____

_____

_____

● みなさんのリスク要因とパズルのピース

みなさんの摂食障害について理解するということは，まさにみなさん独自のジグゾーパズルを組み合わせていくようなものです。多くのさまざまな断片が全体像を作り上げており，ある部分はより大きく，全体像に関与しているでしょう。全体像を見るためには，すべてのピースが必要というわけではなく，むしろ大切な部分に注目することで，イメージが浮かんでくるということもあるでしょう。私たちのクライエントさんたちが例として挙げてくれた「本当の問題」を見てみることが，みなさん独自のパズルのピースを認識するうえでも役に立つでしょう。この「本当の問題」は，『摂食障害から回復するための8つの秘訣』にも出てきますが，キャロリンが出版した最初の本，*Your Dieting Daughter* から引用したものです。みなさんも自分なりの例を書いてみてください。

◉ 課題：私のパズルのピース（本当の問題）

以下に挙げた本当の問題について読み，当てはまると思うものに自分なりの例を書いてみましょう。ここに掲載していないもので，みなさん独自のものがあれば，それもぜひ書

き足してみてください。

本当の問題

1. 自尊心が低い:

私はみんなから好かれない。

2. 気をそらしたい:

過食や嘔吐をしているときには，他のことを考えなくて済む。

3. 満たされたい:

私の摂食障害の決まりはどれも，人生の空虚感を埋めるのに役立っている。

4. 迷信を信じている:

痩せてさえいれば，私は幸せで，成功できる。

5. 完璧でなければならないと感じている:

試験であれ，ダイエットであれ，私はすべてに最善を尽くすべきだ。

6. 目標が高い：

常に最高の努力をして成功しなければならないという内面からのプレッシャーを感じている。

7. 特別な／唯一無二の存在でいたい：

私は食べ物に関してとても意思が強いと，多くの賞賛を受けている。

8. コントロールせずにはいられない：

私は自分の身体についても，何を食べて何を吐き出すかについても，きちんとコントロールしていなければならない。

9. 自分，他者，家族，人生を支配したがる：

摂食障害でいると，自分の身体を支配できているような気がする。

10. 尊敬されて褒められたい：

体重を減らせたときには，友達に尊敬された。

秘訣3　食べ物の問題ではありません　89

11.　気持ちをうまく伝えられない：

怒りをどのように表現していいのかわからない。だから，過食して嘔吐する。

12.　「逃げ込める安全な場所」／対処するためのスキルがない：

私の摂食障害は「特別な世界」で，すべての「悪」を締め出してくれる。

13.　自分自身も他者も信頼できない：

人のことはあまり信用できない。だから孤立して，摂食障害と一緒にいる。

14.　不十分と評価されるのが恐ろしい：

もしも摂食障害がなかったら，私には何もない。

15.

16.

● 書く課題：本当の問題を探ってみよう

本当の問題のリストを見返して，みなさんに特に当てはまるものをひとつだけ選んでください。そして以下の質問に答えて，この問題についてさらに深く掘り下げてみてください。

問題：

この問題がどのように私の摂食障害の一因となっているだろか：

この問題に取り組むことについて，またそれを変えることについて，私はどのように感じているだろうか：

この問題に関して，私はどんなふうに考えていると，周囲の人たちは言っているだろうか（ヒント：わからなければ，実際に何人かの人に聞いてみましょう）：

この問題について，どんなことができて，どんなことが難しいのか，摂食障害の部分と健康な部分を対話させる練習をしてみましょう。（ヒント：友人が相手だとしたら，どのよ

うに言いますか？）

摂食障害の部分：

_____

_____

健康な部分：

_____

_____

摂食障害の部分：

_____

_____

健康な部分：

_____

_____

摂食障害の部分：

_____

_____

健康な部分：

_____

_____

この分野に関する2つの見通しが可能な目標（みなさんの週間目標に入れてもよいでしょう）：

1. _____

_____

_____

2. _____

_____

_____

　この課題ができたら，他の人に見せて，その人の意見や感想を聞いてみましょう。ひと

つの問題について，この課題を終えたら，準備ができたときに残りの問題についても取り組んでみてください。

● **書く課題：みなさん独自の摂食障害について探求してみましょう**
　みなさんがどのように摂食障害を発達させてきたのか，そしてみなさんの行動が，どのように本当の問題に対処するのに役立っているのかについて，より深く考えるために以下の質問に答えてみてください。

何が邪魔をして，私は本当に回復したいと心から思えずにいるのだろう？

_____

_____

_____

もしも摂食障害を手放したとしたら，私は何をあきらめることになると恐れているのだろう？

_____

_____

_____

私はどのようなステップを踏むことをためらっているのだろう？

_____

_____

_____

前回，摂食障害行動を使ったときの私の言い訳は何だっただろうか？

_____

_____

_____

自分の問題に対処するうえで，摂食障害はどのように助けになっているだろうか？

_____

_____

摂食障害になる前には，これらの事柄に私はどのように対処していただろうか？

私の人生において，今の時点で摂食障害はどのくらい私のためになっているだろうか？

摂食障害行動をすることで，どんな代償（良くない結果）を私は支払っているだろうか？

◉ 課題：違う見方をしてみましょう

　この秘訣も終わりまで来ましたので，最初の課題に戻って，何を書いたのか，振り返ってみてください。摂食障害を発症した理由について，何か新しい気づきはあったでしょうか？

秘訣3の終わりに

　みなさんの中で，なぜ摂食障害を発症してしまったのか，そしてなぜ今も摂食障害を持ち続けているのかについて，多少なりとも理解が深まったでしょうか。パズルのピースをすべてつなぎ合わせるのは難しいことかもしれませんが，ピースについていくらかでも知ることはとても大切で，役に立ちます。だからといって，それが必須というわけではありません。回復するためには，なぜ病気になったのかを知らなくてもよいのです。摂食障害がなぜ発症してしまったのか，その理由がわからなくても回復する人はたくさんいます。事実，「なぜ」を明らかにすることで回復がより容易になる人もいますが，その理由にだけ注目しすぎて身動きが取れなくなってしまう人もいるのです。病気になった理由を探るよりも，「どのように」回復するのかを知っておくことのほうが，はるかに大切です。過食症に有効であると「研究で示された」数少ない治療法のひとつである認知行動療法（CBT）では，みなさんの考えや気持ちを直接取り上げ，それらが行動にどう影響しているのかを見ることで，「どのように」よくなれるのかに焦点を置いています。自分の考えに取り組み，どんな歪んだとらえ方があるのかを理解し，それに立ち向かうことで，関係する行動から解放されるのです。みなさんが自分の気持ちを感じられるようになったとき，そして，感情は自分自身とは別もので，時間とともに過ぎ去るものなのだと理解し，調整できるようになったとき，それに対処するために破壊的な行動を用いる必要もなくなるのです。秘訣4では，その方法について学んでいきます。

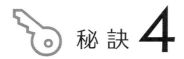

秘訣 4
気持ちを感じて，自分の考えに抵抗してみよう

　「みなさんはみなさんの考えと同じではありません。みなさんは自分の考えに気づいています。みなさんはみなさんの気持ちと同じではありません。みなさんは自分の気持ちを感じています。みなさんは，みなさんの身体ではありません。みなさんは鏡の中に身体を見て，その目と耳を通して，この世界を体験しています。みなさんは，内外のあらゆる事柄に気づいていることに気づいている，意識的な存在なのです」

——Michael Singer, *The Untethered Soul*

　自分の気持ちや考えに気づき，それらを自分自身とは分けて考えられるようになると，みなさんの生活は変わっていくでしょう。それができるようになると，そのうちに気にならなくなる考えと，注意を払い，対処する必要がある考えとを識別することも容易になるでしょう。一歩下がって客観的に物事を見ることができるようになれば，気持ちのままに行動することなく，ただその気持ちを受け入れ，寛大に対処することができるようになるでしょう。みなさんに健康と幸福感をもたらすのは，実際にみなさんに起こることというよりも，みなさんの考え，気持ち，そしてそれに伴う行動なのです。

　もしもみなさんが摂食障害と診断されているのでしたら，ある程度は摂食障害行動を使って，自分の考えや気持ちに対処したり，気をそらしたりしているのではないでしょうか。もしも長い間，摂食障害に苦しんでいるなら，このことはみなさんには当てはまらないと思うかもしれません。なぜなら，みなさんの行動は習慣的で自動的なものになってしまっているからです。このような状態になってしまうと，摂食障害は恒常性を保つための，あるいは一日を何とかやり過ごすための方法となり，もはや自分の考えや気持ちから引き起こされてい

る行動だとは感じられなくなるでしょう。拒食や過食，嘔吐のような反復的な行動は，繰り返されるたびに新しい神経経路が出来上がり，その結果，みなさんの脳は普通とは違う形で反応するように訓練されてしまうのです。何らかの刺激によって引き起こされていた行動は，ついには本能的で習慣的なものとなり，そうなると，もはやどんな考えや気持ちが「誘因」であったのかを見極めることもできなくなってしまいます。加えて，摂食障害がみなさんの意識からみなさんの考えや気持ちを遮断してしまうので，もはやみなさんは何を考えていて，何を感じているのかさえわからなくなってしまうでしょう。もしもみなさんがそのような状況にあるなら，みなさんの考えや気持ちに気づくためのひとつの方法は，摂食障害行動をやめる，あるいは遅らせることです。すると，考えや気持ちが表面に浮かび上がってくるでしょう。もちろん，これはとても難しいことです。

● 課題：摂食障害は，どのような考えや気持ちに対処するのを手伝ってくれているだろうか

　　最近，みなさんが何らかの摂食障害行動をしたときのことを思い出してみてください。その時，摂食障害行動につながるような，どんな考えや気持ちが湧き上がっていたでしょうか。何も思いつかないのであれば，どんなことを感じていれば，摂食障害行動をしなくても済んだと思われるでしょうか？　はっきりとはわからないかもしれませんが，それでも摂食障害行動は，さまざまな気持ちが起こらないように，あるいは感じないようにするために使われているのです。もしも自分では心当たりがないというのなら，摂食障害行動をやめてみて，あるいは遅らせてみて，そしてみなさんの中にどのような考えや気持ちが生じてくるかを観察してみましょう。摂食障害行動をする前に，自分の考えや気持ちを見極めることができたのか，それとも摂食障害行動を行わなかったことにより，考えや気持ちが浮かび上がってきたのか，それを区別して書いてみてください。

摂食障害行動：

_____

_____

考　え：

_____

_____

気持ち：

秘訣4　気持ちを感じて，自分の考えに抵抗してみよう　97

　もしもみなさんが摂食障害行動をする前に，あるいは摂食障害行動をしないことによって，自分の考えや気持ちに気づいたのであれば，みなさんは，すでにこれらのことが自分の行動にどのように影響しているのかを理解し始めていることでしょう。そうでないなら，この秘訣を学ぶことがとても役に立つでしょう。

◉ 課題：物事への対処と摂食障害行動

1. 摂食障害を発症する前には，どのように自分の考えや気持ちに対処していたと思いますか？

2. 他の人たちは，そのような考えや気持ちにどのように対処していると思いますか？

3. もしも摂食障害行動を使わなかったら，何が起こると思いますか？　あるいは，何が起こることを恐れているのでしょうか？

● 結びつき：考え‐気持ち‐衝動‐行動

〈考え‐気持ち〉

　どれだけ多くの行動が，みなさんの考えや気持ちに起因するかを理解したなら，みなさんはきっと驚くことでしょう。クライエントさんたちの多くは，自分の考えや気持ちがどのように行動とつながっているのか，そしてそれに対して何ができるのか，よくわからないと感じています。摂食障害行動へと至る一連の出来事の結びつきをほどいてみることで，たとえ今ではそれが習慣的で自動的なもののように見えるとしても，一歩下がって，そのプロセス

に気づけるようになるでしょう。考えや気持ちは，何らかの行動をとりたいという衝動を引き起こします。どのように自分の考えや気持ち，衝動を扱うかによって，みなさんの行動も決まるのです。そして，その行動は，みなさんを摂食障害という病気のままにさせるか，あるいは回復へと向かわせるかのどちらかなのです。

〈衝　動〉

　衝動はとても強力で，本能的で，コントロールが難しいものです。衝動は，考えと気持ちが組み合わさったものから生み出され，そしてある特定のやり方で行動したいという欲求を生み出します。自分の考えや気持ちにどのように対処するかを学ぶことにより，衝動が行動化されるのを抑えたり，回避したりできるのです。時間が経つにつれて，衝動の波にうまく乗り，実際に行動をしなくてもそれをやり過ごせるようになるでしょう。衝動の波に乗るとは，自分の気持ちを受け入れて，感じられるようになるということです。衝動が自分の心の中で起きていることを冷静に観察し，その言いなりになる代わりに，衝動が少し収まるまで，あるいは消え去るまで，その波に乗っておくということです。ここで見逃がされやすい重要な点は，受け入れる部分です。自分の気持ちを何の批判もなしに受け入れましょう。行動に移したいという衝動が起こっていることを受け入れるのです。そして，その衝動を批判したり，取り除こうとしたり，避けようとしたりするのではなく，興味をもって観察してみましょう。その衝動を取り除きたいと思えば，結局は摂食障害行動への道をたどってしまうことになります。というのも，衝動を取り除くには，行動することが最も簡単な方法だからです。衝動の言いなりになることだけが，その衝動を消失させる唯一の方法だと思えるのです。しかし現実には，それはその衝動に「えさ」をあげるようなもので，同じことの繰り返しをさらに強化することになります。「これが本当に最後。これだけしたら，もうやめる！」。どうでしょうか，これはみなさんにも経験があるのではないでしょうか。衝動に従って行動してしまうことは，その行動様式を強化するのです。その衝動を受け入れ，そしてその衝動に従わないことこそが，みなさんの衝動，問題行動を消失させることに役立つのです。

〈行　動〉

　信じがたいことかもしれませんが，みなさんも考えや気持ちや衝動に「反応」するのではなく，それらに「対処」することを学ぶことができます。「恐怖の」あるいは「自分に禁じている」食べ物を食べてしまったあとに嘔吐するというような，ある特定の反応は，とても自分ではコントロールできないように思われるかもしれませんが，それでも，今までとは異なる方法で対処する方法を身につけることができるのです。最終的には，脳を再教育し，嘔

吐したいという衝動を軽減させ，消滅させることができるでしょう。このプロセスが難しいのは，体重を量る，カロリーを計算するといった行動を変化させることが難しいのと同じです。自分の考えや気持ちをよりうまく管理できるようにし，そして，より効率的に考えられるように自分自身を考えや気持ちからどのように切り離せばよいのかを理解することで，自動的に摂食障害行動に走ってしまわないようにすることが容易になります。時間が経つにつれ，みなさんの衝動は徐々に鎮まっていくでしょう。

● 考え - 気持ち - 衝動 - 行動──摂食障害の部分と健康な部分

摂食障害行動につながってしまうのか，あるいは他の健康的な行動につながるのか，以下の結びつきを見てください。

<u>摂食障害の部分：</u>

- 考　え

　　彼女は，私たちの予定をキャンセルした。これで私はひとりぼっち。彼女は私のことが好きじゃないんだ。あるいは，私のことなんてどうでもいいんだ。
- 気持ち

　　悲しい，傷ついた，怒り，孤独，太ってる，醜い。
- 衝　動

　　過食して，この傷ついた気持ちと怒りを押し込めたい。そして，この孤独感を食べ物で満たして，そして何も感じないようにしたい。
- 行　動

　　キッチンへ行って，食べ物を詰め込み始めた。

<u>健康な部分：</u>

- 考　え

　　彼女は私たちの予定をキャンセルした。ひとりぼっちでいることはつらい。どうして彼女はキャンセルしたのだろう。
- 気持ち

　　悲しい，がっかり，傷ついた。
- 衝　動

　　泣きたい気分，今の気持ちを電話で彼女に話してみよう。
- 行　動

泣いた。誰か友人に電話して，彼女に直接電話でキャンセルした理由を尋ねたほうがいいか聞いてみよう。あるいは，もっと私が落ち着いて，もう少し感情的でなくなったときに自分の気持ちを彼女に話したほうがいいかも聞いてみよう。

　健康な部分が前面に出ている上記の例を見てください。この人は，自分の気持ちを感じることでその状況に対処しており，最悪のことを勝手に想像するのではなく，もっと情報を集めようとしています。そして，自分をどのように大切にすればよいかがわかっているとも言えます。健康な部分は，その出来事にただ反応するのではなく，自分の感情を鎮めようとしていて，さらに友人に電話をして話を聞いてもらおうとしています。ここで大切なのは，時にはみなさんの予想がぴったり当たることもあるということです。つまり，本当にその友人がみなさんのことを拒絶していて，みなさんが傷ついたとしても当然だという場合です。けれども，みなさんが拒絶され裏切られた痛みを体験しているときに，その気持ちを摂食障害行動でごまかしてしまうと，自分が何に傷ついていたかを理解することはほとんど不可能になってしまうでしょう。その瞬間は，痛みを和らげるために摂食障害行動が助けてくれたように見えたとしてもです。なじみのある行動で対処したくなるものですが，もしも健康な部分を用いて自分の心の痛みや傷ついた気持ちに対応するなら，それは一時的な気分転換ではなく，本当の解決の道へと導いてくれるのです。

　上記のふたつの例は，同じ状況に対して，摂食障害の部分と健康な部分がそれぞれどのように対応するかを示しています。このような出来事の連鎖にはさまざまなバリエーションがあります。例えば，もしかしたらみなさんはかなり回復が進んでいて，勝手に物事を推測しないで，自分の考えや気持ちに気づけるようになっているかもしれません。それでも，ただ時間を持て余し，孤独だからという理由で，過食したいと思うことがあるかもしれません。それでも，自分の気持ちを感じて，湧いてきた衝動を認識し，それを通過させ，そして自動的に過食してしまうのではなく，新たなやり方で対処することを学べば，自分を大切にできるのです。繰り返しになりますが，衝動を感じたとき，その衝動あるいは根底にある感情を消すために，その言いなりになる必要はありません。衝動や気持ちというのは，必ず消え去り，なくなるものです。それが感情というものなのです。

● 課題：みなさんの考え-気持ち-衝動-行動の結びつき

　最近の摂食障害行動のきっかけとなった出来事を例にして，行動へとつながっていった出来事の結びつきについて書いてみてください。

秘訣4　気持ちを感じて，自分の考えに抵抗してみよう　　101

きっかけ：

_____

_____

考　え：

_____

_____

気持ち：

_____

_____

衝　動：

_____

_____

行　動：

_____

_____

　次は，みなさんの健康な部分が前面に出ているものとして，同じきっかけからそれぞれの段階がどのようにつながっていくかを書いてみてください。(ヒント：自分でやることが難しければ，みなさんの知り合いならどうするだろうかと考えてみてください。あるいは，同じ状況にある他の人に対して，みなさんなら何をするようにと言うか，考えてみてください)

きっかけ：

_____

_____

考　え：

気持ち：

衝　動：

行　動：

〈考　え〉

　考えにはとても強い力があります。しかし，私たちはそのことに気づかぬまま，自分の考えに異常なほど大きな力を与えています。私たちと同じようにみなさんも，真実と思考とを混同してしまっているのではないでしょうか。たとえそのように思われるからといって，それが真実ということにはなりません。みなさんの考えに気づき，それに疑問を投げかけ，抵抗できるようになれば，今までとは違ったやり方で行動することができるでしょう。認知行動療法（CBT）はこのような前提に立っており，多くの場合，過食症の治療法としてまず選ばれるのがこの方法です。認知行動療法は，他の摂食障害や，さまざまな心理的問題にも有効だと言われています。思考パターンや，歪んだ，あるいは否定的な考え方に気づけるようになれば，そうした考えにうまく対応し，抵抗するうえで，とても役に立つでしょう。

　私たちは，クライエントさんたちが，ある状況に対する自分の考えを形づくっているものを見極められるよう，「そのことに関して，自分自身に何と言っている？　あるいは言っていた？」と常に聞くようにしています。こうすることで，自分の考えから一歩下がってそれを評価し，そして本当にそれに従って行動したほうがいいのか，それとも抵抗したほうがいいのか，あるいは無視したほうがいいのかを判断できるようになるのです。例えば，みなさんが洋服を試着してみたところ，それがきつくて，どうしよう，と思ったとします。そこで

私たちは，「それに関して，自分に何と言ったの？」と聞くのです。みなさんの中に湧き上がってくる考えを段階的に見ていくことで，さまざまな考えが，次にとる行動を形づくっているということがわかってくるでしょう。そして，それらの考えに抵抗する，あるいはそれをやり過ごすことの重要性にも気づくことができるのです。

◉ 課題：自分自身との対話：もしも……だったら，みなさんは自分自身に対して何と言うでしょうか

洋服屋の店員さんが，みなさんに向かって，もうひとサイズ大きめのほうがいいですよと言った。

　私が自分自身に言う言葉：

_____

_____

甘いものは食べないと決めていたのに，クッキーを食べてしまった。

　私が自分自身に言う言葉：

_____

_____

もう絶対しないって誓ったのに，また過食をしてしまった。

　私が自分自身に言う言葉：

_____

_____

お腹がいっぱいだと感じる。

　私が自分自身に言う言葉：

_____

_____

成績が悪かった。あるいは何かがうまくできなかった。

　私が自分自身に言う言葉：

_____

_____

この課題のみなさんの回答を見てください。いかにみなさんの考えが，みなさんの惨めさと，その結果としてとってしまう行動に関与しているかがわかるのではないでしょうか。このわずかな例からも，みなさんがいかに容易に推測し，誇張し，個人的にとらえてしまうのか，あるいは白黒思考で考えてしまうのかに気づけるはずです。これらはよくある一般的な認知（考え）の歪みの例であり，常にみなさんを苦しめるものとなります。ここでみなさんに理解していただきたいのは，これはみなさんが傷つきたくないから，がっかりしたくないから，拒絶されたくないから，失敗したくないから，あるいは何らかの痛みを感じたくないからといった理由で，自分自身を守るために行っているものだということです。しかし，これはほんの一時的にしか作用せず，結局はさらなる問題を生み出してしまうのです。

● **課題：他の人になら言えること，自分に対して言うこと**

みなさんが自分自身に対して言ったり考えたりすることと，他人に対して言ったり考えたりすることとの違いを見ることで，どれだけみなさんが自分に対して歪んだ見方をしているのかに気づくことができるでしょう。前の課題に戻ってみてください。自分自身に言うであろう言葉を書いたそれぞれの状況で，もしもその相手がみなさんの大事な人ならみなさんは何と言うか，それを考えてみましょう。みなさんが信じてもいないことは言わないようにしましょう。その人の助けにも，みなさんの助けにもならないからです。それから，以下の質問に答えてみてください。

なぜ自分自身に対して話をするときは，大切な人に話すときとはまったく違ってしまうのでしょうか？

_____

_____

_____

なぜ自分に当てはまることが，他の人には当てはまらないと思うのでしょうか？

_____

_____

_____

秘訣4 気持ちを感じて，自分の考えに抵抗してみよう　105

もしもみなさんが自分自身に対して話すように他の人にも話したとしたら，どのようなことが起こると思いますか？

_____

_____

_____

_____

他の人に話をするように自分自身に話をしてみるとしたら，どんなことが起こるのではないかと恐れているのでしょうか？

_____

_____

_____

_____

　考えとは，ただ心の中に浮かび上がってくるものです。多くの考えは，健康的でバランスの取れたものですが，ストレスを抱えていたり，感情的に動揺したりしているときには，ある程度想像できる範囲内で歪んだものとなりがちです。自分にはどのような考えや認知的歪みが起こりやすいのかを知っておくことは大切です。「いつも」「決して」「みんな」「誰も」のような極端な考え方をしているときには，思考が歪んでいるかもしれないので，気をつける必要があります。これらの極端な言い分が真実であることは，本当に稀なのです。

認 知 の 歪 み

　『摂食障害から回復するための8つの秘訣』の中で，1980年に出版されたデイビッド・バーンズ氏の著書 Feeling Good（邦訳『いやな気分よ，さようなら』）から認知の歪みの例を引用しました。ここで再度それをご紹介します。今回は，それぞれの項目の後ろに空欄を設けてありますので，ご自分の例を書いてみてください。

● 課題：みなさんの個人的な認知の歪み

　この課題を行うことで，みなさんがどのように物事を歪曲してとらえているかを確認することができるでしょう。それぞれの認知の歪みを眺め，自分が今まで考えていたこと，あるいは言ったことで，これらにぴったりと当てはまるみなさん独自の例を考えてみましょう。すべて，あるいはいくつかの項目に，みなさんの何らかの体験を重ねることがで

きるでしょう。(ヒント:例がなかなか思い浮かばない場合は,誰か信頼できる人に,みなさんの考えが歪んでいるとその人が思った例を挙げてもらいましょう。あるいはこの項目は飛ばして,またあとでこの課題に戻ってきましょう)

1. 全か無か思考:

_____

_____

_____

2. 一般化のしすぎ:

_____

_____

_____

3. 否定的思考:

_____

_____

_____

4. 感情的決めつけ(もしも何かを感じるとすれば,それは現実で,真実に違いない):

_____

_____

_____

5. 心の読みすぎ(自分には,他の人々がどのように感じていて,どのように考えているのかがわかる)

_____

_____

_____

6. 自己関連づけ(まるでそれが故意に,自分にだけ起きたことなのだと思う)

_____

_____

_____

7. 他者への非難:

_____

_____

_____

8. 拡大解釈と過小評価：

9. 心のフィルター（肯定的な出来事と否定的な出来事を同等に受け取れない。例えば，自分が信じていることと合わない内容については除外してしまう）

10. べき思考：

11. レッテル貼り（行動がその人の価値を決めるものとなる。例えば，たくさん食べてしまったら，私は「大食い」となる）

　この課題には，少し時間をとって取り組んでいただきたいと思います。なぜなら，何かを変化させようとするときには気づきが必要で，何かを修復しようとするときには，その問題をしっかりと見極める必要があるからです。いったん気づきが起これば，挑戦し，古いやり方を変えることができます。たとえ長年にわたり，ある考え方をしていたとしても，みなさんの脳は異なった考え方をすることができるようになるのです。覚えておいていただきたいのは，否定的で，歪んだ，極端な考え方に，適切な方法でバランスよく抵抗するたびに，みなさんは新しいスキルを練習することになり，新たな神経伝達回路が生み出されるということです。時間が経つにつれ，これはより簡単にできるようになるでしょう。

自分の考えに抵抗してみよう

　自分の考えに抵抗できるようになるということは，とても重要なスキルです。というのも，

これは摂食障害の部分からの声に挑戦するだけでなく，摂食障害が消え去ったあとでも，みなさんを苦しめ，いろいろな困難をもたらす「批判的な声」に対処するためのものでもあるからです。自分の中に最初に湧き上がってくる考えをコントロールできるとは限りません。しかし，もっとその状況に合った，バランスの取れた考え方を見つけるために，その後に浮かんでくる考えには対処ができるわけで，その方法も学ぶことができるのです。

● 課題：みなさんの歪んだ思考に対処する

先ほどみなさんが個人的な認知の歪みの例として挙げた中から３つ選んで，以下の空欄に書いてみてください。秘訣２で学んだスキルを用いて，健康な部分を前面に出し，これらの考えに抵抗し，反論し，バランスを取り，そして歪んでいるものは除外して，返答してみましょう。

認知の歪み：

_____

_____

_____

健康な部分の反論：

_____

_____

_____

_____

認知の歪み：

_____

_____

_____

健康な部分の反論：

_____

_____

_____

認知の歪み：

_____

秘訣4　気持ちを感じて，自分の考えに抵抗してみよう　109

健康な部分の反論：

_____

_____

_____

_____

◉ 課題：みなさんの歪んだ思考との対話

　この課題は，すでに行った，摂食障害の部分と健康な部分との対話のようなものです。違いは，みなさんの考えや認知の歪みというのは，必ずしも，食べ物，体重，もしくは摂食障害に関係するとは限らないということです（例えば，「もう私には生きる望みがない」「私一人の力でこれに対処できていいはず」「誰も私を助けられない」など）。みなさんの健康な部分と，このような歪んだ考え方との間で対話をさせることがここでの目標です。ちょうど秘訣2において，「これを食べたら太ってしまう」という摂食障害の部分に反論することを学んだのと同じようなものです。常に健康な部分からの言葉で対話を終わらせるようにしてください。この歪んだ考え方は，みなさんがこれから回復への道をたどっていくなかで，かなり長期にわたって対処していかなければならないものです。常にこうした考えに抵抗していく必要があるので，ぜひ週間目標にも加えてみてください。

認知の歪み：

_____

_____

_____

健康な部分の反論：

_____

_____

_____

健康な部分の反論への反論（例えば，議論しようとしたり，はねつけたりする──「そうかもしれない，だけど……」のように）

_____

_____

健康な部分：

_____

_____

_____

反論：

_____

_____

健康な部分：

_____

_____

_____

　この課題をすることに行き詰まったり，あまりにも認知の歪みが強すぎるとか，そちらのほうが信憑性があるように思えたりしても，がっかりしないでください。たとえそうだとしても，みなさんはとても貴重な情報を得ることができるのです。このような対話には練習が必要です。回を重ねるごとに何か新しい気づきが起こり，健康な部分から返答する力も強くなっていくでしょう。重荷に感じたり，不快に思ったりしても，とにかくやってみてください。そして，ありもしない話を作り上げないでください。例えば，自分の身体が好きではないのに，「私は自分の身体が好きだ」などと言ってしまうと，見せかけだけの仕事になって，意味がありません。これでは，腹立たしくなることさえあるでしょう。それよりも，「今はとりあえず私の身体を受け入れる」とか，「自分の身体を大切にしなければならないってことはわかってる」などと言うほうがよいでしょう。他の例として，「私をわざと傷つけようとする人なんて，絶対にいない」といった言い方はやめましょう。というのも，人生にはそういう人が現れるかもしれないからです。それよりも，「これは故意なのか，そうではないのか，私にはわからない」とか，「彼がわざとあんなことをしたのだとしても，そうではないとしても，とにかく私は傷ついた」のような言い方にしましょう。

　繰り返しお伝えしているので聞き飽きたかもしれませんが，もしも行き詰まってしまったら，誰か他の人に対してなら何と言うだろうかと考えてみてください。みなさんの健康な部分が強化されてくれば，これも容易になってきます。

こうした課題を書き出すことは，今は無理やりやらされているように感じるかもしれませんが，やっているうちに，同様のことが，みなさんの頭の中でも自動的に起こるようになるのです。かつては，役に立たない思考が自然に浮かび上がっていたとしても，次第に健康な部分の方が自然に，みなさんが意識しなくても返答できるようになっていくでしょう。

● 頭の中の声から自分自身を解放する

頭の中に浮かんでくる声と，自分自身を混同してしまうというのはよくあることです。真の成長，癒し，自由は，自分の考えと自分自身とは異なるのだということに本当の意味で気づけたときにはじめて起こり得るものです。たとえ，自分の中の健康な声を強化しようとしているとしても，それもみなさん自身ではありません。みなさんは，それらすべての声を認識し，客観的に観察している存在です。心の中に聞こえている声が自分ではないのだと理解することは，その声からみなさん自身を解放する助けになるでしょう。

考えというのは，ほとんどの場合，すべてが大切なわけではありません。無意識のうちに心の中に勝手に入り込んでくるものです。たとえかなり強烈なものでも，みなさんの考えが他の人に影響を与えることはありませんが，ただ，みなさん自身の過去，現在，未来について，気分を良くしたり悪くしたりする力を持っているのです。みなさんが苦悩する本当の理由とは，実際に起こっていることではなく，その起こったことに対して，みなさんが心の中で作り上げる意味にあります。時には，考えというのは，何かに対する心の中でのおしゃべりであったり，時には，みなさんの身体に実際に蓄積されていくように感じられる，大きな燃料，あるいは原動力であったりします。時には，自分の身体の中に，ある力が蓄積されていくのを感じるけれども，その原因がわからないということもあるかもしれません。それがさまざまな考えを呼び起こし，そして，そのように感じる理由を見極めようとして，多くの時間と労力を費やすこともあるでしょう。このような状況にあるとき，身体の中にたまっている力，あるいはたまってしまった力を実際に取り除くための方法を知っておくと役に立ちます。もしもみなさんが，これらの過剰な力を身体の外に排出し，そして身体を平衡状態に戻してあげることができれば，なぜそんなに動揺したのかを突き止めるために多くの時間を費やす必要はなくなります。時には，この手っ取り早い方法さえあれば，みなさんは嫌な気分から抜け出して，前進していくことができるのです。いつでもすべてのことを「明らかにする」必要はないということです。

〈無駄なおしゃべり〉

みなさんの頭の中を覗いてみてください。きっと無駄なおしゃべりが繰り広げられている

ことでしょう。これは，みなさんの心が現実の体験に対処し，コントロールを保とうとしているのであり，後部座席から運転手に余計な口出しをする人のようなものなのです。みなさんの心が記憶しているのは，一日のうちで実際に見たもの，経験したものの中の断片にすぎません。ある考えや体験は他のものよりも大きな意味を持ち，そして，心はいったんある考えに取りつかれると，それを理解し，コントロールし，そこに何らかの意味を見出そうとします。

　例えば，道の向かい側にとまっている車にみなさんが気づいたとしましょう。すると，心の中の声が言います。「あれは誰の車だろう？」「前にあの車を見たような気がする」「私の視界を遮っているから，あの運転手がこのまま長く駐車しなければいいけど……」。他の例としては，ある日，みなさんの気分が落ち込んでいるとしましょう。すると，心の中の声が言います。「なんだかすごく寂しい」「なぜ寂しいのだろう？」「私が寂しいのは，夫のせい」「これからどうすればいいのだろう……」。これらの絶え間ないおしゃべりは，みなさんのことを守るために心が状況を把握し，コントロールしようとしているのです。こうした声の多くは不必要なもので，自分の助けにはなっていないと感じることもあるでしょう。しかし，このようなおしゃべりを止めるのは大変難しいことなのです。

〈エネルギーを解放する〉

　何か動揺するようなことが起こったとき，みなさんは身体のどこかに何かを感じるでしょう。もしも誰かが，みなさんが傷つくようなこと，混乱するようなことを言ったら，あるいは誰かと口論になったら，みなさんの身体はその体験を内へと吸収するでしょう。もしもその感覚に気づいていないなら，ちょっと時間をとって，みなさんが傷ついたときや動揺したときのことを思い出してみてください。自分自身をその時に戻してみて，そして何が起こっていたのかを，心の中に映し出してみてください。このとてもつらい経験を思い出しているとき，みなさんの身体には何らかの感覚が生じているでしょうか？　感情とは，みなさんの考えと身体感覚が組み合わさったものです。誰かと口論をしているときには，身体の中に満ちてくるエネルギーをどのように感じるか，考えてみてください。みなさんは，これらのエネルギーあるいは感情を「怒り」と呼んでいます。そして，みなさんの心はこのエネルギーを，さらなる思考を用いて発散させようとするでしょう。

　　　「彼女があんなことをするなんて，信じられない！」
　　　「もうこのまま一生，私はずっと孤独なんだ」
　　　「彼ったら，すごく意地悪で，ずるい。彼が憎らしい！」

秘訣4　気持ちを感じて，自分の考えに抵抗してみよう　*113*

「彼はどういうつもりだったのだろう。なぜあんなことを言ったのだろう」

　これらの思考は，みなさんの感情をたきつけ，そしてその感情は滝のように溢れ出ていきます。それがまたさらなる思考，さらなるエネルギーへと発展していくのです。最初の考えに，たいていは「これをどうしたらいいんだろう」という考えが続き，それから，何らかの方法でその強い衝動に反応しようとして，不健康で非生産的な行動のサイクルに巻き込まれていくのです。誰もがこのような思考のサイクルを持っています。しかし，摂食障害に苦しむ人は，「あの野郎！　くそったれ。過食してやる」とか，「いま吐かないとダメ」とか，「食べないところを彼女に見せつけてやる」といった衝動にしばしば突き動かされるのです。

　この役に立たない心の中のおしゃべりから意識をそらすためには，自分自身は自分の考えとは別もので，むしろこれらの考えに気づいている存在なのだということを思い出して，一息つくことです。思考を客観的に眺め，それに気づいてみてください。そうすることによって，自分自身と思考との間に多少の距離を置くことができるでしょう。そうすれば，それに抵抗し，それが過ぎ去っていくのを待ち，それはあくまでもただの思考なのだと思い出し，何をしたほうがよくて，何をしないほうがよいのかをより冷静に判断することができるようになるのです。

● 課題：自分の考えの観察者になってみよう

　まる一日かけて，あらゆる事柄について，みなさんの中に浮かんでくる多くの考えに気づくようにしてみてください。心のおもむくままに，何かに気づいたときには心の中を探ってみてください。朝起きたとき，シャワーを浴びているとき，運転しているとき，夕飯を作っているときなど，いつでもかまいません。みなさんの考えていることは肯定的なものでしょうか？　それとも否定的なものでしょうか？　自分や他の人のことを批判するものでしょうか？　あるいは評価するものでしょうか？　それらは誇張されているでしょうか？　そこから恐れが生じてくるでしょうか？　安心を与えてくれる，あるいは思いやりのあるものでしょうか？　何かしら役に立つものでしょうか？　それらの考えを打ち消そうとすると，どのようなことが起こるでしょうか？　みなさんの体験したことを，ぜひ詳細に書いてみてください。

もしも誰かがみなさんに一日中つきまとって，みなさんが自分自身に対して言っているようなことをみなさんに言い続けるとしたら，きっとみなさんはその人のことを，とても押しつけがましく，意地悪で，高飛車で，異常なほど批判的だと思うでしょう。そして，なるべくその人とは関わりたくないと思うのではないでしょうか。それとまさに同じことをするように，私たちはここでみなさんにお勧めしているのです。

　魂に届くと言われている活動，例えば，瞑想やマインドフルネス，ヨガなどは，それをすることによって自分自身を心とは区別し，解放することを目的としています。これらを実践することで，思考をはっきりと見極め，思考とは自分自身ではなく，ただ通過していくものであるということがわかってくるでしょう。もしもみなさんが，摂食障害の部分にさらなる力を与えている否定的で批判的な声に対してもこういうことができるようになると，その力は徐々に失われていくでしょう。自分の思考を客観的に見つめ，そこから自分自身を自由にすることを新たに学習し始めるときに役立つ他の教材としては，Michael Singer の *The Untethered Soul*（邦訳『いま，目覚めゆくあなたへ』），Sam Harris の *Waking up*，Daniel Siegel の *Mindsight*（邦訳『脳をみる心，心をみる脳』）などの本をお勧めします。また，キャロリンが新たに出版した *Yoga and Eating Disorder: Ancient Healing for a Modern Illness* という本の中には，ヨガがどのようにして心を自由にし，身体と魂を再度つなげて，そして摂食障害からの回復を後押ししてくれるかが述べられています。この内容については秘訣8でも取り上げます。

〈気持ち〉

　気持ちというものが，多くの行動の原動力になっていることを踏まえると，気持ちにただ反応するだけでなく，まずその気持ちに気づき，そしてそれを導き，理解し，対処する方法を身につけておくことは，とても大切なことだと言えます。想像しがたいことかもしれませんが，みなさんも，自分の気持ちに判断を加えることなく，気持ちをありのままに感じ，そして受け入れることができるようになります。同時に，気持ちをやり過ごすこと，そして身体からそのエネルギーを放出する方法を学ぶこともできるのです。

　気持ちというのはとても大切で，人生に豊かさをもたらします。理想的には，気持ちとは，人生において何か注意が必要な出来事が起こっているときに，それを知らせてくれるものです。もしもみなさんが，気持ちを感じることを避けていたり，あるいは意識の外へ押しやっ

ていたりすれば，みなさんは自分自身にどのように対処すればよいのかわからないままで
しょう。自分が寂しいのか，あるいは身体的に疲れているのかがわからなければ，誰かに会
えばいいのか，あるいは昼寝をしたほうがいいのか，わからないのです。反対に，もしもみ
なさんの気持ちがみなさんを乗っ取って，圧倒しているとしたら，その感情が収まって，振
り返ってみたときに不合理だったと思うような選択をしてしまうこともあるでしょう。

　自分の気持ちにうまく対処する方法，あるいはそれをやり過ごす方法を新たに学習するこ
とは，とても大切です。そうすれば，気持ちがみなさんを圧倒することも，人生に大混乱を
引き起こすこともないでしょう。『摂食障害から回復するための8つの秘訣』の中の気持ち
についての秘訣4に対しては，多くの感想が届きました。ここではそのいくつかをご紹介し，
私たちからの返事もお伝えしたいと思います。

　　「この本の秘訣4の部分を読んだのですが，『気持ちを感じる』ということが何を意味
　　しているのか，私にはまったくわかりません」
　私たちが意味しているのは，その言葉の通りです。みなさんの中に湧き上がってくる気持
ちを押しつぶそうとしたり，蓋をしたりしないでください。気持ちの中には悪者もいて，そ
のような気持ちは抱くべきではない，などと勝手な想像はしないでください。みなさんには，
自分がどのように感じるかをコントロールすることはできません。自分の気持ちに対して，
自分自身を批判することをやめましょう。気持ちというのは，心の中で，それと同時に身体
の中で感じていることです。みなさんの心は，身体で感じている気持ちに沿って考えを作り
出します。もしもみなさんが寂しいと感じているなら，身体のどこにそれを感じるのか，注
意を向けてみましょう。静かにその気持ちを体験し，それが存在していることを許してあげ
るのです。これが最短の道です。もしもみなさんが寂しいと感じているのなら，それについ
て話したり，あるいは思いきり泣いたりしましょう。気持ちを感じることを自分自身に許し
たとき，はじめて身体の中からそれを放出し，それが消えていくのを手助けしてあげられる
のです。また，疲れた，空腹だ，気分が悪い，あるいは，お酒や薬物の影響があるときのよ
うに，自分の気持ちを変化させる何らかの要素がないかどうか，それに気づくことも大切で
す。

　　「私が成長する過程では，私の気持ちはまったく無視されていました。それで，どうに
　　かして気持ちを封じ込めることを覚えたのです。それはとても自然なことで，今さら『自
　　分の気持ちを感じる』なんてことができるのかどうか，わかりません」
　多くのクライエントさんたちは，自分の気持ちを遮断する方法を身につけてきています。

そのため，気持ちがありのままに存在するのを許すにも，手助けが必要です。みなさんが気持ちを感じないようにし続けてきたのであれば，今さらそれを変えることがいかに難しいかは，私たちも承知しているつもりです。しかしそれでも，みなさんは学び直すことができるのです。みなさんの身体が，この過程を手助けしてくれるでしょう。気持ちを遮断してしまうとき，みなさんはそのことに気づいているはずです。というのも，遮断しろと言っている身体的，心理的な何らかの指標，合図がみなさんの中にはあるはずで，そしてそれは，いつそうすべきかをみなさんに知らせてもいるのです。みなさんはそれを見極め，その過程を途中で邪魔することもできます。これまで何度もお伝えしてきたように，気持ちというのは身体的な経験とも言えるもので，みなさんの身体の中で起こっていること自体，みなさんの気持ちへとつながる道先案内人なのです。気持ちを「遮断する」ことが，どのようにみなさんの身体の中で体験されているのかについて書き出してみることも，この作業を始める良いきっかけになるでしょう。

　「自分の気持ちなんて大嫌い。私は自分の傷つきやすさが大嫌いなんです。長年にわたって，私はその部分を打ち消そうと，ずっと努力してきました。1年間セラピーを受けてみた現在でも，どうにかしてこの気持ちを回避する方法を探し求めてしまうのです」

　まずは，なぜみなさんが気持ちをそんなに嫌っているのかを明らかにしてみましょう。気持ちには肯定的な，喜びや安堵感のようなものもあり，そんな気持ちについては，みなさんも恨むようなことはないでしょう（なかには，肯定的な気持ちも好きではないという人がいることも承知しています）。ただ，ここでお伝えしたいのは，人間として生まれてきた以上，気持ちを抱かずにいることは不可能だということです。否定的な気持ちを遮断しようとすれば，肯定的なものまで感じられなくなってしまいます。しかし現実には，みなさんには気持ちというものが存在し，それにどう向き合うかを学ぶことが，とても大切なのです。

　自分の傷つきやすさを感じるということは，多くの人にとっても心地良いことではないので，みなさんだけが特別ということはありません。ここで，みなさんの傷つきやすさにどのような役割があるかを理解すると，少しは助けになるかもしれません。簡単に言えば，その傷つきやすさなしで，みなさんが他の人々とつながりを持つことは難しいのです。その傷つきやすい部分を避けていても，みなさんは強くはなれません。本当のところ，自分の傷つきやすさを受け入れ，それを感じるには，勇気と強さが必要なのです。みなさんが自分の傷つきやすさを表に出せば，周りにいる人たちは，みなさんの中に人間らしさを見出すでしょう。すると，その人たちの中に眠る傷つきやすさも覚醒し，そしてみなさんは，より親密な関係を築くことができるのです。人とのつながりは，私たち人間の基本的な欲求です。つま

秘訣4 気持ちを感じて，自分の考えに抵抗してみよう　117

り，人とのつながりを避けることは，危険な目に遭ったり傷ついたりすることからみなさんを守ってくれるわけではなく，現実には，もっとみなさんを傷つけてしまうことになるのです。自分のありのままを見せられないような人間関係では，傷つきやすいまま，依存症や強迫的な行動に頼りがちになる恐れがあります。私たちは，人々とのつながりなしでは生きてはいけません。もしも人々との関わりがなくなれば，その代わりに薬物や何らかの行動に頼るようになるでしょう。回復するためには，傷つきやすい部分を感じることを自分自身に許してあげるという小さなステップを踏むことがとても重要になります。危険を冒してみること，つまりみなさんにとって安全だと感じられる人を見つけて，その人に，自分がある物事についてどのように感じているか，同時に，こうやって話すこと自体にどれだけの恐怖を感じているかも含めて話してみることが最初の一歩となるでしょう。傷つきやすさとは，何かに恐れを感じていることだと覚えておくことも大切です。

　　課題：自分の傷つきやすい繊細な部分を見せてしまったら，どんなことが起こるかもしれないと恐れているのか，書き出してみましょう。傷つきやすい状態であるということは，人とのつながりを深め，親密さを増すことでもあるので，この部分に取り組んでいるときには，癒される必要のある古傷が浮かび上がってくるかもしれません。そのことについては，私たちもよく理解しています。

　「そもそも，どのような気持ちかというのはどのようにしてわかるものなのですか？わからない場合はどうすればよいのですか？」
　自分の気持ちに気づくためのひとつの方法は，自分自身の内面をチェックして，身体がどのように感じているのかを観察し，それをどうしたいと自分が思っているかを探ってみることです。例えば，もしもみなさんが手を握り締めていて，顔は赤くなり，誰かに対して叫びたい，あるいは叩きたいと思っているのであれば，通常，その気持ちは怒りと呼ばれるものです。もしも心臓がドキドキし，逃げ出したい衝動に駆られているとしたら，みなさんはたぶん恐怖を感じているのでしょう。ここでは，怒っているとか，恐がっているといった言葉は重要ではありません。というのも，それらは思考のエネルギーを身体が帯びたときに起こっ

たことをこう表現するようにと教わった，手っ取り早い方法にすぎないからです。身体は，反応することによって気持ちについて教えてくれているのです。きっとみなさんも，誰かが「私，怒ってなんかないわよ」と言っているのに，その人の立ち方——腕の位置，声の調子，テンポ，大きさ——が，その言葉通りではないということを体験したことがあるのではないでしょうか。みなさんはそんなとき，その人の言葉を信じるでしょうか？　それとも，その態度から情報を読み取るでしょうか？

　時には，自分の気持ちを認識できるほど長くその気持ちを感じていないとか，あるいは，自分が何を感じているのかはわかっていても，身体的もしくは精神的に耐えがたいものだから，それを実際に認められないということもあるでしょう。静かにじっと座って，身体をチェックしてみて，みなさんの中でどのようなことが起こっているのか，判断することなく，そこから逃げることなく感じてみる，それが，みなさんの気持ちを見極めるための最初のステップになります。このようにできれば，それらの気持ちを乗り越えて，身体を中立的な場所に戻すことができるのです。

　いろいろな理由から，私たちは誰もが，ある気持ちよりも他の気持ちのほうがなじみがあり，心地良く感じるものです。例えば，キャロリンは，怒りよりも，悲しいという気持ちのほうにずっとなじみがあり，一方，グウェンは，悲しみを恐れていて，怒りのほうが対処しやすいと思っています。私たちのこれらの感情に対する異なる反応や対処方法を見てみることが，もしかしたらみなさんがご自分の気持ちや反応を探るうえでの助けになるかもしれません。

私たちの振り返り：キャロリン

　子どもの頃，私には怒りというものを表現した記憶がほとんどありません。きっと怒っていたに違いない時のことを思い出すこともできますが，しかしそれは，すぐに悲しいという気持ちに変わってしまっていたと思います。

　今になっても，私の怒りはすぐに悲しみに変わってしまい，泣く，という形で表されます。このことは，肯定的な結果と否定的な結果の両方を引き起こします。泣くことによってエネルギーを発散することができるのですが，同時に，個人的な，あるいは仕事上の関係において，長いこと不適切な行動に我慢してしまう傾向があるのです。こんなことが実際に起きているのだと気づいてから，この傾向を私自身のために生かすことを学びました。今では，私の中では怒りという感情がすぐに悲しみに変わってしまうという事実を受け入れるようにして，その悲しみを，行動を起こす動機として用いているのです。私は，悲しいという気持ちを感じることができ，泣くことでそのエネルギーを発散することができます。そして，相手の人

秘訣4 気持ちを感じて，自分の考えに抵抗してみよう　119

に対して，私にとっては何が問題で，何がうまくいっていないのかを，（たいていは）聞く耳を持ってもらえるような方法で伝えることができるのです。今ではこのことがわかっているので，この傾向は私の役に立っていると思います。私は，悲しさとは怒りの根底にあるものだと思っています。そして，怒りのエネルギーなしに訴えるときのほうが，人々からの受けもいいようです。これは，秘訣8で説明する「批判を加えない真実」のことでもあります。

私たちの振り返り：グウェン

　以前は，自分が悲しいのだと認めたり，あるいはそれを表現したりすることがとても困難に思え，悲しいという感情に強い違和感を覚えていました。今でもまだ，悲しみを表現するのはとても居心地が悪いのですが，それでも，それを感じることも，それについて話すこともできるようになりました。子どもの頃には，私は悲しいという気持ちを恐れていました。それが近づいてくるのを感じたら，私は否認して，冗談を言って，はぐらかしていたものです。もしもこのような方法で解決できずに，悲しみが私の意識にのぼってきていたら，私はもっと恐ろしく感じていたでしょう。私が育った家庭には，常に緊張感が漂っていました。私の父は怒っていることが多く，彼が家にいるときには，彼の怒りがすべてに浸透していました。そんな父の影響で，私たちもみな緊張し，そして悲しくなっていたのです。母が，父の怒りに最も影響を受けているようでした。そして，母の悲しみは，彼女をとても繊細にし，また孤独にしているようでした。私は，そんな周りの人々を明るくしたくて，笑わせてあげようと必死でした。私にとって悲しみとは，一度自分の中に取り入れてしまうと，決して消え去ることがないように感じられたので，絶対に自分の中に取り込まないように，そして他の人にも取り込ませないようにと決意していたのです。私は悲しみというものからできるかぎり逃げていました。そして，摂食障害は，悲しみやその他の向き合うことが困難な気持ちを遠ざけておくための，ひとつの方法だったのです。悲しみを決して表現しなかったことで，誰も，私が助けや励ましや思いやりを必要としていることに気づきませんでした。そうして私はさらに孤独を感じ，悲しくなってしまったらどうしようと恐れていました。それがさらに悲しみに対処することを困難にし，よりいっそう，そのように感じることが怖くなってしまったのです。

　一方，私は怒りに対しては，それほどうろたえることはありません。というのも，少なくともその中にはパワーがあるからです。私が怒りを恐れたり，おびえたりすることはありませんでした。というのも，私の父は常に怒っていたのですが，怒っているときに自分を見失ったり，身体的に暴力を振るったりすることはありませんでした。私は怒りを覚えることが好きではありませんでしたが，しかし時には，それが燃料のようにも感じられました。私が恐

れていることをするとき，例えば，誰かが嫌な思いをするとわかっていても，自分の気持ちを言わなければならないときなど，私にはその燃料が必要でした。拒絶されること，また批判されることへの私の恐れはとても強く，その恐れを無視して行動に移すためには，怒りが必要となることもあったのです。

● 課題：こんなとき，みなさんはどう感じるでしょうか

もしも誰かがみなさんに，何か意地悪なことや傷つくようなことを言ったり，したりしたとき，みなさんはどのように感じるでしょうか？　身体の中に生じる感覚と，みなさんの反応について書いてみてください。

_____

_____

_____

_____

_____

最近，実際にあったことで，みなさんが動揺したり，イライラしたり，あるいはがっかりしたことを思い出してみてください。みなさんの身体はどのようにそれを体験したでしょうか？　みなさんは怒りを感じたでしょうか？　それとも，悲しいと感じたでしょうか？　罪責感や恥ずかしいという感覚があったでしょうか？　これから先，同じようなことが起こったときには，どのように異なった方法で対応したいと思いますか？

_____

_____

_____

_____

_____

みなさんは自分がどのように感じているのかがわからなくて，心配になっているかもしれません。しかし，摂食障害行動をしないでいることで，さまざまな気持ちが浮かび上がってくるということを私たちは突き止めました。それがどんなものであれ，どこから来るのであれ，みなさんはそこから始めることができます。その気持ちに向き合うために，この秘訣で説明している手法が使えるでしょう。

● **課題：行動しないでいたら，どのような気持ちが浮かび上がってくるでしょうか**

　次回，摂食障害行動をしたいと思ったときに，ぜひ自分にストップをかけてみてください。あるいは，タイマーをセットして少しだけ遅らせるとか，何か気をそらすようなことをしてみましょう。行動が遮られたとき，どのような気持ちが湧き上がってくるでしょうか。それらの気持ちについて，すべて書いてみてください。

自分の行動を遮ったとき，私はこのような気持ちに気づいた：

_____

_____

_____

_____

_____

● **課題：直面することが難しい気持ち**

　多くのクライエントさんたちが，実際に直面することが難しいと言っている気持ちを以下に挙げました。多くの方が，気持ちを感じることを自分に許せないとか，感じてしまったら自分を非難するとか，あるいは，気持ちを感じることが結果的に否定的もしくは破壊的な行動を引き起こしてしまう，と言っています。以下の一覧を見て，みなさんが特に扱いが難しいと感じる気持ちにチェックを入れてみてください。リストにないものがあれば，それも付け足してください。

＿＿＿＿拒絶された	＿＿＿＿失敗した	＿＿＿＿恥ずかしい
＿＿＿＿自分には価値がない	＿＿＿＿孤独だ	＿＿＿＿恐れ
＿＿＿＿怒り	＿＿＿＿自信がない	＿＿＿＿罪責感
＿＿＿＿悲しい	＿＿＿＿失望	＿＿＿＿困惑
＿＿＿＿切なさ	＿＿＿＿嫉妬心	＿＿＿＿コントロールを失っている
＿＿＿＿無力感	＿＿＿＿傷つきやすい	＿＿＿＿親密さ
＿＿＿＿成功している	＿＿＿＿性的関心	＿＿＿＿能力がない
＿＿＿＿不安	＿＿＿＿＿＿＿	＿＿＿＿＿＿＿

122

◉ 課題：困難な気持ちについて探ってみよう

　みなさんがチェックを入れた難しい気持ちのリストから，特に今のみなさんにとって厄介だと思うものを2つ選んでみてください。そして，以下の質問に答えることによって，それらの気持ちを探ってみることにしましょう。

気持ち　その1：

_____

_____

この気持ちを最初に感じたのはいつでしたか？

_____

この気持ちに関して，何か際立った思い出はありますか？

_____

_____

この気持ちは，みなさんの家族の中ではどのように，かつて，そして今現在，表現され，対応されるでしょうか？

_____

_____

この気持ちを抱くことは，みなさんにとってどのような意味合いを持つのでしょうか？

_____

_____

この気持ちについて，あるいはこの気持ちを抱くことについて，みなさんは自分自身に何と言っているでしょうか？

_____

_____

この気持ちを抱いているとき，その反応として，どのようなことをするでしょうか？　すべて書いてみてください。

_____

秘訣4　気持ちを感じて，自分の考えに抵抗してみよう　*123*

この気持ちを抱くことで，実際に何が起こるだろうと恐れているのでしょうか？　それとも，この気持ちには耐えられない，あるいは，この気持ちを感じていては生きていけないと思っているのでしょうか？（ヒント：例として，失敗について考えてみてください）

もしもみなさんがこの気持ちを抱いていることを知ったら，他の人はどんなふうに思うだろうと，みなさんは恐れているのでしょうか？

もしも他の人がこのような気持ちを抱いたら，その人はどのように対処すると思いますか？

この気持ちはどのように感じられますか？　あるいは，身体の中のどこにこの気持ちを感じますか？

その身体の感覚に対して，どのような行動で抵抗することができるでしょうか？

気持ち　その2：

この気持ちを最初に感じたのはいつでしたか？

この気持ちに関して，何か際立った思い出はありますか？

この気持ちは，みなさんの家族の中ではどのように，かつて，そして今現在，表現され，対応されるでしょうか？

この気持ちを抱くことは，みなさんにとってどのような意味合いを持つのでしょうか？

この気持ちについて，あるいはこの気持ちを抱くことについて，みなさんは自分自身に何と言っているでしょうか？

この気持ちを抱いているとき，その反応として，どのようなことをするでしょうか？　すべて書いてみてください。

この気持ちを抱くことで，実際に何が起こるだろうと恐れているのでしょうか？　それとも，この気持ちには耐えられない，あるいは，この気持ちを感じていては生きていけないと思っているのでしょうか？（ヒント：例として，失敗について考えてみてください）

もしもみなさんがこの気持ちを抱いていることを知ったら，他の人はどんなふうに思うだ

秘訣4　気持ちを感じて，自分の考えに抵抗してみよう　*125*

ろうと，みなさんは恐れているのでしょうか？

もしも他の人がこのような気持ちを抱いたら，その人はどのように対処すると思いますか？

この気持ちはどのように感じられますか？　あるいは，身体の中のどこにこの気持ちを感じますか？

その身体の感覚に対して，どのような行為で抵抗することができるでしょうか？

　厄介だと感じる気持ちを避けるのではなく，むしろ直接それを見つめれば見つめるほど，その気持ちの存在を認識し，理解を深め，受け入れ，そして対処することができるようになるでしょう。困難な気持ちに向き合い，受け入れることで，それを目の前から立ち去らせることができるのです。以下の引用は，自分の恥の気持ちについて探究した，男性のクライエントさんの言葉です。

　　「両親は，僕たちきょうだいにとても厳しかったのですが，僕がしっかりしていて，最も大変な道を歩んでいるときには心から喜んでくれました。楽しみのため，遊びのため，自分自身のためにその道から外れたり，リラックスでもしようものなら，それは僕が自分に甘く，怠け者で，自分勝手で，きちんとした人間ではない証拠だとされました。そして，今後の人生において，何らかの形で罰せられるだろうとも言われました。僕は，自分の欲求やニーズ，気持ちを恥ずかしく感じるようになりました。時には隠れて，ただ楽しいことをしたい，あるいはゴロゴロしたいと思いました。今でも，もしも誰かが突然入ってきて，僕が何もしないでゴロゴロしている姿を見られたら，僕は身体の中に恥ずかしさを感じ，すぐに謝って，そしてその人に，そんなに長く横になっていたわけではないのだと，一生懸命に言い訳をするでしょう。今では，どんな楽しみも僕の中では羞恥心を呼び起こすも

のになっていて，デートをすることにも抵抗を感じます。なぜなら，性的喜びとは，たとえそれが普通のことで，健康的なことだと頭では理解していても，僕に恥ずかしさと罪責感をもたらすものだからです。それに，僕は一度も異性関係や性的な関係を持ったことがないので，余計に恥ずかしく感じてしまい，どうにも逃げ場がないのです。

　僕はこのことに個人療法で取り組んでいます。そして，摂食障害は僕が羞恥心に対処するうえで役に立ってくれているのだと学びました。自分が欲しいと思っているものを禁止するとき，あるいは，食べ物を制限するとか，体重を減らすだけの自制心があるときに，僕は自分が道楽や快感を求める気持ちをコントロールできていて，他の人に僕のことを自分勝手な人間だと思われずに済んでいると感じることができるのです。

　今やっと僕は，摂食障害によって，自分の恥ずかしい，貪欲な部分が出てこないよう抑えることができているのだとわかるようになりました。それと同時に，摂食障害は，僕が自分自身にしている行動や，それが僕という人間について物語っていることに対しての羞恥心を生み出してもいるのだとわかるようにもなりました」

　このクライエントさんのように，多くの人が，恥ずかしいという気持ちを避け，否認し，そこから逃れるために無理をしているのです。この例からは，摂食障害はそれ自体が恥ずかしさを伴うものなので，事態をより複雑にさせるということがわかるでしょう。

気持ちを感じてみよう

　自分の気持ちから自分を守ろうとしても，問題は解決しませんし，これはうまくはいきません。もしもみなさんが自分の気持ちに気づいて，感じることを自分に許してあげなければ，その気持ちは内側で行き詰まって，さらなる問題を生み出し，それを他のものに変化させることも，やり過ごすこともできなくなってしまいます。みなさんは，気持ちを避けようとしたり，否定したりすることにすべての時間とエネルギーを費やすこともできますし，それが実際に生活のすべてを占めてしまうということもあり得ます。例えば，もしもみなさんが失望感など味わいたくないと思っているとしましょう。そうすると，みなさんは少しでも失望する可能性のある事柄に対しては，そもそも試してみることを恐れたり，それを避けたりするでしょう。そうして，失望感というものがみなさんの人生を支配するようになってしまうのです。しかし，もしもみなさんがその失望してがっかりする気持ちを人生の一部として受け入れることができれば——その気持ちに気づいて，その気持ちが自分の内側にあることを受け入れることができれば——みなさんはその気持ちをやり過ごすこともできるようになる

のです。

　自分の気持ちに気づくための最初のステップは，自分の身体にどのようなことが起こっているのかを発見し，受け入れること，そして気持ちとは，自然にやってくるけれども，出て行くものでもあると学習することでしょう。自分の気持ちと自分自身を区別できるようにするのです。この秘訣の中の課題はすべて，そのスキルを習得するためのものであり，みなさんの人間関係と健康全般に大きな違いを生み出すでしょう。

● 気持ちと自分を同一視しすぎる

　みなさんがみなさんの考えと同じではないように，みなさんはみなさんの気持ちと同じではありません。これまでにもお伝えしてきましたが，気持ちとは，思考と身体感覚が組み合わさったものです。それゆえ，気持ちに対処するときには，心と身体の両方に働きかける必要があります。

　気持ちを自分自身から引き離すために，まずは，気持ちを表現する言葉について理解することが役に立つかもしれません。例えば，自分自身に，あるいは誰かに，「私は悲しい」と言うのではなく，「私は悲しいと感じている」，あるいは「私は悲しみに満ちている」などと表現してみましょう。最初は，こんなふうに言い方を変えたところでどんな意味があるのだろうかと思うかもしれません。しかし，このように表現することによって，今悲しいのは一時的な体験だということに気づくことができるのです。ただ単に，「私は悲しい」と言ってしまうと，今の状態ではなく，みなさん自身の特性を説明するかのようになってしまいます。つまり，今感じていることではなく，みなさん自身が悲しいということになるのです。同様の理由で，誰かが「拒食症／過食症に罹患している」のように言うことはとても大切で，「拒食症の○○さん」，とか「過食症の○○さん」と言うのはやめましょう。このように，みなさん自身を病気から引き離すような言葉を使うことが大切なように，みなさんと気持ちとを区別することが大切なのです。

● 気持ちを変化させ，身体の外に押し出そう

　気持ちに圧倒されることなく，またそれによって道を外れることなく，気持ちを体験し，調整していくための方法はたくさんあります。自分自身と自分の気持ちとを区別し，そしてそれを身体の外へ押し出すということは，気持ちを調整し，賢明な選択ができるよう適切な見通しをつけるということです。

　もしもみなさんが怒っていて，怒っている理由を説明したとしても，身体の中の怒りの感情が収まってきていないとすれば，それはあまりみなさんの助けにはなりません。みなさん

はこれまで，誰かが何らかの気持ちを体験しているときに，どのような身体の姿勢をとっているかに気づいたことがあるでしょうか？　気持ちに従って，身体はある特別な姿勢をとるものです。例えば，みなさんが恐怖を感じているとき，呼吸は浅くなり，肩は緊張してこわばり，もしかしたら耳の近くまで上がっているかもしれません。しかし，肩の力を抜き，位置を下げ，そして何回か深呼吸をすることで，その恐怖の気持ちを和らげることができます。心穏やかなときの姿勢に身体を戻し，何回かゆっくり深呼吸をしてみると，副交感神経が作用し始めて，実際に身体を静めることができるのです。

　気持ちは身体の感覚として感じられるので，みなさんが身体に何を感じているのかを描写してみること，また，感じている気持ちを認識することは，みなさんの心と身体の両方を理解していくうえで役に立つでしょう。

　もしもみなさんの気持ちが，みなさんを混乱させるとか，耐えがたいものであるなら，今この瞬間に注目し，ほんの少しの間でもよいので，とにかくその気持ちを感じてみてください。今この瞬間に注目するというのは大変難しいことです。深呼吸やリラックス，あるいは身体の中の体験に注意を向けるなどして，練習してみてください。時には，なぜそのような気持ちになっているのかわからないこともあるかもしれません。みなさんの身体の中で感じている身体的な体験にどのように対処し，変化させればよいかを学んでいくことは，まさにその瞬間に自分自身のためにできる唯一のことなのです。

　気持ちをどのように変化させることができるかを理解するために，誰にでもわかりやすい，「怒り」に焦点を当ててみることにしましょう。怒りを感じることには，さまざまな身体感覚が関連づけられるでしょう。首，頭，胃，あるいは体中が熱くなったりしますし，実際に多くの人が熱で顔を赤くさせます。そんな人に話しかけるときには，「少し頭冷やしたら」とか，「落ち着いて」と言ったりします。実際，自分が怒っているときに，首に氷を当てたり，冷たいタオルで顔を拭いたりすると，少し落ち着いて，身体の中から怒りを外に出すことができます。身体から実際に熱を放出することで，怒りの感情を和らげ，自分を中立的な立場に戻すことができるのです。すると，より明瞭に考えることができるようになり，自分のためになるような方法で対処することができるでしょう。

　長くて深い呼吸をすることは，怒りという気持ちも含めて，不快な気持ちを身体から排出し，変化させるための，最も簡単にできる，最も効果的な方法です。ある人は，「蒸気を吹き飛ばす」ためには，身体活動をすることが一番効果的だと言っています。方法はそれぞれ異なります。ですから，自分には何が一番必要なのか，それを探し出すことがとても大切です。

◉ 課題：怒りを感じ，そして変化させる

　みなさんが最近，怒りを感じたときのことを思い出してみてください。怒りや怒っているという言葉を使わずに，どのようにみなさんの身体に怒りという気持ちが感じられたか，書き出してみてください。ここでは，みなさんの気持ちではなく，身体の感覚に注目してください。（ヒント：ある人は，歯を食いしばって，あごに力が入っていると感じるでしょうし，またある人は，肩に力が入り，前傾姿勢になっているとか，手を固く握っていることに気づいたりするでしょう。多くの人が，何らかの熱を感じるものです）

私が怒りを感じるとき，私の身体は：

_____

_____

この感覚を軽減し，変化させるために私ができることは：

_____

_____

◉ 課題：他の気持ちも変化させる

　以下に挙げた 3 つの気持ちを見てください。これらの気持ちを体験しているとき，みなさんの身体がどのように感じているかを空欄に書いてみましょう。そして，その感情を変化させ，身体を中立的なところに戻せるような，何らかの行動を挙げてみてください。

羞恥心。私の身体が体験していることは：

_____

_____

それを変化させるためにできる行動は：

_____

_____

悲しさ。私の身体が体験していることは：

それを変化させるためにできる行動は：

_____

_____

_____

罪の意識。私の身体が体験していることは：

_____

_____

それを変化させるためにできる行動は：

_____

_____

_____

　ここで取り上げたような気持ちを次回感じたときには，ここに書いたことを実際に行ってみてください。そして，どのような変化があるかを見てみましょう。すぐには違いに気づかないかもしれませんが，時間をかけて取り組んでみてください。練習には時間がかかるものなので，すぐに変化が見られなくてもがっかりしないでください。

● 課題：鉄が熱すぎるときではなく，温かいときに練習してみよう

　感情があまりにも強すぎないときに，身体を中立的なところに戻す練習をしてみることが役に立つでしょう。今すぐに体験してみましょう。身体を注意深く観察し，身体のどこか，あるいは特定の場所に緊張している感じがあるなら，その部位に注目してみましょう。例えば，肩に力が入って上がっている，足をきつく組んでいる，首を伸ばして身を乗り出している，など。その気づいた部位について，肩の力を抜くとか，足を組むのをやめるとか，首の緊張をとるとか，何でもよいので変化させてみてください。そして，みなさんがどう感じるか，観察してみてください。こうした練習は，運転中で渋滞にはまっているとき，口論の最中，ベッドに横になっているとき，あるいは，どこにいたとしても，気持ちを中立的なところへ戻す必要があるときに行うことができます。これは練習を重ねること

で，いつでも必要なときに，鉄がたとえ熱い（感情が非常に高ぶっている）ときであっても，行うことができるようになるでしょう。

〈よくなる過程では，気分が悪くなることがある〉

　回復が進んでいく過程で，自分の気持ちにもっと気づくようになり，そしてそれがより強烈なものとして感じられることもあるでしょう。長い間，感じないようにしていた無数の気持ちと再度結びつくことによって，はじめは，よりいっそうひどい気分になるものです。摂食障害から回復するということは，そうした気持ちを回避したりごまかしたりするために摂食障害や他の破壊的な行動を用いるのではなく，自分の気持ちをありのままに感じられるようになるということです。摂食障害に苦しんでいる方に限らず，人は日常的に自分の気持ちを避け，抑制し，そこから気をそらすようなことをするものです。盗み，自傷，その他の強迫的な行動や依存症などに苦しむ人たちというのは，こうした気持ちに対処する方法，あるいは他者に助けを求める方法をまだ学んでいない人たちなのです。

〈時には休憩が必要〉

　気持ちに向き合うことはとても重要なのですが，それでも時には，気持ちから自分を離してみることも，とても役に立つものです。ここで大切なのは，気持ちを感じることを避けることと，一時的に気をそらすことには大きな違いがあるということです。その状況に対して本当に何もできないとき，あるいは，少し冷静になって理性的に考えられるようになるまでの間，一時的に注意をそらすためにみなさんに害のない形で対処するという方法もあるのです。例えば，散歩に行くとか，バスケットボールをしてみるといったことがあるでしょう。あるいは，お風呂に入ったり，音楽を聴いたりすることで，気持ちをなだめることができるかもしれません。もしも気持ちが非常に強烈なら，注意をそらす方法を試してみてから，気持ちをなだめる方法を試すほうが容易かもしれません。また，そのような非常に強烈な気持ちに対処するときには，それと同程度の強烈な気晴らしが必要になるかもしれません。例えば，もしもみなさんがひどく憤慨しているとしたら，そんな時にお風呂に入ったり，リラックスしたりするのはとても難しいでしょう。しかし，庭いじりをしたり，タンスの中身を片づけたりすれば，うまくいくかもしれません。そしてそのあとでお風呂に入ったりすれば，気分を良くする助けになるでしょう。

● **課題：どのような気晴らしをあえて行うことが役に立つでしょうか**

　人はそれぞれ異なるので，ある人にとってとても効果のある気晴らしが（例えば，買い

物やスポーツなど），別の人には退屈に感じられるかもしれません。みなさんにとって，
どのような気晴らしが効果的か，いくつかの案を書いてみてください。

1. _____
2. _____
3. _____
4. _____

● **課題：みなさんを心地良く，落ち着かせてくれるものは何でしょうか**

　ここで時間をとって，どのような物事や感覚がみなさんには心地良く感じられるのか，
あるいは落ち着かせてくれるのかを考えてみてください。温かいお風呂につかる，マッサー
ジを受ける，ストーブの前に座る，音楽を聴く，読書をする，などがあるかもしれません。
みなさんにとって魅力的だと思われる，自分を落ち着かせてくれる方法を書き出してみて
ください。

1. _____
2. _____
3. _____
4. _____

〈自分自身に対する思いやり〉

　自分への思いやりというのは，自分の考えや気持ちに対処するときには不可欠なものです。
みなさんはきっと，自分に対して思いやりを持つよりも，他者に対してそうするほうがよほ
ど簡単だと感じていることでしょう。回復には，自分自身の生活を振り返って，自分の考え
方や行動，問題，気持ちなどについて探求し，新しいスキルを試してみることが必要です。
自己観察が必要となるのですが，それが自己批判や自己非難につながってしまうと，気分が
良くなることはなく，かえって自己嫌悪がひどくなってしまうでしょう。

　みなさんと同じような状況にいる他の人々に対してみなさんが示すような思いやりをもっ
て，自分自身にも接してみましょう。みなさんは，他の人の気持ちについて，その人を批判
するということはまずないでしょうし，気持ちに対処するために，拒食や過食，嘔吐，自傷
をするようにと提案することもないでしょう。多くのクライエントさんたちと同じように，
みなさんも，他の人たちに対しては思いやりを示せるだけでなく，その人たちが必要とする

ときに適切な助言をしてあげることができるのではないでしょうか。それならどうしてみなさんは，自分に対してとなると，まったく異なる接し方をするのでしょうか？

◉ **課題：自分に対する思いやりについて探ってみよう**

以下の文章を読み，当てはまると思うものにチェックを入れてください。

_____1．しばしば自分のことを価値のない人間だと思う。

_____2．自分の落ち度や欠点を受け入れて，そしてそれを他の人と共有することが難しい。

_____3．何か悪いことが起こると，自分を責める。

_____4．自分自身よりも他の人に対して，親切に接する。

_____5．セルフケアの練習をすることに罪責感を覚える。

_____6．自分に対して批判的だ。

_____7．自分のことをなかなか許せない。

得点：いくつチェックを入れたでしょうか。合計してみてください。

合計：_____

朗報：おそらくみなさんも，私たちのクライエントさんたちと同じように，自分のことをどのように考えているのか，自分にどのように話しかけているのか，どんなふうに自分に接しているのかに注目してみる必要があるでしょう。チェックを入れた項目がひとつだけだとしても，自分に対する思いやりやセルフケアの練習をすることは，みなさんの役に立つでしょう。

みなさんへの良いお知らせは，思いやりとは学習して身につけるものであって，もともと持っているとか，持っていないというものではないということです。自分への思いやりについて学んでいる間は，みなさんの古くからの習慣が強硬に邪魔をしてくるかもしれません。ですから，これを達成するためには継続的な練習が必要です。そんなことを聞けばがっかりするかもしれませんが，しかしこれは，忍耐力を鍛えることや，瞑想やヨガ，楽器の練習をすることと何ら変わりはないのです。練習すればするほど，上手になるということです。

秘訣6で再び，この自分への思いやりについて説明しますが，他の教材も見てみてください。手始めとして，以下の2冊の本をお勧めします。

Kristen Neff の _Self-Compassion_（邦訳『セルフ・コンパッション』）

Chris Germer の _The Mindful Path to Self-Compassion_

◉ 課題：思いやりを練習するための言葉

　以下の簡潔な祈りの言葉を読んでみてください。どこかに書き写して，常に持ち歩いてください。そして，みなさんがつらい思いをしているときに読んでみてください。

　　　今は苦しい時。
　　　苦しみは人生につきもの。
　　　この瞬間，自分自身に優しくいられますように。
　　　この心の痛みに耐えていくために，
　　　どうぞ私自身に思いやりを持てますように。

　この祈りの言葉は，まさに受容について述べたものであり，自分自身への思いやりを育んでいくには最適な出発点と言えるでしょう。みなさんの今置かれた状況を評価なしに受け入れ，少しでも気分が良くなるように自分自身を支えることは，まさに他の人に対してみなさんがしていることと同じです。自分のことも同じ人間であると理解し，そして，他の人に差し出すのと同じものを，自分自身にも差し出すことが必要なのです。

すべてを組み合わせる

　考え，気持ち，そして行動とのつながりを最初から見極めることはとても困難ですが，時間が経つにつれ，それははっきりしてくるでしょう。練習を重ねるにつれ，自分の考えの目撃者となり，それに反論することは，自分の気持ちを受け入れ，寛大に扱い，そして変容させていくことと同様に，徐々に簡単になっていくでしょう。自分の考えに挑戦することは，その場で適切な決断をすることに役立ちます。とはいえ，最初は心の中の際限のない葛藤で，自分自身を見失うかもしれません。健康的な方法で対応するためには，身体に生じている感覚を変容させられるような努力が必要です。ここでご紹介したいくつかの方法を試し，最適なものを見つけられるかどうか，ぜひみなさんも試してみてください。

● 私たちの振り返り：考えと気持ちに対処する方法

　自分の気持ちについて学ぶということは，多かれ少なかれ，私たち全員が取り組むべき問題で，誰もが葛藤している部分です。厄介な気持ちをどのように扱えばいいかについて，私たち自身が考えてみたところ，お互いに異なる方法で対処していることがわかったので，みなさんのお役に立てばと思い，ここにご紹介します。

〈怒　り〉

　グウェン：私が怒りの感情をどうにかしたいと思ったときに最初に行うことは，まずはその怒りの底に隠れている気持ちを理解しようとすることです。そうすることで，自分のために何をする必要があるのかを見極めることができます。怒りの根底にある気持ちとは，たいてい，心の痛み，罪の意識，そして恐れです。私は感情的というより理性的な人間ですので，自分の考えや気持ちに取り組むことはとても役に立ちます。それぞれの気持ちに対する私の対処法は少しずつ異なっているので，まずは，怒りの根底にあるものを突き止めることが不可欠です。もしもその怒りの根底に恐れがあるとわかれば，私は深呼吸をして，すべて大丈夫，と自分に言い聞かせます。そして，怒りはたいてい私のためにはならないし，周囲の人を巻き込んで，私が望んでもいないのに，攻撃され責められているように彼らに感じさせてしまうのだということを思い出すようにしています。私は通常，声に出してこのようなことを表現するようにしていて，そうやって自分の行動に責任を取ろうとしています。これが，周りの人のためにも，私自身のためにもなるからです。

　もしも怒りの根底に罪の意識があるとすれば，私は他の人との境界線について振り返るようにしています。誰かにダメと返事をしたことによって罪の意識を感じているのであれば，その罪の意識とは本当のものではなく，ただの不安感です。そして，その不安はすぐに消えてなくなるのです。もしも私がきちんと境界線を引いていないために，誰かが気に入らないことをしていることに対して怒りを感じているとしたら，その時には，どのように接してほしいかを相手の人に伝えることは私の責任で，そうしていないのにその人に怒りを感じるというのは，筋違いであるということを思い出すようにしています。私の怒りの根底にある気持ちが何であれ，それを変容させるためには，常に私はどんな部分であれ，私のものであれば責任を持つように心がける必要があり，相手の人の意見を踏まえ，その人に共感できる部分を探すようにするのです。思いやりを持つということは，私にとっては怒りを急速に鎮めるもののようです。それでもまだ怒りが残っているなら，そのまま時間が過ぎるのを待つことにしています。というのも，たとえその怒りを維持したいと思っても，数日経てば，たいていはすでに収まっていると理解しているからです。私は意識して，時間が経ってその感情が和らぐまでは何も行動を起こさないようにしています。私自身に向かってよく言うのは，「もしも今日このことを言うのがよいことだとすれば，3日後であっても同じようによいことのはず」です。最終的に，まだそうする必要があり，それが適切だと思えば，直接その人と話をする時間を設けて，その葛藤をうまく解決しようとするでしょう。

　キャロリン：私の母はすばらしい人で，愛情深く，私が自分の気持ちを自由に表現するこ

とを認めてくれていました。私はいつも，母はちゃんと聞いてくれている，わかってくれていると感じていたものです。しかし，大人になるまで気づかなかったのですが，これには例外があったのです。私が摂食障害を発症してから，母は私に，怒りの感情はとても苦手で，特に女性が怒っている姿は受け入れがたいと話してくれました。「あなたは子どもの頃，お兄ちゃんと喧嘩をしていたけれど，あなたのような小さな女の子が怒っているのを見るのはつらかった。だから，この点に関しては，お兄ちゃんとあなたとでは違う対応をしていたの。私はあなたをつかんで，その場から引き離したものよ」と言って，私に謝ってくれました。

　こうして私は，すでにお話ししたように，私が怒りの気持ちを悲しみに変えてしまうのは，怒りを不快に思う母の態度が多少なりとも影響していたのだろうと理解することができたのです。長い目で見て，この情報は私にとってとても有用でした。というのは，怒りの根底にある基本的な感情とは，心の痛みや悲しさであり，それらの気持ちに早く気づけば気づくほど，うまく対処ができるからです。

　怒りを感じたとき，私はまず一息ついて，身体に注目してみます。自分がじっとしていたがっていることや，自分が感じていることを感じるのです。次に何が起こるかと言えば，たいてい，私は悲しくなって，涙が流れます。こうして私は否定的なエネルギーを発散し，そして冷静に自分の気持ちについて話すことができるようになるのです。時には怒りが私の中にとどまることもあり，生産的になるためには，それを身体から追い出す必要があるということを私はこれまでに学んできました。他の人の立場で考えてみたり，あるいはその状況での自分の役割を見つめ直したりすると，身体で感じていることがいかに大きく影響を及ぼしているかがわかるのです。だからこそ私は，何かを解決したり，自分の気持ちを伝えたりする前に，自分自身を落ち着かせ，身体を元の中立的な状態に戻すために，何かを試してみるのです。例えば，音楽を聴くとか，自然の中に散歩に行くかもしれません。時には，怒りを発散するために誰かと話したいと思うこともあり，そんな時は，その人が私の怒りのエネルギーに対応できるように，事前に話をします。感情を発散する前に，相手の人に話しておくことは，その人にとっても私自身にとっても大切なことだと思っています。

〈悲しみ〉

グウェン：すでにお話ししてきたように，私にとって悲しみとは，とても耐えがたいものです。しかしどうにか，自分自身に話しかけることを身につけ，対処できるようにしてきました。もしもすごく悲しかったら，ただ悲しみという気持ちを体験しているのであって，私自身は大丈夫なんだと自分に言い聞かせます。そうすると，たとえそれが真実のように感じられなくても，どうにかやり過ごすことができるのです。時には，一人でいたいとも思うの

ですが，もしもそれが一日以上続くようであれば，無理をしてでも友達に連絡を取り，つらい理由を話したくはないとしても，ただつらいのだということは話すようにしています。もしも映画に誘われたり，友人が会おうと言ってきたら，あえてその話に乗るようにしています。たとえそんな気分でないとしても，実際に外へ出かけることが自分のためになると思い，そうするのです。泣く必要がある，あるいは泣きたいと思ったときには，自分自身に泣いてもいいんだよと言ってあげます。そして，自分が思うよりも実際に気分転換になるとわかっているので，散歩をしたり，踊ったりと，何か身体を動かすことをしてみます。悲しみや他の耐えがたい感情の一番の解消法は，ユーモアです。面白い映画を見たり，お笑いのショーに行ったりすると，不思議とそれがとても役に立つのです。笑いというのは，とてもよく効く薬です。

　キャロリン：たとえ悲しく感じても，泣いても，傷つきやすさを見せたとしても，何も悪いことは起こらないのだということを私は学習しました。今までの経験から，私は，自分をさらけ出して，繊細なところを見せたとき，人々は去っていくのではなく，むしろその人たちとはもっと親密になれるのだと理解しました。そして，私の母がそうであったように，私が怒っているときよりも，悲しんでいるときのほうが，人々は私と関わり，私を助けたいと思うのだということも学びました。私は，悲しければ泣けばよいとわかっています。泣くことで気分が良くなりますし，私は人前で泣くことを恐れません。かつて私は，7千人の観衆の前で話をしていたダライ・ラマが涙を流す姿を見たことがあります。彼は一時，話をやめ，むせび泣き，そしてまた再開しました。その時私は，彼の身体から悲しみのエネルギーが放出されるのを目撃したのです。彼が自分自身を中立的な場所へと戻すところを見届けました。私は，それまでも悲しみを表現することに問題はなかったのですが，それでも彼の姿を見て，さらに上手にできるようになったと思います。

　悲しみに暮れて涙を流すときには，ストレスホルモンであるコルチゾールという物質が放出され，実際には気分が良くなります。これは，玉ねぎを切ったときに出てくる涙とは根本的に異なる化学成分です。涙を流すことによってコルチゾールを放出できれば，その後，何か気分が良くなるような楽しいことをしたり，あるいは，悲しくさせた状況への対処が必要であれば，それに取り組んだりすることができるようになるのです。もしもみなさんが泣くことを恥じているとか，涙の理由を正当化したいのであれば，「すみません，溜まりすぎたコルチゾールを発散させないといけないので……」と言って，涙を流すことの重要性を人々に伝えましょう。

〈心の痛み〉

　グウェン：心の痛みとは，私にとっては容易に理解できるものの，対処がとても難しいものです。すでにお話ししたように，私が心の痛みを感じるときには，同時に怒りも感じるからです。まず私がすることは，誰かが私を傷つけるようなことをしたせいで，私の心が傷ついているのか，それとも，誰かが自分たちのやりたいようにやって，高校時代そうであったように，私が勝手に傷ついているのか，それを明らかにすることです。後者の場合，私はそうだと認めることに恥ずかしさを感じるので，それがどちらなのかを見極めることは難しくありません。このようなことが起きたときには，私がどう感じているかを（私を傷つけた本人にではなく）誰かに話すことで，たいてい私の気分は良くなります。その傷つけた人が故意であったのかどうかも私にとっては重要です。もしもあえて私を傷つけようとしたのでないなら，たいていは素早くこの気持ちを手放すことができます。ただ，もしもその人が私のことをまったく気にかけていないとか，あるいは故意に傷つけようとしたのであれば，心の痛みと怒りは私のことを守ってくれているように感じて，手放すにはもっと長い時間が必要になります。

　回復に取り組む前には，私は自分が傷ついたとはめったに言えませんでした。しかし，キャロリンが助けてくれたおかげで，他の人たちが防衛的になるのではなく，私のことをもっと理解してくれるようなやり方で，自分の気持ちを伝えられるようになりました。同時に，自分のことをありのままにさらけ出せる，信頼のおける人間関係には失望や落胆もつきものですが，それに対処する方法も学んだのです。

　キャロリン：心の痛みを好む人はあまりいないでしょう。私たちの多くは，それを怒りや悲しみに置き換えます。もうすでにこのワークブックを読んだ方ならおわかりのように，私の傾向としては，それを悲しみに変えてしまいます。私が傷ついたとき，どのようにその悲しみに対処するかについてはすでに述べましたが，それとは別に私は，「批判なしの真実」の練習もしています。もっと傷つくかもしれないことをどれだけ恐れているとしても，あえて私はその相手の人と対話し，故意に私のことを傷つけたのか，それとも故意ではなかったのかを確かめます。そして，否定的になったり批判的になったりせずに，私がどのように感じたのかの事実をその人に伝えるのです（これについては，秘訣8でさらに詳しく説明します）。話をするときには少し時間を置いて，身体の中の圧倒されるような感情を鎮めます。そうすると私は，その人を非難したり，何かを要求したり，否定的な言葉や怒りを交えたりせずに，伝えたいことを伝えられるようになるのです。

秘訣4　気持ちを感じて，自分の考えに抵抗してみよう　*139*

〈恥の意識〉

グウェン：ここであえて恥の意識について取り上げるのは，この気持ちは多くの人にとって非常に対処が難しく，あまり話題にのぼることもないからです。身体に対する恥の意識というものは，私が摂食障害を発症するずっと前からありました。それは常に私の中に居座っていて，予期せぬときに頭をもたげるのです。これは，鏡の中にありのままの私の姿が映し出されているのを見たときや，あるいは写真に撮られるとは思っていなかったために，洋服を整えたり，ある身体の部分を隠す余裕もなかったりしたときの写真を見たときに起こることもあります。誰かが投稿した，グループで撮った写真を見たときにもそんなことが起こります。私はたまたまカメラの一番近くにいて，そのせいで私の身体が実際より大きく見えるばかりでなく，そこにいた他の誰よりも大きく見えたりするのです。そんな時私は，自分の体型を恥じるあまり，なじみのある，打ちのめされたような感覚に襲われます。

　私は身がすくむ思いで，これを見た人はみな，なんて私の身体は大きいのだろうと思うに違いないと想像します。自分の中に熱いエネルギーが湧き上がるのを感じ，この恥ずかしさの源である写真を削除するなり，修正するなり，あるいは隠すなりしたいと思うのです。私は不安，怒り，自己非難の気持ちに圧倒され，混乱します。こうした理由から，私はあまり写真を撮られることが好きではありません。そして，私の映りが悪い写真を投稿した人に対して苛立つのです。かつての私は，その気持ちを「改善」しようとして，減量の罠に一気にはまっていったものでした。今では，ただ深呼吸をして，その写真を私の目には入らないようにし，そしてそれを撮った人のことを非難し，それで終わるのです。なんて大きな進歩でしょう。

　私が自分の身体を恥じるようになったのは，そもそも私がとても小さい頃からで，当時，私の母は強迫的で過酷なダイエットに励み，母自身に対して，また私や他のみんなに対しても，体重や体型についての意見を言い続けていました。常にダイエットをしていたせいで，そして常にダイエットに失敗していたせいで，私の体重は高校生活を通じて徐々に増えていきました。最終学年の頃には自分自身に嫌気がさし，自分の身体をとても恥じるようになっていました。同時期に，私は初めての失恋を経験し，拒絶される感覚，裏切られる感覚が，恥じる気持ちに混ざり合っていったのです。

　当時の私は，自分の気持ちについて語ること，自分自身をさらけ出すこと，また友達に助けてもらうことについては無知でしたので，大丈夫ではないのに大丈夫なふりをしていました。このような感情的，身体的状態にあるなかで，私は楽しい思いをするはずの大学へと進学したのでした。けれども，大学生活を謳歌する代わりに，私は孤立し，そして抑うつ状態に陥りました。私はそのつらい気持ちを抱えて，どうやって自分を助け，支えればよいのか

まったくわかりませんでした。大学という新しい環境で，何のサポートもないなかで，ひどく傷ついた気持ちとともにダイエットを再開するということが，摂食障害を発症する完璧な嵐になり得るなどと，誰が予想できたでしょうか？ 体重が減っていくことで，私は自分のことを前よりもよく思えるようになりました。これは実際うまくいったので，中毒性がありました。そしてもちろん，その後にはうまくいかなくなり，他の人にはそれが明らかでも，私は頑固になっていて，病気になるとか死ぬかもしれないということよりも，変化を起こすことや，かつての気持ちを再体験することのほうを恐れていたのです。私はこの恐怖の先を見通すことも，立ち止まることもできませんでした。

　それから何年も経った今となっては，体型をめぐる恥の感覚に襲われても，それに悩むことはありませんし，驚くこともありません。長らく私は，この恥の感覚を呼び起こしそうなものを避けてきました。というのも，恥ずかしく思う気持ちが強すぎて，対処できなかったらどうしようと思っていたからです。しかし今では，自分の身体を恥じる気持ちが生じても，それにどう対処すればよいかがわかっているのです。

　私は深呼吸をして，私たちは誰もが何らかの胸の痛みを抱えていて，そしてみなそれぞれ，多かれ少なかれ不完全なものなのだと，私自身に言い聞かせるのです。これは私独自のものです。良くも悪くもないのです。時間をかけて，このような傷つきやすさは私たちの細胞の中に組み込まれ，そして私たちの内面の生活や人生の一部になるのです。私はいつだって，ほとんどの人よりも身体を恥じる気持ちに敏感かもしれませんが，しかし今では，自分自身を裏切り，私の健康や人間関係を犠牲にしてまで，あるいは私自身を厳しく打ちのめしてまで，問題を「改善」しようとは思いません。少しゆとりのあるブラウスを着て，忙しい日常に戻っていけばよいのです。

キャロリン：かつての私は，恥の意識というものをまったく理解していませんでした。私はこの気持ちを，虐待された人たちだけに関係のあるものだと思っていました。私の日常で浮かび上がってくる恥の意識とは，誰かに私が休んでいるところや，だらしないとか気ままだと解釈されるような行動を「目撃」されたときに生じる，何とも言えない苦しい気持ちなのだと理解できるまでには，長い時間がかかりました。私はそれまで，生産的であることこそが価値あることであって，自分自身のために何かをやることには価値がないと学んでいました。母が素敵な洋服を自分のために買ったり，化粧品を探したり，マッサージを受けたり，マニキュアをつけたりする姿を，私は一度も見たことがありませんでした。今に至っても，私はセルフケアと呼ばれるようなことをするときには居心地の悪さを覚えます。それは，そういったことを悪いとか間違っていると考えているからではなく，もしも私がそれをしたら，

それは私のイメージに反映されるのだという，いつのまにか定着した古いメッセージによるものなのです。私にとってセルフケアは，自分を甘やかすこと，あるいは自分勝手なことだったのです。

今でも私は，「マッサージを受けに行く」と言うより，「フィジカルセラピーへ行ってくる」という言い方を好んでおり，実際にマッサージに行くときも，女友達にまずは予約を入れてもらって，その人と一緒に行くほうがよいのです。休暇も，多くは仕事がらみのものですし，旅行に行くときも，必ずコンピューターと仕事を持っていきます。今ではこのことがよくわかっているので，どうにかこの気持ちを回避しようと思うのですが，それでもそれは自動的に，ただやってくるのです。私はこういった気持ちを感じるようにし，自分にとって大切だと思えるセルフケアをなるべく行うようにしています。よくクライエントさんたちにも言っているように，「難しいと思うほうをしなさい」と自分自身にも言い聞かせているのです。

秘訣4の終わりに

この秘訣に出てきたスキルを学ぶことで，これまでのやり方を変化させることができるでしょう。ここで得た情報に，みなさんは圧倒されているかもしれません。そして，このようなことが本当に自分にもできるのだろうかと訝しく思っているかもしれません。これはちょうど，自転車に乗る練習，あるいは何らかの楽器の練習と同じだと考えてみるとわかりやすいでしょう。最初はなんだか不自然で，難しいと感じるでしょう。しかし，練習を重ねるうちに，みなさんの指はギターの弦の上を移動することに慣れてきますし，バイオリンの弓の持ち方にも身体が慣れるでしょうし，補助輪なしで自転車に乗って，バランスを取れるようにもなるのです。これがこの秘訣で説明した，新しい神経伝達回路を脳の中に作り上げるということです。一度は不可能と思えたことが，自然にできるようになるのです。

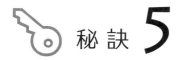

秘訣 5
やはり食べ物の問題なのです

　「食べることから得られる喜びとは，どんな調味料が使われているかや，上品な味つけによるのではなく，あなた自身の中から湧いてくるものなのだ」

——ホラティウス

　「……みなさんが摂食障害を発症させることになった根底にある問題について，何の洞察も得られなくても，それに対処できていなくても，回復することは可能です。しかし，みなさんの食べ物との関係を変えないかぎり，回復することはできないのです」

——『摂食障害から回復するための8つの秘訣』

　食べ物との関係の障害がどのようにして引き起こされたのであれ，摂食障害から回復するためには，みなさんの食べ物についての考え方や，食べ方，そして食べることと身体との関係性を再び立て直す必要があります。そこには，想像するよりもはるかに多くのすばらしいことがみなさんを待ち構えているでしょう。みなさんは，もしかしたら生まれてはじめて，あるいは以前のように，自然で，楽しくて，そして魂ともつながっているような，食べ物や食べることとの関係を再度築くことができるのです。自分の身体に感謝して，それに栄養を与えることもできるようになります。このような食べ物との関係が可能だとはまったく思えないかもしれませんし，そんなところにたどり着けるとは思えないかもしれませんが，それが人間の本質であり，みなさんがそこに到達できない理由はどこにもありません。今現在，みなさんのその部分は摂食障害によって覆われ，抑圧され，そして奪われてしまっています。この秘訣5では，みなさんが再度食べることに楽しみを見出し，食べ物，身体，そして人生

と新たな関係を築いていけるようお手伝いしていきます。

　もしもみなさんにとって必要なものが，ただ何を，いつ，どれだけ食べればよいのかという情報だけなら，とっくにみなさんと食べ物との関係は変わっていたことでしょう。この秘訣への取り組みを成功させるためには，これ以外の秘訣でお伝えしているすべてのスキルを身につける必要があります。みなさんには継続的な動機（秘訣1），摂食障害の部分に抵抗する力（秘訣2）が必要です。また，これまでとは異なる効果的な対処の仕方を学ばないかぎり，みなさんの根底にある問題，そしてみなさんの考えや気持ちがこの過程を邪魔するでしょう（秘訣3,4）。そして，行動変容のための実践的な支援（秘訣6）が必要になりますし，他者に助けを求める力（秘訣7）も必要になるでしょう。最終的に，みなさんの食べ物と身体との関係性を，意味があり，感謝できるものへと導いていくためには，身体と魂の両方に栄養を与えられるようになるための助言を得ることも必要となるでしょう（秘訣8）。

　ここではまず，現在のみなさんの食べ物との関係について探り，それをどのように変えていけばよいのか，考えていきましょう。

● 書く課題：食べ物とみなさんとの関係

　以下の問いに答えて，みなさんの食べ物との関係について，またどのようにその関係を変えていきたいのについて考えてみてください。質問に答えるときには，コントロールを失うのではないか，太りすぎるのではないか，あるいは大事なものが奪われるのではないのかといった恐れは脇に置いておいてください。

1. 食べ物との関係において，今現在できていないことで，できるようになりたいと思っていることは何でしょうか？（例えば，いろいろな種類のものを食べられるようになりたい，不安を感じずに，あるいは罪の意識を持たずに食べられるようになりたい，友達と一緒に食べられるようになりたい，レストランに行ってみたい，本当に好きなものを食べられるようになりたい，など）。

_____

_____

_____

_____

2. 今はやめることができないとしても，どのような食べ物に関する行動をやめたいと思っ

ていますか？（例えば，カロリー計算，夜中に食べ続けること，食べ物を細かく切り刻むこと，無脂肪のものしか買えないこと，過食，嘔吐など）。

_____

_____

_____

_____

_____

ヒント：この質問に答えられない場合は，みなさんと親しい人に，みなさんと食べ物との関係をどのように変えられたらよいと思っているのか，あるいは，食べ物に関してどのような行動をやめたらよいと思っているのか，聞いてみましょう。

3. もしもみなさんと食べ物との関係が正常で健康的なものであるとしたら，それはどのようなものだと思いますか？

_____

_____

_____

_____

_____

4. もしも食べることが体重に何の影響も与えないとしたら，みなさんの食べ物との関係はどのようなものになると思いますか？
みなさんの答えが質問3での答えとは異なるとしたら，それはどうしてでしょうか？

_____

_____

_____

_____

食べ物についての厳格さと混乱状態

　食習慣が乱れている人たちは，食べ物との関係という点で，以下の3つに分けられるでしょう。厳格すぎる，混乱している，あるいはその両方。自分がどこに当てはまるのか，みなさ

んなら簡単にわかるでしょう。ひょっとしたら，3つの間を揺れ動いている人もいるかもしれません。例えば，食べ物との関係や食習慣が一度はひどく混乱していたものの，その後，食べ方をコントロールしようと努力して，今は厳格になりすぎているとか，あるいは，その反対ということもあるかもしれません。みなさんの基本的な特性は，みなさんの食べ物や人生との関わり方に影響を及ぼします。みなさんの食べ物に対する姿勢は，みなさんの人生における他の多くの領域，例えば，お金，人々，性的な事柄などとの関わり方に類似しているはずです。例えば，もしも食べ物に対しては厳格で，コントロールを心がけているとすれば，みなさんはきっとお金のこともしっかりと管理していることでしょう。もしも食べ物との関係が混乱状態にあるなら，おそらく人間関係も同じように混乱気味かもしれません。もっとバランスを取り，柔軟になることが，最終的な目標です。

● 課題：厳格すぎるのか，混乱しているのか，それとも両方か

みなさんの現在の食べ物との関係について，厳格すぎるのか，それとも混乱しているのかという観点で書いてみてください。厳格なのだとすれば，食べる量や食べ物についてのルールなど，例を挙げてみてください。混乱していると思うのであれば，食べ物をめぐっての混乱した考え方や行動について書いてみましょう。厳格さと混乱との間を行き来しているのであれば，それについて書いてみてください。

今現在の私の食べ物との関係は，このようなものです：

_____

_____

例：

_____

_____

_____

_____

もっとバランスの取れた，柔軟な食べ物との関係を築くということは，明らかにとても困難な作業です。しかし，時間が経つにつれて，それは自然なものとなるはずです。私たちは誰もが生まれながらにして，どのように食べればよいのかを知っています。もしもみなさんが，健康な赤ちゃんが母乳や哺乳瓶のミルクを飲んでいる姿を見れば，その赤ちゃんは自分

がいつ空腹なのかを知っていて，ミルクがもらえるまでどうにかしてそのことを伝え，そして
てまた，満腹であることや，いつ飲み終えるときなのかについても知っていることに気づく
でしょう。赤ちゃんはカロリーのことや，自分の感覚を満たすためのより美味しい食べ物な
どにはまったく関心がありません。健康な赤ちゃんにこのようなことを教える必要はなく，
そもそも赤ちゃんは直感的に食べるよう生まれついているのです。小さな子どもたちは，い
つ，どれだけ食べればよいのかについて，生まれつき，直感として知っています。規則に沿っ
て食べるということはなく，体重を考えて食べることも，好物を食べたときに罪の意識を感
じることもないのです。子どもたちが，精神的な空虚感を埋めるために過食することはあり
ません。カロリー計算をしたり，食事プランに従ったりということもないのです。

　成長とともに，このシンプルで自然な食べ物との関係が，異常なほど複雑化してしまいま
す。食べ物の選択肢が増えるばかりでなく，好みもできてきます。同時に，食べ物について
の多すぎるほどの情報，意見，迷信，思想にさらされることになります。どの食べ物が健康
的で，どの食べ物が不健康であるとか，どれが太らせるとか，太らせないとか，あるいは，
何が良い食べ物で，何が悪い食べ物か，といった具合です。これらの情報はどれも，空腹か
満腹かの指針となる，私たちの生まれつきの直感の妨げとなったり，それを抑制したりする
のです。

　もしも私たちがみなさんに向かって，子どもの頃のように再び直感に従って食べればよい
のです，と言うだけですむなら，話は簡単でしょう。しかし，みなさんの考えや意見が邪魔
をしているだけでなく，みなさんの食べ物との関係が，繰り返されるダイエットや摂食障害
行動，あるいは空腹感や満腹感を無視することによって支障をきたしているとしたら，みな
さんの身体が出すサインや，それに対するみなさんの解釈は，信頼できるものではなくなっ
ているでしょう。みなさんの内なるガイドを長期にわたって無視し続けてしまうと，身体が
出すサインはおかしくなってしまったり，まったく出なくなったりして，「直感を信じる」
ということがとても難しくなってしまうのです。

　食べ物に関しての決断をするときに，生まれつきの能力を信じられなくなっているとした
ら，外部からの情報や指針を求めたとしても無理はありません（ダイエットプログラム，減
量についての本，栄養指導をしてくれる会社など）。ここで問題なのは，みなさんが必要と
しているものはそれぞれ異なっていて，これらの外部の指針が誰にでも当てはまるわけでは
ないということです。また，それらは間違った情報に基づいていることも多く，みなさんを
さらに迷わせてしまうかもしれません。もしかしたらみなさんは，適切な指針を見つけられ
るかもしれません。しかしそうなると，「低脂肪がいいのなら，無脂肪はもっといいに決まっ
てる」というふうに思い込んで，極端なところまで行ってしまったりするのです。みなさん

はいろいろなところから少しずつの情報を拾ってきて，自分なりの「食べ物に関するルール」を作り上げるでしょう。しかしそれは，食べ物についての健康的な枠組みとなって，バランスを取るのに役立つどころか，逆にみなさんを面倒なことに巻き込んでしまうのです。

食べ物のルール

みなさんがダイエットを繰り返していたり，食べ物を制限したりしているのであれば，きっとみなさんはこれまでに食べ物や体重についてのルールを作り上げ，それに従おうとしてきたのではないでしょうか。たとえそんなふうに考えたことも，どこかに書いたことも，誰かに話したこともないとしてもです。もしもみなさんの食べ方が混乱状態に陥っているなら，頭の中には数多くのそうしたルールが渦巻いていることでしょう。それを忠実に守ろうと思いながらも結局は守りきれず，毎日が混沌としてしまっているのではないでしょうか。

みなさんは，食べ物に関して自分を律するために，あるいは「安全」だと感じられるように，このようなルールを作っています。こうした食べ物についてのルールは，みなさん自身の食欲や，食べたいもの，あるいは食べるものの決断をめぐって感じるコントロールのなさや疑念を軽減するために作られています。食べ物のルールとは，たいてい，「一日に○○カロリー以上は食べない」「安全なもの以外を食べたときには必ず代償行為を行う」「でんぷんや炭水化物は食べない」「『クリーン』な食品あるいは自然食品しか食べない」というものです。『摂食障害から回復するための8つの秘訣』に出てくる「痩せの十戒」は，多くのクライエントさんたちから長年聞いてきた，食べ物に関するルールをまとめたものです。

みなさんも意識的に，あるいは無意識のうちに，ルールを作り上げているかもしれません。しかし，それに気づいて，ゆっくりとでも抵抗し，よりバランスの取れた，柔軟な指針を自分のために作ることができれば，回復へと進んでいくことができるでしょう。

● **書く課題：食べ物のルールを書き出し，探求してみよう**

みなさんが従っている，あるいは従おうとしている，あるいは従うべきだと思っている食べ物のルールについて書いてみてください。

1. _____

_____

2. _____

_____

秘訣5 やはり食べ物の問題なのです 149

3. _____

4. _____

5. _____

　みなさんがここで探究してみてもよいと思えるルールを，上に挙げた中からひとつ選ん
で，そして以下の質問に答えてみてください。その後，みなさんの週間目標やみなさんの
ノートに，ここで選んだもの以外のルールについてもすべて書き出してみてください。

ルール：
_____
_____

このルールが存在する理由：
_____
_____

どのようにしてこのルールを思いついたのだろう？
_____
_____

永遠にこのルールに従っていくつもりだろうか？
_____
_____

もしもこのルールを破ったら，どうなるだろう？
_____
_____

このルールは事実に基づいているだろうか？　それとも恐れに基づいているだろうか？
_____

このルールはどのように人間関係の妨げになっているだろうか？

このルールはどのように人間関係のためになっているだろうか？

他の人々もこのルールに従うべきだろうか？　もしもそうでないなら，なぜ私だけ従う必要があるのだろうか？

このルールは，病気のときや，より活動的なときにも，柔軟に適用することができるだろうか？

このルールは，特別な機会や祝日にも適用できるだろうか？

このルールに従うよう，誰か他の人にも勧めるだろうか？　それはなぜだろう？　あるいは，勧めないとすれば，それはなぜだろう？

このルールに従うことで，私は何を得ているだろう？

このルールに従うことで，私は何を失っているだろう？

このルールに従わないことで，何をあきらめることになるのだろう？

このルールをあきらめることにより，私に何がもたらされるだろう？

◉ 課題：食べ物のルールに抵抗する

　みなさんのこれまでのやり方を打ち破るためには，みなさんの食べ物のルールに抵抗していく必要があるでしょう。取り組んでみてもよいと思うルールを 2 つ，書いてみてください。

1.

2.

　週間目標用紙を用いて，食べ物のルールへの挑戦を始めましょう。みなさんが挑戦してみてもよいと思うルールを書き出し，どのようにそれを変えたいのか，書いてみましょう。行動を変化させる前に，この秘訣 5 の残りの部分と，行動変容に関する秘訣 6 を読んでおくとよいかもしれません。一歩ずつがたとえ小さいものでも，最終的には目指すところにたどり着けます。食べ物のルールに挑戦すればするほど，より早く目的地に到達することができるのです。しかし，みなさんは一人ひとり異なるので，許容できるペースで進んでいってください。

◉ 食べ物との関係を変化させる

摂食障害行動を手放し，食べ物との関係でバランスを見出すためには，気づき，教育，指

152

針，練習，そしてもちろん忍耐力が必要です。実際に何をするか，どのような見通しを持つか，その見当をつけ，大丈夫だと信じることも必要になるでしょう。もしも，今していることに置き換えられる新しい何かがあるのであれば，挑戦することも簡単でしょう。みなさんの周りの人は，よかれと思って，「ただ食べればいいの」「そんなに心配しないで」「身体の声を聞いて」などとみなさんに言うでしょう。しかし，変化を起こすためには，もっと具体的な指針が必要です。この秘訣ではみなさんに，ルールというよりも指針を伴った新たな食べ方についての哲学をお伝えします。これは，何を，いつ，どのくらい食べたらよいのかを決めるうえで役に立つ指針と，自分で決められる自由を提供してくれるでしょう。

● 意識した食べ方

意識した食べ方とは，制限的な食べ方，あるいは滅茶苦茶な食べ方に代わる強力なものです。意識して食べるということは，知識，気づき，そして食べたいという欲求を用いて，いつ，何を，どのくらい食べればよいのかを知るということです。意識した食べ方とは，空腹感，満腹感という身体からのサインに気づき，それに反応できるようにすること，正確で，関連のある栄養的な情報を用いること，そして，みなさんが本当に楽しく味わえる食べ物を食べることを自分自身に許してあげること，それらを含んでいます。

この哲学はシンプルなものですが，みなさんの現状とはかけ離れていて，これが本当に役立つと信用することも難しいでしょうから，最初は簡単には実践できないでしょう。もしも最初はもっときちんとした枠組みが欲しい，あるいは必要だと思うのであれば，この秘訣で後ほど説明する食事プランに従ってもよいかもしれません。しかし，もっと自由なやり方を好むのであれば，食事プランに抵抗を感じたり，反抗したくなったりするかもしれません。その場合は，以下の意識した食べ方のガイドラインが，無理強いすることなく，みなさんに構造を示してくれるでしょう。みなさんがどの段階にいるのであれ，意識した食べ方は，これからの人生においてずっと継続することのできる，食べ物との健康的でバランスの取れた関係をもたらしてくれるでしょう。

● 意識した食べ方の 10 のガイドライン

1. 空腹感に敏感になってください。すごくお腹が空くまで待つのではなく，多少お腹が空いた時点で食べるようにしましょう。

2. 定期的に食べるようにしましょう。食事は抜かないようにしてください（少なくとも4時間おきには食べましょう）。

3. あらゆる食品を食べることを自分自身に許してください（アレルギーや，何らかの重

篤な健康上の問題がないかぎり）。

4. 本当に食べたいと思うもの，好きなものを食べましょう。食べ物がみなさんをどのような気持ちにさせるのか，食事にどのようなものがさらに必要なのか，あるいは，みなさんの健康上の問題に適した食べ物は何なのかについて，注意深く考えてみましょう（例えば，糖尿病であるとか，まる一日タンパク質を摂取していないのであれば，チョコレートを食べるのは賢い意識的な選択とは言えないでしょう）。

5. 体重増加ということに関しては，すべてのカロリーが同じ意味を持っています。つまり，100キロカロリーのクッキーを食べることで，100キロカロリーのリンゴを食べたときよりも体重が増えるということはありません（*例外についてはガイドラインの最後で説明しています）。

6. 食事には，タンパク質，脂質，炭水化物をバランスよく取り入れましょう（身体が適切に，そして効率的に機能するためには，これらの栄養素が不可欠です。何らかの食べ物や栄養素が欠乏していると，身体的，精神的問題を引き起こし，それが実際，摂食障害行動の引き金となるでしょう）。

7. 満腹感，満足感に敏感になりましょう（たくさん食べても満足しないこともあります。満足するためには，食べ物の食感，味がとても大切ですし，十分に食べることも，身体が心地良い満腹感を得るうえでは大切なことです。目標は，お腹がいっぱいになって，そして満足することであって，どんなふうであれ，身体的に不快な気持ちになることではありません）。

8. 時には起こり得ることですが，もしも食べすぎてしまったら，身体は多めの食べ物でもきちんと消化できるのだと自分自身を安心させてあげましょう。次に，お腹が空くのを待って，また元の軌道に戻ればよいのです。

9. 食べ物と，食べることの喜びを味わいましょう（食事の準備をしているとき，そして食べるときには，その瞬間瞬間に注目してみましょう。食べるときには，ろうそくを灯したり，素敵なお皿を使ったり，テーブルに花を飾ったりしてみましょう。友達と一緒の食事を楽しみましょう）。

10. 食べた後に身体的に不快になるような食べ物（その類のもの，あるいは量）を意識的に取り除いてみましょう（例えば，カフェインを飲むとイライラして不安になるとか，ポップコーンや生の野菜を食べると胃が痛くなる場合など）。

　*上記5のガイドラインについて：「すべてのカロリーは体重増加という点ではまったく同じ」の例外として，インシュリンの問題が挙げられます。インシュリンは，食べたものか

らグルコース（血糖）が細胞へと運ばれて燃料として使われたり，脂肪として蓄積されたりするために必要なものです。インシュリンの調整がうまくいかない人，あるいはインシュリンに耐性のある人は，適切なグルコースの代謝を確実にするために，特別な食事をする必要があったり，インシュリン注射が必要であったり，あるいは，その両方が必要な場合もあります。しかし，医師から高血糖，糖尿病，インシュリン耐性症と診断されていないかぎり，このことはみなさんには当てはまりません。

● 課題：意識した食べ方の質問表

　意識した食べ方のガイドラインのそれぞれについて，1（ガイドラインに従っていない）から10（常にガイドラインに従っている）で評価してみてください。みなさんの評価に，それぞれの説明も書いてみてください。

1. 空腹感を意識している。お腹が空いたときに食事をしているし，お腹が空きすぎるまで，わざと待つようなことはしない。

　　評価（1 ～ 10）：＿＿＿＿＿＿＿

　　説明：

_____

_____

_____

2. 規則的に食べるようにしている。わざと食事やおやつ，軽食を抜いたりしない。

　　評価（1 ～ 10）：＿＿＿＿＿＿＿

　　説明：

_____

_____

_____

3. あらゆる食べ物を食べるようにしている。恐れから，食べ物を除外することはない（アレルギーのある食品や，健康上の理由で制限されているものは除く）。

　　評価（1 ～ 10）：＿＿＿＿＿＿＿

　　説明：

_____

_____

_____

4. 十分なタンパク質とカロリーを摂れるように，栄養学的な情報を考慮しながら，自分の食べたいものを食べている。

    評価（1 〜 10）：＿＿＿＿＿＿

    説明：

_____

_____

_____

5. ある食べ物のほうが他のものより栄養学的な価値が高く，「健康的」であるとしても，体重増加という点においては，すべてのカロリーは同等であると理解している。そして，ある特定の食べ物が体重増加を引き起こすのではなく，食べ方や食習慣が体重増加を引き起こすと考えている。

    評価（1 〜 10）：＿＿＿＿＿＿

    説明：

_____

_____

_____

6. たいていの食事で，バランスよく，タンパク質，脂質，炭水化物を摂取している。

    評価（1 〜 10）：＿＿＿＿＿＿

    説明：

_____

_____

_____

7. いつお腹がいっぱいになって満足するかを意識している。そして，たいていはその地点を越えて食べすぎることはない。

    評価（1 〜 10）：＿＿＿＿＿＿

    説明：

_____

_____

_____

8. 食べすぎてしまったとしても（時にはそういうことがあるもの），それを取り返すようなことはしないし，それで自分を責めることもない。そういうことは，人間であれば時には起こり得ることだと受け入れている。

評価（1 〜 10）：＿＿＿＿＿＿＿

説明：

_____

_____

9. 食べ物や食べることに喜びを見出している。

評価（1 〜 10）：＿＿＿＿＿＿＿

説明：

_____

_____

10. 食べた後に身体的に不快になったり気分が悪くなったりする食べ物，あるいはその量を控えるように，意識的な選択をしている。

評価（1 〜 10）：＿＿＿＿＿＿＿

説明：

_____

_____

_____

みなさんの意識した食べ方の得点を合計してみてください：＿＿＿＿＿＿＿ 点（100 点中）

みなさんの得点がどこに該当するか，以下の説明を読んでみてください。

得　点：

・1 〜 20 点：かなり重症

　もしも得点が 20 点以下だとしたら，みなさんはすでに，自分の食べ物との関係は歪んでいて，不健康で，障害されていることに気づいているでしょう。みなさんの身体と精神は，この関係に影響を受けています。食べ物をめぐるみなさんの考え方や行動は，あまりにも厳格すぎるか，混乱しているか，あるいはその両方かもしれません。みなさんの食行動は，恐れ，誤解，感情，外的な規則に支配されているでしょう。どこから手をつけたらよいのかわからないかもしれませんが，安心してください。みなさんが今いるところが，ありのままのみなさんです。私たち二人もかつてそこにいました。私たちが変われたのですから，みなさんもきっと変わることができます。

• 21 〜 40 点：不健康

得点がこの範囲にあるなら，みなさんの食べ物との関係性は，問題があるか，あるいは健康的とは言えないでしょう。ある分野では高い得点だったのかもしれませんし，すべての質問で低めの得点だったのかもしれません。いずれにしても，意識した食べ方ができるようになるためには，何らかの指針とサポートが必要でしょう。私たちに言えることは，自分自身に正直になり，そしてみなさんを助けようとしている人たちに対しても正直になってください，ということです。それぞれのガイドラインにおけるみなさんの得点を見てください。そして，どこからなら取り組みたいと思えるか，確認してみましょう。

• 41 〜 60 点：バランスが崩れている

得点がこの範囲にあるなら，食べ物をめぐる考え方や行動のバランスが崩れていると言えるでしょう。みなさんは，食べることについては何らかのとても良い考えを持っているかもしれませんが，行動の多くが間違った方向へ行っていたり，あるいは健康的なものではなかったりするのです。もしも得点が 40 点台だとすれば，残念ながら意識した食べ方からはまだ程遠いところにいると言わざるを得ないでしょう。まだまだ多くの支援と練習が必要です。得点が 60 点に近いのなら，すでにいくつかの点では意識した食べ方ができているものの，時には外れてしまうということです。ここで振り返って，すべてのガイドラインにおいて低めの得点なのか，あるいは，ある分野ではガイドラインに従っていてとても高い得点なのに，ある分野ではそうではないために，合計点がこのような結果になっているのか，確認してみてください。そうすることで，ある特定のガイドラインに焦点を当てる必要があるのか，それとも，すべてに取り組む必要があるのかを明らかにできるでしょう。

• 61 〜 80 点：いくらかは意識した食べ方ができている

この得点の範囲内にあるなら，注意が必要な分野があるとはいえ，みなさんは多少なりとも意識した食べ方ができていると言えるでしょう。もちろん，得点が 60 点に近い場合は，80 点に近い場合よりも改善の余地が多くあるということです。いずれにせよ，意識した食べ方のガイドラインを注意深く見直して，どこを変化させることができそうか，考えてみるとよいでしょう。

• 81 〜 100 点：意識した食べ方ができている

この得点内にあるなら，すでに意識した食べ方ができていると言っていいでしょう。意識した食べ方をするために，完璧にガイドラインに従う必要はありません。この得点内にある

ということは，ほとんどの分野において，みなさんは自分の身体の状態，食欲，空腹感，満腹感を意識できていて，適切でバランスの取れた食事をするための栄養についての知識もきちんと身につけていると言えるでしょう。とはいえ，時には自分の食べ方がどのようになっているのか，振り返ってみるとよいでしょう。毎日の忙しい生活の中で，そして食べ物と体重についての話題がさかんに取り上げられるこの社会において，意識した食べ方のガイドラインを見返すことは，みなさんが自分自身とのつながりを保ち，そして食べ物との関係が意図するものとなっているかどうかを振り返るうえで役に立つでしょう。

　この意識した食べ方について調べてみることで，現在のみなさんの食べ物との関係と，改善すべき点を明らかにすることができたでしょうか。もしもこの課題に圧倒されているとか，変化を起こすために何らかの助けが必要なら，セラピスト，栄養士，その他の専門家の人たちに相談してみましょう。どのようなことがみなさんを尻込みさせているのか，それを明らかにして乗り越えていく助けとなるかもしれません。この課題に一人で取り組んでいるのであれ，あるいは誰かと一緒に取り組んでいるのであれ，この意識した食べ方を実践することは可能です。何人かのクライエントさんたちの意見をここでご紹介します。

　　「もう何年もの間，私は食べ物と健康的な関係を持てていませんでした。意識した食べ方についての質問に正直に答えることは，私にとって，まさに目が覚めるような体験でした。新たなパターンを作り出し，毎日練習する必要があると認識することで，癒されるためには私自身で取り組まなければならないということが明確になったようです」

　　「この意識した食べ方の調査を行うことで，今までの私の食べ物との関係が本当にひどいものであったのだと改めて確認することができました。摂食障害になってから何年も経っていましたから，いくつかの事柄は私にとってはごく普通の決まりごとになっていました。これらの質問に正直に答えること，そしてそれをセラピストに見てもらうことで，私は癒しと回復に必要な指針が得られたと思っています。今では，この質問表は私のチェックリストのひとつに入っていて，意識した食べ方ができるよう学んでいる間，私が軌道から外れないようにしてくれています」

　　「この意識した食べ方についての質問に答える前は，私はまったく意識した食べ方などできていないだろうと思っていました。というのも，まだ食事プランに従って食事をしていましたし，残さず食べることが義務づけられていたからです。つまり，私の摂食障害の部

分が交渉する余地などどこにもなかったのです。この質問に答えることで，私は，自分が思っているよりもはるかに意識を向けることができているのだと認識しました。そしてそれは，私が回復の道をまだ十分に進んでいないことへの不満に対処するうえでも役に立ちました」

意識した食べ方を実践する

　意識した食べ方ができるようになるということは，空腹感や満腹感などの身体感覚とつながり，健康や栄養についての情報を考慮しながら，適切で，満足のいく選択ができること，そして，周りの人々や会話にもしっかりと意識を向けながら，そこに参加できるということを意味します。もしもみなさんの脳が摂食障害の部分に乗っ取られてしまっているなら，このようなことはできません。というのも，摂食障害に罹患していると，正常で健康的な身体のサインは，ストレスと不安を引き起こす感覚に変わってしまうからです。みなさんが他の人たちから見聞きする情報を信用したいと思う気持ちはとても強いものかもしれませんが，真実はと言えば，みなさんの身体というのはとても賢くて，きちんとケアをして，そのサインに耳を傾けることができれば，いつ，どのくらい，そして何を食べるべきかについての，最も正確で最良の情報を提供してくれるものなのです。ダイエットに励めば励むほど，ルールに従えば従うほど，カロリー計算をすればするほど，あるいは自分と他の人を比べれば比べるほど，みなさんは自分の身体とのつながりを見失い，身体のことを信用できなくなります。そして，みなさんの身体もまた，みなさんのことを信用できなくなるのです。ここで覚えておいていただきたいのは，身体は，みなさんが意識的に食べ物を制限していることをわかってはいないということです。そのため，身体は代謝や消化機能を落として，できるだけ多くのカロリーを維持しようとするのです。再度これらの機能を正常化するためには，食べること，それだけです。食べることで，みなさんの身体には十分な食べ物があるということが伝わり，そしてエネルギーを節約する必要はなくなるのです。

　身体を正常に戻し，空腹感や満腹感を適切に察知してそれに対応できるよう自分自身を再教育するためには，最初は食事プランが必要かもしれません。しかし，そうやって進んでいくことで，みなさんは再び身体からの声に耳を傾け，それに対応できるようになり，身体に対する信頼を取り戻すことができるでしょう。

◉ 課題：まる一日，意識した食べ方のガイドラインに従ってみよう

　意識した食べ方に挑戦してみようと思う日を決めて，それをみなさんの週間目標に書いてみてください。たった一日試すだけ，ということで，みなさんの恐れや抵抗が少しでも

軽減することを願っています。「一日一歩」というのは，何らかの行動を変えようとするときによく耳にする，そして役に立つ言い回しです。ノートにみなさんの経験について書いてみてください。

〈空腹感の尺度〉
　空腹感および満腹感と再度つながり，そこに意識を向けられるようになることは，意識した食べ方のとても重要な部分です。食べ物日記の中にこの空腹感の尺度を入れてあるのは，それが理由です。空腹感の尺度は10段階に分けられていて，非常に空腹である状態を1，非常に満腹である状態を10で表します。以下に，それぞれの数値について，簡単に説明しておきます。

空　腹				中　間				満　腹	
1	2	3	4	5	6	7	8	9	10

1. 極度に空腹。めまいがする，頭が痛い，エネルギーがない。
2. まだかなりお腹が空いている。イライラする。お腹がゴロゴロ鳴っている。食べ物のことばかり考えている。
3. 食事をしたいくらいの空腹感。お腹が空いたと感じる。食べ物のことを考えている。そして，何を食べたらよいかと考えている。（これが目標とする空腹感です）
4. ほんの少しお腹が空いている。おやつを食べておこう，あるいは，もうすぐ食事をしようかと考える。
5. 中間：お腹が空いているとも，お腹がいっぱいだとも思わない。
6. お腹がいっぱいになりつつある。でもまだ満足していない。まだ食べ足りない感じ。
7. 心身ともに満足していて，心地良い程度にお腹がいっぱい。（これが目標とする満腹感です）
8. 満腹感が強い。少し苦しい。時にはこんなこともあるもの。
9. 食べすぎて，本当にお腹がいっぱい。苦しい。（祝日にみんなでご馳走を食べたときのように。あるいは，意識しないで食べすぎてしまったときのように）
10. 極度に満腹。お腹が痛いくらい。本当に苦しい。（過食をした後のように）

　もしかしたら，みなさんはこの空腹感・満腹感の尺度に抵抗を感じているかもしれません。これを過度に意識しすぎたり，厳格になりすぎたり，あるいは，8と9の違いが本当にわか

らないと思ったりしているかもしれません。ここで重要なのは，この尺度で，みなさんの空腹感が 1 から 10 のどこにぴったりと当てはまるかを知ることが大切なわけではないということです。それよりも，みなさんの身体に注目し，自分をお腹が空きすぎた状態，あるいはお腹がいっぱいになりすぎた状態までもっていかないことが重要なのです。空腹感・満腹感の尺度とは，身体からのサインに再び気づけるようになるためのものなのです。

〈食べ物日記について〉

　少なくともある程度の期間，食べ物日記をつけてみることを私たちはお勧めしています。この日記をつけるのは，軌道から外れていないかどうかを自分自身で確認するためであり，また，周りの人たちやみなさんを援助してくれている人たちにもそれを把握してもらうためです。日記をつけることで，振り返ってみたときに，何が役に立って，何が役に立たなかったかが明らかになります。私たちがこうしてお勧めするのは，みなさんが少しでも目標に近づけるようにと思ってのことですが，もしもみなさんがひどく抵抗を感じるのであれば，秘訣 4 でお伝えしたスキルをここで使ってみてください。ありのままの気持ちがそこにあることを認め，それを受け入れ，そしてやり過ごすのです。もしも怖いと感じたとしても，ぜひ一日だけでも試してみてください。食べ物日記には，以下の内容を書いてください。

　食べ物日記

1．日付と時間
2．食べたものの内容
3．食べたものの量（一般的に，あるいは必要に応じて具体的に）
4．食べる前の空腹感の程度
5．食べた後の満腹感の程度
6．気持ちや考え
7．もっと食べたい，あるいは嘔吐したいという衝動があったか。実際にその行動をとったか。

　学んだこと：

_____

_____

_____

_____

食べ物日記の例

時　間	食べ物と量	空腹感／満腹感	気持ち	過食衝動・代償行為
午前 7：00	コーンフレーク，牛乳，バナナ半分	2 - 7	希望がある	なし・なし
午前 10：10	スコーン，ラテ	4 - 8	不安，太っている	あり・嘔吐
午後 1：15	ツナのサンドイッチ，りんご	3 - 7	幸せ，心配	なし・なし
午後 4：30	クラッカー数枚	4 - 4	お昼が足りなかった，お腹が空きすぎた	あり・なし
午後 8：45	タコス4つ，豆，サラダ，チップス	2 - 9	不安，罪の意識，満腹	あり・嘔吐
午後 10：20	カッテージチーズ 桃1個	5 - 7	悲しい，やる気がある	なし・なし

　私が学んだこと：スコーンやラテのような，恐れを感じるおやつを食べる心の準備がまだできていなかった。それを食べたことで，不安になって，まだお腹が空いていたけど，太ってしまったような気がした。それでどうしようもなくなって，嘔吐した。午後のおやつにクラッカーだけというのは少なすぎて，そのあとお腹が空きすぎるということがわかった。夕飯までの時間を空けすぎたから，結局は食べすぎてしまって，それでもう一度嘔吐した。午前中に嘔吐したとき，誰にも連絡できなかった。本当は，私自身を軌道に戻すために必要だったのに。

● 課題：みなさんの食べ物日記

　ここでご紹介した食べ物日記を参考に，みなさんなりの食べ物日記を作ってみてください。まずは，みなさんが食べたものや気持ちを書き留めておくために，一日か数日，あるいはそれより長く，試してみてください。ここで，みなさんの週間目標に，食べ物日記をつけること，と書き足しておくとよいかもしれません。そして，しばらくこの課題を続けてみてください。みなさんなりの傾向を見つけ出し，どこでつまずいているかがわかるでしょう。また，この食べ物日記を役立つものとするためには，何に焦点を当てればよいのかも明確になるでしょう。

秘訣5　やはり食べ物の問題なのです　*163*

◉ **課題：食べ方の傾向を知ろう**

　みなさんが書いた食べ物日記を数日分，あるいは1週間分眺めてみてください。どのような傾向が見えてくるでしょうか？　どのような気持ちが邪魔をしていて，どのようなものを食べるときに難しさを感じるでしょうか？　あるいは，うまくいったことは何でしょうか？　こうした洞察は，回復へと向かっていくうえで，何を，どのように，いつ，どこで食べることがみなさんにとって一番望ましいのかについて，重要な情報を提供してくれるでしょう。

　食べ物日記を見返すときには，以下のような質問を自分自身にしてみましょう。

• 一日のうち，どの時間帯が私にとっては一番つらいのか？
• サポートを得るために誰かに連絡しただろうか？
• 他の人と一緒に食べることが役に立っているだろうか？
• 次の食事をするまで，いつも長く待ちすぎているだろうか？
• 空腹の度合いが，どのくらいの量を食べるかに影響しているだろうか？
• お腹が空きすぎていると食べすぎてしまう傾向にあるだろうか？
• 食べすぎを「調整」するために食事を控えることがあるだろうか？
• ひどく空腹になるまで待ってしまうことがあるだろうか？
• 疲れていたり，怒っていたり，あるいは何かはっきりとした感情が引き金となって過食することがあるだろうか？
• どこで，どのように行き詰まってしまうのか，何か手がかりが見つけられるだろうか？

　みなさんが実際に食べ物日記から学んだことについて書いてみてください。

_____

_____

_____

_____

_____

◉ **食行動に関する目標を立てる**

　いったん自分自身のことがよくわかるようになると，特定の目標を定めることも容易になるでしょう。この秘訣5や他の秘訣においても，自分のための目標を立て，週間目標に書き

込み，それに沿って行動すること，そして進歩の度合いを振り返ってみることをお勧めしています。たとえみなさんが自分についてよく知っていて，何をすればよいのかがわかっているとしても，それでも特定の目標を定めるというのはとても難しいことです。特に，みなさんがそれに慣れていなかったり，恐れを抱えていたり，両価的な気持ちであったり，多少の抵抗があったりする場合はなおさらです。以下に挙げた一般的な目標が，手始めとしてみなさんの役に立つかもしれません。

〈食行動に関する目標の例〉
1. 普段は食べないような新しい食べ物を今週は一回，おやつに食べる。
2. 計量カップや計量スプーンを使わずに，食事やおやつの量を目分量で決める（みなさんがこれまでずっと計量機器に頼っていたのであれば，まずは一度のおやつか食事から始めてみましょう）。
3. 過食や嘔吐をしたくなったときはタイマーをセットする。そのタイマーが鳴るまでは過食も嘔吐もしない（そして，その時間を徐々に延ばしていく）。
4. 今まで過食をしていた，あるいは過食と嘔吐をしていたレストランで食事をしてみる。そして，そのまま食べ物を吐かずにいる。
5. 過食をする前に，なぜ過食をしたいのか，なぜ過食をしたくないのか，その理由をノートに書き出す。
6. 過食する前に3人の人に電話をする。そして，なぜ過食したいのか，あるいはしたくないのか，それぞれの人に話す。
7. 夕飯に，何らかの炭水化物（パン，コーン，ジャガイモなど）を加える。
8. 長いこと自分に禁止していたデザートを食べてみる。少なくとも半分は食べる。
9. 少なくとも今週2回は食料品を買いに行き，家に常に食べ物があるように，必要なときに食べやすいようにしておく。
10. 食事中，あるいは食後にどのようなサポートがみなさんに必要なのか，誰か友人と計画を立てておく。

● 課題：私の食べ物に関する目標
　すでにこの秘訣を半分以上読んで，（願わくは）すでにいくつかの課題も終わらせているとすれば，きっとみなさんは，何を変化させたいか，ある程度の考えが浮かんできているのではないでしょうか。少し時間をとって，みなさんにとって意味のある目標をいくつか考えてみましょう。進歩をきちんと確認できるように，目標は具体的で，明確なものに

してください。すべてに一度に挑戦する必要はありません。少しずつ，みなさんの週間目標用紙に書き込んでいきましょう。

1.	
2.	
3.	
4.	
5.	
6.	
7.	
8.	
9.	
10.	

◉ 食事プランについて

　食行動に変化を起こすためには，食事プランというものが役に立ちますし，時には必要でもあります。一日を通して何を食べたらいいのかを決めるだけでも，みなさんは圧倒されてしまうかもしれません。そんな時には，食事プランの枠組みが大変役に立ちます。みなさんはもしかすると，はっきりと明確に示してもらわないと，あるいは，書かれたものでないと，自分がちゃんと適切な量を食べるかどうか，信用できないかもしれません。食事プランがみなさんにとって有効かどうかが定かではないなら，次の課題にいくつかの指針を挙げていますので，参考にしてみてください。

◉ 課題：食事プランが必要かどうかを示すサイン

　以下のリストを読んでみてください。そして，当てはまるものがあれば，空欄にチェックを入れてください。

　食事プランが必要か否かを示すサイン：

_____栄養学的な知識について，また食事の適切な量についても，まったくわからなくなってしまっている。

_____自分がどれくらいの量を食べたらよいのか，まったくわからない。

_____空腹感，満腹感がまったくわからない。あるいは空腹感，満腹感のサインを信じら

　　　　れない。
＿＿＿＿自分が食べるべきものが何なのかを事前に知っておくと安心する。
＿＿＿＿体重を増やさなければならない。でも，食べる量を増やすことが怖い。
＿＿＿＿自分に必要なもの，食べたいと思うものを食べることがとても怖い。
＿＿＿＿不安や強迫性が，その瞬間に決断することを非常に難しくしている。
＿＿＿＿現在の食行動にがんじがらめになっていて，他のことに挑戦できない。
＿＿＿＿自分には何らかの枠組みがあったほうがよい（枠組みが成功を後押ししてくれて，抵抗したい気持ちを起こさせない場合）。
＿＿＿＿これまでに食事プランなしで自分なりに回復を目指したけれど，うまくいかなかった。

　チェックを入れた項目がひとつだとしても，それは食事プランの必要性を示しているかもしれません。もしも，いくつかの項目にチェックを入れたのであれば，それは，みなさんの食べ物との関係を軌道に戻すためには食事プランが必要だということです。

● **食事プランの作成**
　一人ひとり，必要となる栄養素，カロリーは異なるので，食事プランの作成は非常に個別的な作業になります。それゆえ私たちは，専門家の指導を受けることをお勧めしています。しかし，そのような指導が受けられないとか，心の準備ができていないのであれば，誰か，みなさんに喜んで手を貸してくれて，食事プランを守ることに一緒に責任を持ってくれそうな人を見つけられるとよいでしょう（誰かに，自分が取り組もうとしているプランについて話すだけでも，そのプランに従う可能性は高くなるでしょう）。この秘訣5で紹介した意識した食べ方のガイドラインを用いて食事プランを作り，それに従うことは，意識した食べ方ができるようになるための最初のステップとなるでしょう。最終的には，意識した食べ方はみなさんにとってごく自然なものとなり，食事プランも必要ではなくなるでしょう。

〈食事プランの例〉
朝　　食：卵2つ，トースト1枚，バター小さじ1，ジャム小さじ1，オレンジ1個
おやつ：プロテインバー
昼　　食：ターキーサンドイッチ，マヨネーズつき（ターキー約115g），野菜スティック1カップ，クッキー1枚
おやつ：チーズスティック3本，クラッカー15枚
夕　　食：チーズベジバーガー，サラダ，ドレッシング大さじ1，

アボカド 1/4 個
おやつ：低脂肪アイスクリーム 1 カップ

　以上の食事プランはひとつの例であり，みなさんに従ってくださいと言っているものではありません。具体的で正確なプランがどのようなものか，その例を示しているだけです。みなさんにとって，また，みなさんを支え，確実に食べたかどうかを確認してくれる誰かにとって，食事プランは，何を食べる必要があり，それを食べたかどうかを確認することを容易にしてくれます。最高の結果を期待するなら，プランは多少の挑戦を含みながらも，あくまでもみなさんがその通りにできるような，シンプルで，バランスの取れた，明確なものにしましょう。急いで多くのことを詰め込みすぎないようにしてください。ただ，あまりに簡単すぎると練習にはなりませんし，みなさんの行動が変わるということもないでしょう。一方，あまりにも難しすぎると，みなさんは欲求不満になって，あきらめてしまうかもしれません。覚えておいていただきたいのは，食事プランに頼ることが永遠の目標ではないということです。これはむしろ，プランなしで意識した食べ方ができるようになるための，ひとつのステップなのです。

　何人かの回復したクライエントさんたちから，最初は食事プランを用いて，そして最終的には意識した食べ方ができるようになった過程について，以下のようなコメントをいただいています。

　「治療を受けているときや，体重を増やさないといけないときには，私は食事プランに従って食事をする必要がありました。当時，私は自分の空腹感，満腹感というものがわからなくなっていて，たいてい何を食べても，不快なほどの満腹感を覚えていました。時には，空腹感と満腹感を同時に感じることもありました！　それはとても混乱する体験で，私にとっては明確な食事プランなしに，意識した食べ方のガイドラインにのみ従って食べることなど，想像もできませんでした。しかし，食事プランに従っていても，私は意識してそうすることができていましたし，その点では，私は意識した食べ方ができる人になりつつあったわけです。私は，自分の身体は完全に壊れていると思っていましたし，ある意味では実際にそうだったと言えるかもしれません。目標体重に達し，食事プランを数カ月間，規則正しく守れるようになってはじめて，私は食事プランなしで，意識した食べ方のガイドラインに沿った，より直感的な食べ方を実践できるようになったのです」

　「治療が終わって 1 年経っても，まだ私は体重が増えること，そして食べ物のことがと

ても怖くて，食品は限られたものだけしか食べていませんでした。体重が安定してくると，少しずつ枠を広げて，新しいものに挑戦してみようと思えるようになりました。しかし，まだ食事プランに縛られていたのです。私は食事プランに従いながらも，意識した食べ方ができるように努めました。そして時間が経つにつれ，私は自分の脳が変わってきていることに気づいたのです。私はあまり不安ではなくなり，強迫的でもなくなりました。そして，食べ物に，より抵抗なく対応できるようになっていたのです。回復がさらに進むと，私は新しい仕事を始め，友達もできてきました。すると，食事プランが，仕事の予定や友達とのつきあいには合わなくなってきたのです。徐々に食事プランに従うことは，安全というよりもむしろ重荷として感じられるようになりました。私はもっと広がりのある自由な生活を望むようになり，そして食事プランではなく，意識した食べ方を試してみようと思うようになったのです」

　「最初は怖くて，自分の空腹感というものが信じられませんでした。お腹が空いているときに食べ始めてしまったら，そのままずっと食べることをやめられないのではないかと思っていたのです。お腹がいっぱいになっても，身体はもう十分だと認識できないのではないかと思っていました。私の恐れは，ある部分では私が摂食障害になって，身体が拒食に反応したときのことに起因していました。私は常にお腹が空いていました。それでもそうと認めることができなかったのです。栄養士さんの指導を受けながら，私は少しずつ，空腹感，満腹感に意識を向けるようになり，その程度を観察しながら，意識した食べ方を食事プランに統合させていきました。そして，どのような食べ物を安全と思うかではなく，どのような食べ物が好きかに注目するようにしました。時には食事プランから離れて，友達と一緒にブランチへ出かけてみたりもしました。意識した食べ方の原則を用いつつ，最初に食事プランから離れてみて気づいたことは，たとえ友達と一緒にフライドポテトを食べたとしても，体重が急激に増えることも，太ることもないということでした。私は自分の空腹感，満腹感を少しずつ信用してみることにしました。もしも朝食をたくさん食べたら，お昼にはそれほどお腹が空かないのです。意識した食べ方をすることで，私はカロリー計算やカロリー同士の置き替え，あるいは，特定の何かを食べたら体重が増えるのではないかという心配を手放すことができました。身体からのサインに正直に対応し続けることで，お腹が空いた，あるいはお腹がいっぱいになったことを身体は教えてくれるのだと信頼できるようになったのです。今では，摂食障害から完全に回復して数年が経っていますが，それでもまだこのやり方を続けています。私にとっては，この意識した食べ方というものが，回復中から完全な回復へと向かうなかでの大きな転機となりました」

● 治療的な食事練習のセッション

　もしかしたら，みなさんは繰り返し目標を立て，それに挑戦しよう，あるいは行動を変化させようと計画するのに，どうしても自分だけではできずにいるかもしれません。あきらめる代わりに，誰かみなさんが信用できて，みなさんの目標と意図をわかっていて，支えてくれる人と一緒に，食事練習のセッションをしてみることを私たちはお勧めします。たいてい，これを行うのに最も適しているのは，みなさんが信頼している専門家の人たちです。もしもみなさんがセラピストや栄養士さんの定期的な診察を受けているのなら，誰かが食事練習のセッションを引き受けてくれるかもしれません。しかし，専門家たちの多くは，このような試みをしたことが一度もなく，それがどういうことなのか，どれだけ価値があるものなのか，なかなか理解してくれないかもしれません。また，実際に食事練習のセッションをすることに乗り気ではない専門家も大勢います。この秘訣5全体，あるいはこの部分を，みなさんを診てくれている専門家に見せて，そして食事練習を一緒にしてくれるかどうか聞いてみるとよいかもしれません。あるいは，食事練習をしてくれる栄養士さん，もしくはコーチ役になってくれる人を探してみるとよいでしょう。

　食事練習のセッションは，多くの点でとても効果的で，私たち自身，これをクライエントさんたちと試さない手はないと思っています。もしもあるクライエントさんが，毎週ピザを一切れ食べるという目標を立てているとして，それがどうしてもできないなら，一緒に食事練習のセッションを行うことで，すべてを変えることができるでしょう。クライエントさんが信頼していて，安全と感じるけれども，ある程度権威のある人と一緒に食事をする，あるいは何かを食べるというようなことは，困難な問題に取り組むときや，恐怖を感じる問題に対処するときには必要なことなのです。専門家にしろ，専門家でないにしろ，一緒に食事をしてくれる人というのは，みなさんがきちんと適切な量を食べるのを確認し，食後も一緒にいてくれて過食や嘔吐を防ぎ，そしてみなさんの中に湧き上がってくる感情について話し合うことができる存在です。食事を一緒にしてみることは，みなさんの食べ物に関する問題を把握し，恐れに挑戦するため，あるいは克服するため，そして最終的には，みなさんの食べ物との関係を変えられるようにするための手っ取り早い方法なのです。食事を誰かと一緒にすることで，通常の対話のみの治療では見えないことが浮かび上がってきます。食事練習のセッションとは，何か悪いところを「あばく」ものではなく，食べ物についての恐れや儀式，あるいは，食べ物を細かく刻むとか，夕飯にドレッシングなしのサラダだけを頼むとか，パスタを食べた後には必ず嘔吐するために席を立つとか，そのような行動が自然に表面化してくるときにサポートを提供するものです。ここでの目標は，みなさんを恥ずかしがらせることではなく，むしろそういった事柄を乗り越えられるよう手助けすることなのです。

私たちの振り返り：グウェン

　私が完全な回復へと至るまでにはいくつかの段階があり，それぞれ次の段階に進むときには，私を導いてくれた，あるいは「無理やり押し出してくれた」多くの貴重な瞬間がありました。そのひとつは，私が初めて食事練習のセッションをしたときのことです。私はそれまでにもいくつかの重篤な身体上の危機にさらされてはいたのですが，それでも医師にとって，何がその原因かを明らかにするのはなかなか困難でした。しかし私は，自分ではそれが摂食障害のなせる業だと理解していました。きっと私の助けにはならないだろうと思いながらも栄養士さんのところへ行ったのは，私としても十分恐れを抱いていたためでした。私は，栄養士さんはただ私に，もっとこれを食べろ，あれをしろと言うだけで，私が同意したとしても，結局はそうできずに終わるのだろうと思っていました。まさにそんなことが起こり，その栄養士さんは，一緒に食事練習のセッションをすることと，セラピストに会うことを勧めてくれました。食事練習のセッションとは，とても恐ろしい響きで，そんなことはやりたくもなく，しかもなんだか変な感じがしました。それでもどういうわけか，彼女は私を説得してしまったのです。

　レストランに行く途中，私は「こんなことしたって，何の役にも立たない」と思っていました。私一人でいるときのようになんて行動しないだろう，と思っていたからです。ごく普通に見えるものを頼んで，食べて，そして，こんなランチ，どうってことない，とごまかそうと思っていました。最初は，私のこの計画は順調に進んでいるかのように見えました。適当な会話をして，「普通」っぽい，私にも食べられそうなものをメニューの中から探し出そうとしている間，私は平静を装い，そしてこんなことにはまったく動じないというふうに振る舞っていたのです。私は徐々に不安が増していくのを感じましたが，それについて話す代わりに，「チキンサンドイッチにします」とだけ言い，メニューを閉じました。

　食事が運ばれてきて，私はすぐに圧倒されたような気持ちになりましたが，どうにかこれをやり過ごすのだと心に決めていました。あっという間に不安は頂点に達し，そしてそれを必死に隠そうとしたのですが，どうにもうまくいっていないようでした。私は話し始めましたが，ただ言葉を羅列しているだけでした。サンドイッチを両手でつかみ，手が震えていることを隠そうとしました。それからの５分間に起きたことは，今でもどう説明したらいいのかわからないほどですが，何年間も，そのことについて考えただけで，私は恥ずかしさでいっぱいになったものでした。私の心はあれこれといろいろなことに思いをめぐらし，心臓はドキドキと鳴り，口はとりとめのないことを話し，そして手は，文字通りサンドイッチを分解して，バラバラにしていたのです。こうしてこのことを書いている今となっても，私は胸が苦しくなって，そして心臓の鼓動が速くなるのを感じます。私は恐怖のどん底にいて，恥ず

かしく，混乱し，パニック発作を起こす寸前でした。この状態がどれくらい続いていたのか
わかりませんが，それでもある時点で，栄養士さんが私の方に手を伸ばし，そして私の手を
しっかりと握って，「ちょっと止まって」と言ったのです。彼女の声は落ち着いていて，威
厳に満ちており，私のパニックを制止するかのようでした。私は止まりました。すると，目
から大粒の涙がこぼれ落ち，その瞬間，私の中で何かがはじけたような気がしたのです。私
の生きていた幻想の世界が見事に破壊され，そして，私がいかに重症で，恐怖におびえ，自
制心を失ってしまっているかという現実が明らかになったのです。そのことを自分の目で確
認してしまったことで，私はなんとも耐えがたい気持ちになりました。たった一回のランチ
でさえ，大丈夫なふりをすることができず，私はおびえきっていたのです。

　この食事練習のセッションのあとには，すべてのことが変わりました。栄養士さんと，セ
ラピストさんとで，その後も何回か食事練習に行きました。そして私は，本格的に治療施設
へ行ってみることに，とうとう同意したのです。私を含めて，みんなにとって明らかだった
のは，私は自分で思っている以上に重篤で，病気にとらわれてしまっていて，さらなる助け
が必要だということでした。栄養士さんは摂食障害に詳しかったので，恐怖の瞬間にいる私
をなだめ，その状況から救ってくれました。そして，私が本当に必要とする治療を受けられ
るよう導いてくれたのです。その当時の困難な状態を思うと，私はこの栄養士さんには感謝
せずにはいられません。

● 食事練習のセッションの上級編

　食事練習のセッションの多くは，良い見本を示すことを目的としています。つまり，健康
的な食べ方を示し，クライエントさんたちにも同様のことができるよう手助けするのです。
一方，それとはまったく異なるレベルの上級編もあります。私たちはしばらくしてから，次
は現実の状況に対応できるような食事のセッションが必要だと認識しました。きっとみなさ
んも経験したことがあると思いますが，誰か一緒に食事をしている人が，無意識に食べ物や
ダイエットに関連することを言ったり，行ったりして，それがとてもつらく，摂食障害行動
の引き金となるような場合です。「食事練習のセッションの上級編」では，私たちはクライ
エントさんに，現実に起こり得る状況で，摂食障害行動を使わないでいられることに慣れて
もらうため，わざとそのような状況を用意するのです。例えば，もしもみなさんの友達，ルー
ムメート，あるいは職場の同僚が，ドレッシングなしのサラダだけを頼んでいて，そして新
しいダイエット法について話し始めたら，みなさんはどうするでしょうか？

　食事練習のセッションの上級編（そしてその他の，ジムへ行くとか，洋服を買いに行く，
などの上級編のセッション）は，みなさんが何かに，あるいは誰かに刺激されたときでさえ，

そこで生じる気持ちにどのように耐えられるか，そして回復にとって必要なことを行う強さをどう形成していくかを学習するのにとても役立ちます。実際，このような状況は必ず起こるでしょう。

これらのセッションを計画していくには，クライエントさんと治療者との共同作業が必要になります。そして，クライエントさんにやる気があり，心の準備ができたときにはじめて，このような試みが可能となるのです。クライエントさんたちは事前に，私たちが何か，彼らを刺激するようなことをするだろうと知ってはいるのですが，それが何なのか，詳しいことまでは知らされていません。つまり，クライエントさんたちはそれに対してまったく心の準備ができていないわけです。実際には起きていないけれども起こり得る状況にどのように耐えるか，どのように対応するかを練習することで，安全でありながらも挑戦的な状況を経て，実際の生活でもそうした状況に対処できるようになるのです。同時に，これはかなり楽しいものでもあり，食べ物に関しての少しのユーモアがこうした場面では助けになります。クライエントさんたちは，私たちがカロリー控えめのメニューを頼んだり，何らかの刺激となることを言ったりすると，おかしさをこらえきれずに吹き出してしまうのです。

もしもみなさんが，セラピストや栄養士の診察を受けているのであれば，みなさんとこのような練習をしてくれるかどうか聞いてみましょう。あるいは，応援してくれている友人や家族とでも，このようなことを試してみることができます。しかし，誰を選ぶかは慎重に決める必要があるでしょう。みなさんは相手の人に，その人の役割がどのようなものなのかを説明します。するとその人は，みなさんにわざと嫌な思いをさせたりして，みなさんに挑戦してくることになります。あるいは，いくつかの例を教えてあげて，詳細についてはお任せにしてもよいでしょう。

ここで，この上級編のセッションで私たちが実際に行った例をいくつかご紹介します。

1. お昼を食べに行って，クライエントさんが何をどのくらい食べているのか，実際にコメントする。
2. レストランでクライエントさんに最初に注文してもらい，自分はほんのわずかしか頼まない。
3. 一緒にレストランに行って，自分はまったく炭水化物を頼まず，いかに炭水化物がよくないかについて語る。
4. クライエントさんはかなり挑戦的なものを頼んで食べる。一方，自分はすべてのメニューのカロリーをクライエントさんに尋ね，挙句の果てに，注文したものをほとんど食べない。

秘訣5　やはり食べ物の問題なのです　*173*

5.　一緒に食料品の買い出しに行く。クライエントさんが買うものを決めるたびに，それよりももっと低カロリーのものがあるよと言う。

　もしもみなさんにこのような練習をする心の準備ができていないとしても，それはそれでいいのです。事実，それゆえに私たちはこれを「上級編」と呼んでいるのです。みなさんの心の準備ができていることが大切ですが，もしもやってみたい気持ちになったら，これらの体験は非常に価値あるものとなるでしょう。

◉ 課題：摂食障害行動をしたくなるような食事に挑戦する

　摂食障害行動をしたくなるような食事への挑戦につきあってくれそうな人を見つけましょう。その人に，みなさんと一緒に食事に行ってくれるように頼み，そして何か，みなさんの刺激になるようなことをしてもらいましょう。ただ，その内容については，そのときまでみなさんには伏せておいてもらいましょう。

　実際のみなさんの生活で起こり得る状況をその相手の人に考えてもらいましょう。例えば，お皿の上で食べ物をよける，食事中，何度も席を立つ，他の人がピザを頼んでいるときに，シンプルなソースなしの魚料理を頼む，といったことです。イメージが湧いたでしょうか？

　みなさんにとって，どのようなことが難しいのか，どのようなことが摂食障害行動をしたくなるきっかけとなるのかについて，リストを作ってみましょう。

1.
2.
3.
4.
5.

　みなさんのこれまでの経験で，摂食障害行動をしたくなった食事場面というのはどのようなものだったでしょうか？　実際に何が起きたのか，みなさんはどのように対処したのか，そしてそこから何を学んだのかについて，書いてみましょう。

私たちの振り返り：グウェン

　先週私は，私のクライエントであるミミさんと，この「摂食障害行動をしたくなるような食事への挑戦」を行いました。治療開始当初，彼女はレストランで食事をすることも，人前で食べることも恐れていました。今ではレストランでも食事ができるようになり，順調に回復への道を歩んでいるのですが，友達と一緒に食事をすると，どうも必要量より少なく食べてしまい，そしていくらかは摂食障害思考に押し戻されそうになるのでした。このセッションでミミさんが挑戦したのは，本当に好きなもの，でも怖すぎていつも頼めないもの（パニーニ）を注文してみることでした。そして彼女は，「上級編」として，私が何らかの挑戦を付け加えることにも同意してくれました。

　彼女が自分の分を注文したあと，私の番になりました。私はクルトンなしの小さなサラダを，無脂肪ドレッシングを別の器に入れて，と注文しました。彼女は，私が何らかの刺激を与えるということを知っていましたが，私が具体的に何をして，何を言うかまでは知らされていませんでした。もちろん彼女には，私がわざと彼女を刺激するためにそのようなことをしているとわかっていたのですが，それでも彼女にとってこの状況は耐えがたく，居心地が悪そうでした。けれども食事ができないほどではなく，彼女は無事に注文したものを食べることができました。それだけのことですが，彼女には十分な挑戦に感じられました。そしてこれは，彼女の健康な部分から反論する練習となったのです。私たちはその場で彼女の考えや気持ちを振り返り，そして同様の状況に境遇したときに，彼女自身が使うことのできる健康な部分からの声かけを一緒に考えました。以下が彼女が思いついたものです。

1. もうそっちの道には行ったことがある。それがどこに行き着くか，私は知っているし，それはもうたくさん。
2. 私が食べるものを，他人にコントロールされたくはない。
3. もしも彼女と同じものを食べたら，1時間後にはお腹が減ってしまうだろう。でもその時にはもう食べ物はないだろう。
4. 他の人がどのくらいお腹が空いているかなんて，私にはわからない。その人が今日これまで何を食べていて，これから何を食べるかということも。
5. 他の人にはその人なりの道がある。私は私の道を歩けばいい。

6. 他の人が何を食べていようと，私には関係ない。私は私のお皿に注目すればいいだけ。

ミミさんより

　「あの外食で，グウェンが何らかの方法で私を刺激するだろうということはわかっていましたが，それでもあれは，とても混乱させられる出来事でした。私はひどく動揺してしまったのです。私の摂食障害の声は，私に向かって叫び続けていました。私は苛立ち，不安になりました。実際に私が注文したものが来たときも，本当に食べられるのかどうかわかりませんでした。けれども，そのことについて話したことがとても効果的でした。そうすることで私は，自分の頭から離れることができたのです。これが治療の一部だとわかっていたことで，ずいぶんと気が楽になりました。私のための練習だということです。そういえば，私の母はいつもハーフサラダを頼む人で，私はと言えば，ぎょっとして，母に対して怒りを感じるのです。私は何も食べたくなくなって，母との口論が始まり，事態は最悪になっていくのです。この練習をグウェンとしたことで，その時の私の気持ちをすべて追体験することができました。そして，それでも自分にとって必要なことができるのだと実感できました。

　こんなことができたのは，本当にこの時が初めてでした。そして，次回同じようなことが他の人と一緒のときに起きても，私は同じように対処できるだろうと希望を持つことができました。私は，どれほど自分が進歩したのかを他の人たちや自分自身に証明できることに，わくわくしているほどです。こんなこと，二度とやりたくないと言ったのは覚えていますが，気が変わりました。そろそろ次の上級編の食事練習セッションをしてみようかと考えています」

——MS

● ソウルフード（魂の食べ物）

　すでにお伝えしたように，このワークブックのすべての秘訣が，みなさんの食べ物との関係性を変化させるのに役立つでしょう。秘訣8では，なぜ，どのように魂というものを考慮に入れるのかについて理解していただくつもりです。食べ物の栄養素が必要なだけなら，毎日，宇宙飛行士のような食事をするなり，経管栄養を摂るだけでもかまわないでしょう。けれども，食べ物を準備して，それを実際に食べるというプロセスが，まさに自分自身や他の人々，そして私たちの住む世界とつながり合える無限の可能性を提供してくれます。それはまた，喜び，絆，創造性，驚きの奇跡，そして魂の豊かさの源でもあるのです。

喜び：私たちには，空腹感と食欲というものがあります。もしもみなさんが普通の人で，何日間も食べ物なしでいたとしたら，みなさんは空腹に駆られて，何でも手あたり次第に口に入れるでしょう。「えーっと，私は何を食べたいんだっけ？」などと自問する余裕もないでしょう。みなさんは生物学的な欲求によって食べられるものを探し出し，そして生き延びることができるのです。しかし，食欲というのは欲求です。食べ物は私たちの感覚——匂い，味，食感——に限りない喜びを与えてくれます。私たちはただみなさんに，肉体的な空腹感を満足させてもらいたいわけではありません。むしろ，みなさんが自分の食欲や欲望を正しく認識して，それを十分に満たせるようお手伝いしたいのです。みなさんの食べ物との関係性が癒されたとき，このような感覚がみなさんにも十分に戻ってくるでしょう。

創造性：食べ物とは，錬金術のようなものです。みなさんはこれまで，すばらしいシェフが調理するところを見たことがあるでしょうか？　実は誰でも，料理をする人というのは錬金術師なのです。偉大なシェフが料理をする姿というのはスリル満点で，それゆえに料理番組というのはとても人気があるのです。スフレや特別なソースを作ってみたり，あるいは完璧なパイを焼いてみたりしてください。材料を集め，混ぜ合わせ，見た目も味も抜群の料理を作り出すには，たくさんの創造力が必要です。いつレシピに忠実に従ったほうがいいのか，あるいは，いつ何かを少し足したり減らしたりして調節したほうがいいのかを見極めるというのは，すばらしく創造的なことなのです。

私たちの振り返り：キャロリン

　私も，私の母も，料理が得意とは言えませんでした。この分野における創造性を，私は学んでこなかったのです。しかし，グウェンはと言えば，私が「ここには食べるものが何もない」と文句を言ったあとで，キッチンへ行って，いろいろな残り物ですばらしい食事を作ってくれるのです。そんな私も，最近家族でイタリアに行ったとき，ラビオリとティラミスを作る料理教室に参加してみました。私自身の熱中ぶりに，自分でもびっくりしたほどです。出来上がるまでには何時間もかかったのですが，それでも信じられないくらい勉強になり，楽しく，創造的で，家族と一緒に参加したことで，さらに愉快な体験となりました。料理は私の得意分野ではないので，テーブルを飾りつけたり，素敵なお皿や銀食器を使ったり，ろうそくを置いてみたり，また音楽をかけたりして，食事をする環境については創造性を働かせるようにしています。みなさんにも，何か特別な料理を作ること，あるいは特別な環境を整えることを試してみて，自分がどのように感じるか，観察してみることをお勧めします。

驚きの奇跡：食べたものがみなさん自身になるというのは，なんとも不思議なことです。種をまき，水と太陽の光を十分にあびて育ったトマトやりんごを食べると，それが自分自身になるというのは，なかなか受け入れがたい事実です。みなさんも何かを植えてみて，その世話をし，大きくなる様子を観察してみてはいかがでしょうか。そして，それを食べることを楽しんで，それがみなさんの一部になるということを実感していただきたいと思います。食べ物が与えてくれる栄養素なしでは，私たちの身体は不調に陥り，本当にひどい状態になってしまいます。疲れ果て，関節内で出血し，それがひどい痛みを起こし，皮膚にはあざができ，歯茎からは出血し，そして，歯が抜け落ち，黄疸が出てくるところまで進むのです。これらすべての症状は，たったひとつの栄養素が不足しただけで起こります。ビタミンＣです。ビタミンＣ不足，すなわち壊血病が，このようなすべての症状を引き起こすのです。いくらか時間を見つけて，栄養素とは何か，それが身体にどのように作用するのかを調べてみると，みなさん自身もこの不思議な驚異を実感することでしょう。

絆：「夕飯を食べに行こう！」「お昼を一緒に食べない？」「何か食べるものを買いに行く？」「夕飯を食べに，うちへ来ない？」「バーベキューに行くの？」などなど，食べ物と人間関係とのつながりを示唆する言葉は，毎日，毎分，何百回と使われています。言うまでもないことですが，もしもみなさんが誰かと食事をする場面を避けているなら，みなさんの人間関係は劇的に変化してしまっているでしょう。食べ物と社交というのは，人間関係の中心にある，本質的な部分なのです。

魂の豊かさ：この章でお伝えしていることのいくつかでも試してみることで，みなさんの生活の中に，食べ物との本質的な関係性を呼び覚ますことができるでしょう。もしもみなさんが，ただ食べ物を消費するのではなく，食べ物を育て，作り出し，楽しみながら食べるとするなら，あるいは，食卓にろうそくやお花を飾ったり，音楽をかけたり，夕陽を見ながら外で食事をしてみたりするなら，みなさんと食べ物との関係性に命を吹き込むことができるでしょう。

ここで私たちが目指しているのは，食べ物を生存のための単なる一手段と見なすのではなく，今まで説明してきたような，あらゆる体験の仲介者としてとらえることです。食べ物とこのような関係を築くことは，現時点ではほど遠く，達成不可能だと思われるかもしれません。ここで，食べ物との関係が本当に最悪だった二人のクライエントさんが書いた，食事への感謝の祈りをご紹介したいと思います。

食事への感謝の祈り

食べ物さん

私の心の灯となってくれてどうもありがとう

私が私でいられるように，生きる糧となってくれてありがとう

そしてすばらしい味を

すばらしい香りを体験させてくれてありがとう

あなたは私の魂をどれだけ豊かにしてくれることか

食べ物さん……私はあなたのことを意識してみます

私の生命を維持してくれていることに感謝します

私はこの人生をとても気に入っています

あなたの持つエネルギーを

私の中に移してくれてどうもありがとう

——EV

私は食事をするとき

食べ物が私を生かしてくれていることに感謝します

食べ物が出来上がるまでの過程を敬い

私の身体の中で行ってくれている冒険に感謝します

食べ物は私のためにその命を犠牲にし

私に喜びをもたらしてくれます

そのおかげで私は私の人生を生きることができます

私は食べ物が生み出す奇跡に目を向けてみます

食べ物が私に与えてくれるものにもう抵抗したりしません

心の中で，あなたの存在を認識できるようになったのです

そして私たちはひとつになるのです

——GB

● 自然な体重を受け入れる

これまでにもお伝えしているように，自分の自然な体重や体型に対処する際には，それをありのままに受け入れるか，受け入れないか，ふたつにひとつしかありません。「ありのまま」の現実に抵抗すれば，永遠に苦しむことになり，自分にとっての最善の選択をする妨げとなります。私たちは誰もが，あらかじめ遺伝的に決められた体重や体型をもって生まれてきて

います。みなさんはそんな自分の身体を好きになれず，どうにかして変えたいと思っているかもしれません。しかし，みなさんの健康や幸福感を犠牲にしながら，永遠の努力をする以外，できることはほとんどないのです。

〈もしも自然な体重よりも多いとしたら〉

「こんな体重は受け入れられない」とみなさんは考えているかもしれません。今からお伝えすることは，みなさんにとっては受け入れがたいことかもしれませんが，自分の体型を受け入れないというのは，重力を受け入れないのと同じようなものです。たとえみなさんの体重が多めだとしても，それが現時点での事実です。自分の身体を受け入れないということは，みなさんが思っているような動機づけにはならず，むしろ自分自身に対するとらえ方や，最適な決断をするみなさんの能力を直接脅かすものになってしまうのです。

自分の身体を受け入れるということは，今みなさんがいる状況をすべて受け入れるということではありません。食べ方を変えることによって，置かれた状況を変えることはできるのです。例えば，もしも過食によって体重が増加しているのなら，過食をやめることができれば，自分に適した体重に戻ることができるのです。今のありのままの身体を受け入れないこと，あるいはそれに「抵抗すること」は，何の役にも立ちません。むしろ，そうすることでさらに苦しむことになり，自分を非難し，そして今の状況から抜け出せなくなってしまうのです。

〈もしも自然な体重よりも少ないとしたら〉

「わかった，私の今の体重を受け入れたほうがいいのよね。だったら，このままの体重を維持させてちょうだい」とみなさんは考えるかもしれません。今現在の身体を受け入れるということは，現実を受け入れるということであって，今は痩せすぎなのであれば，それを認めるということです。受け入れるということは，例えば，大きめの服を着て，痩せすぎを隠すことによって，自分の身体についての真実に抵抗するという意味ではありません。最終的にみなさんは，自分が変わるかどうかを決断することになるでしょうが，今，自分のいる状況を受け入れるということが大切なのです。

受け入れるということは，受け入れたくないと抵抗する気持ちから心を解放し，前進するための道のりを整え，食習慣に必要な変化を起こし，健康的で自然な体重に落ち着き，回復にたどり着くということです。ここで目標とするのは，決して体重の数値ではありません。体重は，その過程では邪魔になるだけです。ここでの目標は，健康になるために必要なもの

を食べられるようになり，好きなものを食べてもいいのだと自分を解放することであり，そして，他の人たちと一緒に食事ができるようになるということです。これらのことができるようになると，みなさんは，平和で満ち足りた，幸せな気持ちを体験することができるでしょう。体重に焦点を当てても，そんな状態にはたどり着けないのです。

　もしも今，みなさんのありのままの身体を受け入れるとしたら，どのようなことになるでしょう？　覚えておいていただきたいのですが，ありのままを受け入れるということは，それを好きでなければならないということではありません。また，将来それを変化させるかどうかにも関係がありません。しかし，もしもみなさん自身が変わりたいのであれば，現在の状態を受け入れることで，食べ物との関係において癒す必要がある部分に注意を向けることができるでしょう。みなさんは，自然な体重でいるということがどのような感じなのか，忘れてしまっているかもしれません。あるいは，自然な体重というのがどのくらいなのか，わからなくなっているかもしれません。自然な体重に落ち着いているのかどうかを見極めるための，いくつかの身体的，社会的，精神的な指標があります。自分がどの位置にいるのかを見極めるために，以下の課題を行ってみてください。

● 課題：健康的な体重であることの身体的な指標
　今のみなさんの身体的状況を示している項目にチェックを入れてみてください。

_____ 摂食障害行動（例えば，拒食，過食，嘔吐，強迫的な運動）をせずに，体重が安定している

_____ 定期的に生理，排卵が起きている。ホルモン値も正常（年齢相応）

_____ 血圧，心拍数，体温が正常値

_____ 電解質，赤血球，白血球の数値，肝機能，甲状腺機能が正常

_____ 年齢相応の骨密度

_____ 体力が普通にある（一日中疲れているとか，震え，イライラがない）

_____ 正常な（あるいは，ある程度の）性的欲求

_____ 集中して取り組むことができる（読書，映画鑑賞，仕事，学業など）

_____ 身体からの空腹感，満腹感のサインを認識し，適切に対応できる

　みなさんがチェックしなかった項目を見てください。それは，何らかの不健康な食習慣や，体重を調整しようとすることに対する，身体からの反応かもしれません。血液検査や骨密度など，正常かどうかわからない項目があるとすれば，ぜひ検査を受けてみてくださ

い。もちろん，疲れやすい，血圧が低いなどの問題には異なる原因があるかもしれませんが，それらは摂食障害の影響や結果であることも多いのです。

◉ **課題：健康的な体重であることの精神的，社会的な指標**
　今のみなさんの状況を示している項目にチェックを入れてみてください。

_____太ることを恐れて，ある特定の食べ物を避けたりしない

_____信頼のおける人間関係に基づいた，社会的な交際ができている（オンラインだけの
　　　　つながりではない）

_____強迫的思考，食べ物への強い欲求，過食衝動などがない（あるいはほとんどない）

_____自分ひとりで食べるときも，他の人と食べるときも，自由に何を食べるかを決める
　　　　ことができる

_____食べ物を隠したり，食べ物に関して嘘をついたりしない

_____レストラン，友達の家，パーティー，休暇中の食事などでもまったく問題がない

_____食べ物についての何らかのルールやこだわりに従って食べる必要がない

_____不安定な気分変動がない

_____他の人たちと食べているときには，その人たちとの交流に集中することができる

_____身体からの空腹感，満腹感のサインを感じ取り，適切に対応できる

　健康的な体重であることを示すこれらの指標を見て，戸惑う人もいるかもしれません。私たちがこれまでに経験してきたことから言えば，これらの項目に「はい」と答えられる人というのは，正常に食べていて，それゆえに体重も健康的なところにあるだろうと考えることができます。チェックしなかった項目が数多くあるとすれば，それは普通に食べることができていないということであり，おそらく体重も健康的な範囲にはない可能性が高いでしょう。チェックしなかった項目を振り返って，ひとつかふたつの目標をみなさんの週間目標に加えてみましょう。そうすることで，すべての項目にチェックできるようになっていくでしょう。

目標：

_____

_____

_____

目標：

_____

_____

_____

● 体重計を破棄する

　体重を量っても，何の役にも立ちません。『摂食障害から回復するための８つの秘訣』の秘訣５では，私たちがなぜ体重計を破棄すべきだと思うのか，その理由を詳しく説明しています。もしもみなさんが低体重で，体重増加を恐れ，体重を量らなければ気が済まない状態になっているのであれば，なおさら，体重を量ることはみなさんの努力と回復の妨げとなるでしょう。たとえ体重を増やさなくてはならないと思っているとしても，少し体重が増えたことがわかっただけで，みなさんはたじろぎ，恐怖におびえ，そして苦しむことになるのです。体重が増えるのが早すぎる，あるいは多く増えすぎていると思って怖くなり，何らかの反応を示すでしょう。このようなことの繰り返しで，みなさんは同じ数キロを永遠に増やしたり減らしたりし続けるのです。

　もしもみなさんが自然な体重よりも太っているから体重を減らしたいということで，体重を量ることをやめられないのであれば，まずは目標としての減量をあきらめなければなりません。これは，体重が健康的なものではない場合に，永遠にその体重のままでいなければならないということではありません。ただ，みなさんの体重がどれだけであれ，減量と回復を同時に目指すことはできないのです。回復と減量は，お互いに干渉し合う目標です。例えば，もしもみなさんが過食症や，非嘔吐過食であるものの，体重を減らしたくて１週間過食をしていないのであれば，それはすばらしいことです。けれども，もしもそこで体重を量って，体重が減っていなければ，きっとみなさんはがっかりして，それまでの苦労は水の泡だったと思い，あきらめたくなってしまうでしょう。私たちは繰り返し，減量したいという気持ちが回復の妨げになっている状況を見てきました。しかし，覚えておいていただきたいのですが，今のみなさんの身体をそのまま受け入れるということは，変化を起こすために健康的なことができないということではないのです。

　体重はまったく関係がないとか，大切ではないと言っているわけではありません。「体重なんて誰も気にしません。ただそれで満足してください」と言っているわけでもないのです。また，誰もが体重を量るべきではないとか，体重にどのような変化が起きているのかを記録する必要はないと言っているわけでもありません。むしろ，もしもみなさんが拒食症に苦しんでいるなら，医師や栄養士にきちんと体重を計測してもらい，急激に体重が増加していな

いことを繰り返し伝えてもらう必要があるでしょう。どんな種類の摂食障害であれ，どんな理由で体重測定が役に立つと思っているのであれ，私たちがここでお伝えしたいのは，体重計を取り除くこと，そして自分では体重を量らないことが大切だということで，これに関しては，ぜひ私たちの言うことを信用してください。

● 「自分では体重を量らない」

上記の見出しを何度も読み返してください。ご自宅のあらゆる場所に，そう書いたメモを貼ってみてください。もしかすると，そんなことは不可能だと思えたり，あるいは，体重を規則的に量り，自分の体重を知るのは良いことだとする認知行動療法や家族療法などの考え方とは相反すると思われるかもしれません。50数年にわたる私たちの経験から言えることは，体重を自分で量ることは，回復へとつながるものではないということです。クライエントさんたちを体重計から引き離してあげることが，私たちのプログラムによって多くの人たちが完全に回復できている大きな要因だと私たちは考えています。

『摂食障害から回復するための8つの秘訣』では，なぜ体重を量ること，知ることが回復へと向かう過程での妨げとなるのかについて，多くの情報を用いて説明しています。また，実際にモンテ・ニードで治療を受けたグウェンとの会話の内容も掲載しています。多くの読者の方から，これらの情報が体重計を手放すうえでとても役に立ったとの感想をいただいています。もしもまだ読んでいないのでしたら，ぜひみなさんも読んでみてください。……どういたしまして。きっと後から私たちに感謝したくなるはずです。

体重測定を絶対にやめられないと思っていたクライエントさんたちの言葉

「それまで何年も，摂食障害から回復しようと試みていました。でもその間，毎日あるいは一日に数回，自分で体重を量っていました。キャロリンが体重を量らないように，そしてそれがいかに回復の妨げとなるかについて説明してくれたときには，まったく信じられない気持ちでした。私が体重測定を完全にあきらめられるようになったのは，キャロリンと一緒に取り組み始めてから1年が過ぎた頃でした。その後まもなく，私は本当の意味で回復への道のりを歩み始めることができたのです。今となっては，体重計が必要以上に長い間，私を苦しめていたのだとわかるようになりました。どこに行っても，体重計を見るたびに，いかに自分が体重計によって支配され，泥沼状態に陥っていたのかを実感し，身震いがするほどです。少なくとも，今の私は自由です」

——CR

「セラピストが体重を量るのをやめるようにと言ったとき，私はパニック状態になりました。恐怖におののき，そんなことをしたら不安は頂点に達するだろうと思いました。体重を量ることなしに，どうやって，どのように感じるべきか，何を食べるべきかがわかるのだろう，と思いました。最初の3日間はとても大変でした。体重を量ることばかり考えていました。しかしそのあとは，大きな安堵を感じたのです。回復の過程では，継続的に，この体重で大丈夫なのだと念を押してもらう必要がありましたが，治療者の方たちを信頼していたので，それだけで十分でした。もう決して体重を量る日々に戻るつもりはありません」

——AB

「ただ自分は大丈夫なんだと確認するために，一日に何度も体重を量っていたことがありました。私は体重計を，今日は良い日，悪い日，あるいはましな日と判断する基準として使っていたのです。体重計を目にすると，乗らずにはいられなかったのですが，それはいつもひどい結果に終わりました。というのも，私は決して体重計が示す数値に満足できず，結局は摂食障害行動で反応してしまっていたからです。私はどうしても体重を量ることをやめられなかったので，セラピストのところへ体重計を持っていかざるを得ませんでした。もしもみなさんが，この習慣を打ち破ることができそうかと私に尋ねていたら，私は『いいえ』と答えていたでしょう。けれども，どうにか私もこの習慣を打破することができ，それが私にとっての転機となりました。今では完全に回復し，体重計も使わなくなりました」

——RL

秘訣5の終わりに

今までとは異なる方法で食べることを学び，食べ物との新しい関係を作り上げていくことは，苦しく，困難なことでしょう。しかし時間とともに，それは自然にできるようになります。そしてそれは，とても価値のあることなのです。食べ物との良い関係を築くことは，人生をより長く，より楽しく過ごすことにつながります。身体は，健康で幸せであるために，まさに燃料（食べ物）を必要としています。この秘訣でお伝えしてきたように，食べ物とは人生であり，錬金術であり，喜びです。食べるということは，人々と交流する際の，最も自然で，最も楽しい手段のひとつなのです。摂食障害の部分に抵抗し，古い習慣を打ち破り，食べ物日記をつけ，食事プランを作り，そして意識した食べ方について学ぶということは，とても重要で，困難な挑戦です。しかし同時に，回復へと向かうなかでひとつずつ踏んでいけるス

テップなのです。もしもこの秘訣の課題のどれにも取り組んでいないとしたら，ぜひもう一度考えてみてください。そして，たとえ本当に小さなことだとしても，どこかから始めてみてください。

　どうか，やる気をなくさないでください。変化を起こすことはあまりにも難しいと思っているなら，次の秘訣が何らかの助けになるかもしれません。秘訣6は，行動変容を起こすために必要な手段をみなさんに示せるよう構成してあります。そして，明らかな摂食障害行動だけでなく，存在することすらみなさんにはわかっていない他の問題について認識し，それを変化させるためのお手伝いをしたいと思います。

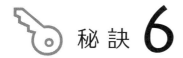

秘訣 6
行動を変える

「よくわからない苦痛よりも，なじみのある苦痛を選ぶ人もいる」
「知らない悪魔よりも，知っている悪魔のほうが好まれる」

　よくなるためには，何らかの変化を起こす必要がある．これは間違いのないことです．何かを手放し，新しいことに挑戦し，危険を冒し，不快に感じ，よくなったと実感できる前には気分が悪くなるという事実を受け入れ，そして，状況は変わり得ると信じる必要があるのです．

　とても多くのことを変える必要があるため，時には圧倒されたような気持ちになるでしょう．というのも，みなさんは自分の人生との向き合い方を変えようとしているのであり，ただ食べ物だけの問題ではないからです．秘訣4で学んだことを実践してみることで，大げさな反応をしなくて済むようになるかもしれません．耐えがたいような考えや気持ちが浮かんできたとき，それをそのまま感じることを自分に許し，それに抵抗し，そして，ただそれが通過していくのを待てばよいのです．

　秘訣6は，行動変容の困難な過程をお手伝いするためのものです．まずは，ここで取り上げる行動とはどのようなものなのかを明確にすることが重要でしょう．回復するためには，拒食，過食，嘔吐といった，明らかな摂食障害行動に変化をもたらす必要がありますが，他にも，あまり摂食障害行動とは見なされないような，それでもそれをやめないかぎり回復は困難だというような行動も数多くあります．体重測定，カロリー計算，過度な運動などがその例です．これらの行動は，何百万という人々が日常的に行っているもので，それが重大な問題を引き起こすということはないのですが，摂食障害を患っている人たちにとっては大変

危険で，長期的な回復の妨げにもなりかねないものです。この秘訣6の課題では，明らかな摂食障害行動と，その他の，明らかな関係があるようには見えないけれども，回復の妨げとなり得る行動の両方を取り上げます。

ヒント：週間目標用紙を用いて，その週はどんな行動に焦点を当てるのかを明確にし，その進歩をたどることは，大変助けになるでしょう。そうすることで，目標行動はさらに具体的で，より対処しやすいものとなり，自分の行動に責任を取ることにも役立つでしょう。

● 課題：行動を変えることがなぜこんなにも難しいのでしょうか

みなさんの中のどこかの部分が何かを変えたいと思っているからこそ，みなさんはこの本を読んでいるはずです。変化を起こすことはとても困難で，障害も立ちはだかるということは周知の事実です。しかし，みなさんにとって，変化を起こすことがなぜそんなに難しかったのか，あるいは難しいのかを明らかにするためには，自分自身で振り返ってみることが最善でしょう。少し時間をとって，考えてみてください。そして，摂食障害行動を変化させることが，なぜみなさんにとってそこまで難しく感じられるのか，その理由を書いてみてください。

_____

_____

_____

_____

_____

_____

● なぜ変える必要があるのか

変化を起こすことが容易なことだとすれば，みなさんはもうとっくにそうしているでしょう。上の課題でみなさんが書いたすべての，あるいはいくつかの理由が，みなさんが実際に行動を変化させることをとても困難にしているのです。みなさんがなぜ変わりたいと思っているのか，その理由を明らかにすることはとても大切ですが，それだけでは行動を変化させるには十分ではありません。きっとみなさんはもうすでに，自分の行動が自分の身体にとって，あるいは精神にとって健康的なものではなく，危険なものだと理解していることでしょう。例えば，拒食を続けていると代謝機能が低下し，体重への対処がさらに困難になると聞いたことがあるかもしれません。また，下剤の乱用によって腸機能が永久に障害され，人工

肛門の装着が必要になる場合があるとも聞いたことがあるかもしれません。あるいは，長期的に嘔吐を繰り返すことの影響についても聞いたことがあるでしょう。もしもみなさんの行動によって起こりかねない危険や合併症について知りたいのであれば，オンラインで検索してみるか，あるいは『摂食障害から回復するための8つの秘訣』の秘訣6を読んでみてください。きっとみなさんは，自分の行動が引き起こし得る害についてすでに知っていて，それが重篤で治療不可能な状態にもなりかねないと知っていながら，それでも，その行動をやめることが困難だと感じているのではないでしょうか。どの行動を変える必要があり，なぜ変えたいと思っているのかを理解しておくことは役に立ちますが，往々にして，それだけでは十分ではありません。この秘訣6では，みなさんの生活の中で変えることが困難だと思われる事柄をどのように変えればよいのかについて説明していきます。

● 「明らかな」摂食障害行動を変える

変えるということを始めるにあたっては，ある特定の明らかな行動に焦点を当てることが最初のステップになるでしょう。例えば，みなさんには，日中は過食をしないけれど，夜，過食をしている，あるいは三食食べるけれども量が十分でない，外食したときだけ嘔吐している，週末だけ下剤を飲んでいる，などといった行動があるかもしれません。ここで大切なことは，できるだけ具体的に，焦点を当てたい行動を絞ることです。そうすることで，一度にひとつずつ，それらの行動に取り組むことができるでしょう。あるいは，みなさんにとって一番やりやすい方法を用いることで，みなさんの動機づけの高さや周囲からのサポート次第では，いくつかの行動に一度に取り組むこともできるかもしれません。

◉ 課題：私の明らかな摂食障害行動

みなさんが行っている10の明らかな摂食障害行動を書き出してみてください。できるだけ具体的に書いてください（例えば，朝食を抜いている，デザートは決して食べない，レストランで外食すると必ず過食嘔吐する，など）。それらだけが変化を必要としている行動ではないでしょうが，それでも，このリストから始めることができます。週間目標用紙を使って，一度にひとつ，あるいはいくつかの行動に焦点を当てることにしましょう。

1. _____

2. _____

3. _____

4. _____

5. _____

6. _____

7. _____

8. _____

9. _____

10. _____

● 回復の妨げとなる行動

　明らかな摂食障害行動とは思えなくても，それによって摂食障害から抜け出せなくなってしまう行動というのは他にもたくさんあるはずです。摂食障害に罹患していない多くの人々がそれらの行動をしても「不健康」な結果とはならないのに，摂食障害を患っていると，まったく同じ行動が回復の過程を台無しにしてしまったりするのです。みなさんは，これらの関連する行動を手放すことに強く抵抗を感じたり，あるいは，それが回復の妨げになるとは理解できていなかったり，信じられなかったりするかもしれません。しかし，まずは以下のリストを見てください。

◎ 課題：回復の妨げとなる行動のリスト

　みなさんが実際に行っている行動があれば，チェックを入れてください。また，他にも何か思いついたら，それも書いてみてください。

_____ 強迫的な運動

_____ カロリーを計算する（あるいは，脂肪の量，炭水化物の量をチェックする）

_____ 栄養成分表示を見る癖がある

_____ 食べ物の量や重さを測る

_____ 食べ物を噛み吐きする

_____ 食べ物についての習慣がある（食べ物を小さく切り刻む，過度に噛む，小さいお皿だけを使って食べる，など）

_____ 自分を，現実の誰か，雑誌に出てくる人，あるいはテレビに出ている人と比べる

_____ 自分の身体をチェックする，あるいは計測する

_____ 痩せているときだけ着ることができる服をとってある

_____ 絶食をしたり，腸内洗浄をしたり，解毒目的の食事をしたりする

_____ 痩せ薬を飲む

_____菜食主義の食べ物しか食べない

_____有機食材あるいはローフードだけを食べる

_____自分で体重を量っている

_____その他：_____

_____その他：_____

_____その他：_____

● 変化に抵抗を感じるのは普通のこと

　行動を変化させるときにみなさんが抵抗を感じる理由は山のようにあるでしょうが，その中でも，ある行動については，他の行動を変化させるよりも，さらに大きな抵抗を感じるかもしれません。みなさんが書いた明らかな摂食障害行動と，回復の妨げとなる行動のリストを振り返り，次の質問について考えてみてください。それらの行動を変えようと思っただけでも，自分の中に何らかの抵抗があることに気がつくでしょうか？　明らかな摂食障害行動を変えることは，他の行動を変えることよりもさらに困難に感じられるでしょうか？　みなさんが行動を変えようとしたときに湧き上がってきて妨げとなる，さまざまな考えや気持ちに気づいてください。

　もしもただ単に変わりたくないと思っているなら，ぜひこの秘訣を柔軟な心持ちで読んでみてください。私たちがお伝えすることが，みなさんの考え方，感じ方に何らかの影響を与えられるかもしれません。どんな状況であれ，少なくとも，行動を変えるという可能性を探求してみようと決意したのであれば，この秘訣に出てくる課題をいくつか行ってみて，どんなことが起こるか，観察してみてください。最終的に行動を変えるか変えないかの決断は，みなさん自身に任されています。

● 課題：明らかな摂食障害行動を変えることへの抵抗

　みなさんが，少なくとも心のどこかでは行動を変えたいと思っているなら，みなさんの明らかな摂食障害行動のリストの中から2つを選んで，そして，何がその行動を変えるうえでの障害と思われるか，それを書いてみてください。この課題は，みなさんが回復するうえでの障害となっている，何らかの信念，考え，恐れを明らかにすることに役立つでしょう。「私は変化を起こせるほど強くない」と思うのであれば，それは絶望や無力感をもたらし，みなさんは挑戦することをやめてしまうでしょう。もしもすべての問いに対する答えが，「体重を増やしたくない，太りたくない」というものだとすれば，体重が増えることによってどのようなことが現実に起こり得ると恐れているのか，それを書き出して

みましょう。「もしもそのことが現実になったら，そうしたらどうなるのだろう？」と自問してみると役に立つかもしれません。

1. 私の明らかな行動：

_____

_____

それを変化させるうえでの障害になっているもの：

_____

_____

_____

_____

2. 私の明らかな行動：

_____

_____

それを変化させるうえでの障害になっているもの：

_____

_____

_____

_____

● 課題：回復の妨げとなる行動を変えることへの抵抗

　少なくともみなさんが心のどこかでは行動を変えたいと思っているなら，みなさんの回復の妨げとなる行動のリストの中から2つを選んで，その行動を変えるうえでの障害となっていると思われることについて書いてみてください。みなさんの中にある思い込みや恐れについて考え，それらが現実のものとなったら何が起こると恐れているのか，それを書いてみましょう。（そして，もしもそれが現実になったら，そうしたらどうなるのでしょう？）

1. 回復の妨げとなる行動：

_____

_____

秘訣6　行動を変える　*193*

それを変化させるうえでの障害になっているもの：

2.　回復の妨げとなる行動：

それを変化させるうえでの障害になっているもの：

　みなさんが書いた，明らかな摂食障害行動を変えるときに感じる抵抗と，回復の妨げ
となる行動を変えようとするときに感じる抵抗との間に，何らかの違いはあるでしょう
か？　また，何か新たに気づいたことはあるでしょうか？

　みなさんが行動を変えることを恐れている理由について振り返ってみてください。きっと
みなさんは，難しすぎる，そんなことは正しいと思えない，そんなことをしても何の役にも
立たないなど，多くの理由を思いつくことでしょう。ここで，みなさんの答えに個別に対応
することはできないので，私たちのクライエントさんたちからよく聞く，なぜ変えることが

できないのか，なぜ変えたくないのかの理由をご紹介します。

● 抵抗を感じるときによくある理由

私たちのクライエントさんは誰もが，行動を変えることに抵抗を示したり，あるいは本当にそれが必要なのだろうかと複雑な思いを抱いたりしています。私たちはそれを承知していますし，そうなって当然だとも思っています。以下は，行動を変えることに抵抗を感じる理由として，よく耳にするもののリストです。私たち自身，摂食障害行動を変化させる前には，同じようなことを考えていました。

_____ 1.「変化への心の準備ができていない」
_____ 2.「どうやって，どこから始めていいのかわからない」
_____ 3.「変わることで，何が起こるのかと考えただけでも恐ろしい」
_____ 4.「行動を変えられるほど，自分が強いとは思えない」
_____ 5.「私の行動は，もはや自動的に起こっているから，私の手には負えない」
_____ 6.「行動を変えられるほどの忍耐力や根気がない」
_____ 7.「変えられる人もいると思うけれど，私には無理」
_____ 8.「変化させるために必要なことに，それだけの価値があるとは思えない」
_____ 9.「私にはそれだけの価値がない」
_____ 10.「もしも私がひとつのことを変えることができたら，みんなはもっと私に変化を期待する」
_____ 11.「私の行動はそんなにひどいものじゃない」あるいは「以前に比べたら，まだまし」
_____ 12.「どうして変えないといけないの？　他の人たちもいつもやっているのに」
_____ 13.「体重が増えるだろう，そんなことには耐えられない」

◎ 課題：行動を変えるときに感じる私の抵抗の理由

上記のリストの中から，自分にも当てはまると思う項目にチェックを入れてみてください。それぞれのコメントに対する私たちからの返答を以下に示しましたので，読んでみてください。

1.「変化への心の準備ができていない」

もしも心の準備ができるまで待つとすれば，永遠に変化を起こすことはできないでしょう。変化には恐れや相反する気持ちが伴うので，どんな人でも完全に準備ができたという状態に

はならないものです。行動を変えることには危険も伴いますし，居心地の良い状態から飛び出して挑戦しなければならないときもあります。これは，時間と忍耐力を必要とするプロセスなのです。

2.「どうやって，どこから始めていいのかわからない」

　小さなことから始めましょう。過食をまったくしないようにする，というのではなく，まずは20分間，過食する時間を遅らせる練習をするのです。このような一歩ずつの取り組みが大切で，それこそが困難な変化を起こすための唯一の方法と言えるでしょう。過食を遅らせても何の役にも立たないと思われるかもしれませんが，これは，自分自身にコントロールを取り戻す助けとなるのです。危険を冒し，試してみましょう。過食したいと思ったら，まずは3〜5分間，タイマーをセットして過食するのを遅らせ，その時間を徐々に長くしていきましょう。この練習によって，みなさんの中の過食をしたくないと思っている部分（健康な部分）を強化することができるのです。多くの場合，15〜20分間過食を遅らせることができれば，強い衝動は和らぎ，そのまま過食せずにいることも少しずつ容易になるでしょう。

　他にできる小さな挑戦としては，例えば，みなさんの摂食障害の部分が「怖い」とか「脂肪分が多すぎる」と言うようなものを食べてみるというのがあります。きっとみなさんが，そんなものを食べるのは難しすぎる，あるいは，普通の量を食べていいなんて信じられない，などと感じるだろうということは私たちも承知しています。最初の一歩としては，ほんの一口，食べてもよいのだと自分に許可してみてはどうでしょう。一口食べてもコントロールを失わずにいられたら，あるいは，そうやって脂肪分を摂ることができたら，次の日には二口食べてみましょう。そして，次の日には三口食べるのです。もしもみなさんが，ひとりだけでは一口も食べられない，あるいは一口食べただけで過食せずにいられるとは思えないというのであれば，誰かに一緒にいてもらいましょう。一度にすべてのことを変える必要はありません。時間をかければ，新たな方向へとみなさんを導いてくれる小さな挑戦の仕方を見つけることができるでしょう。

3.「変わることで，何が起こるのかと考えただけでも恐ろしい」

　不確かなことに対する恐れというのは，理解しやすいものです。不確かなことへの恐れに対処する最善の方法とは，いろいろな情報を集めて，不確かなことを少しでも確かなことに変えることです。専門家や実際に回復した人を見つけて，みなさんが変えたいと思っていることが何であれ，それを変えたときに何が起こるのか，その人たちに聞いてみるとよいでしょう。行動を変えるために必要なことは，それを細かい段階に分けることです。そうすれば，

その変化は劇的なものではなくなり，変えたとしても何も恐ろしいことは起こらないのだと
わかって，少しは安全だと感じられるようになるでしょう。

4.「行動を変えられるほど，自分が強いとは思えない」
　ここで覚えておいていただきたいのは，みなさんの摂食障害がみなさんよりも強いという
ことはあり得ない，ということです。みなさんがそれにすべての力を与えているのです。つ
まり，もしもみなさんがその行動をとれるほど強いのだとすれば，強さの向く先を変えて，
その行動をしない強さに変えることもできるのです。それにはある程度の時間がかかるかも
しれません。しかし最終的には，いとも簡単にそれらの行動をしないということができるよ
うになるのです。摂食障害になる前を思い出してみてください。拒食しないこと，過食しな
いこと，嘔吐しないことに，どれだけの強さが必要だったでしょうか？

5.「私の行動は，もはや自動的に起こっているから，私の手には負えない」
　物事とは，もはや自動的に起こっているのだと感じるところまで来るものです。私たちに
も，自分の行動を変えられるとは到底思えない時期がありました。しかし，みなさんのその
自動的に起こる行動は，時間をかけて徐々に出来上がったものなので，回復するときにも，
同じプロセスをたどればよいのです。ゆっくりとでも頻度を減らしていき，そして完全にや
められるところまで来れば，いずれはその行動をしないことが自然になるのです。友人に電
話をしたり，日記を書いたり，あるいは，摂食障害の部分と健康な部分との対話を書き出し
たりしてみてください。このようなことをすることで，みなさんの中の健康な部分が前面に
出てきて，ほんの短い時間であっても，少しばかり，自分でコントロールできていると感じ
られるようになるでしょう。

6.「行動を変えられるほどの忍耐力や根気がない」
　困難な気持ちに耐えること，また忍耐力を学ぶことも，人生においては必須の技能と言え
るでしょう。このような技能は，それを持って生まれてきている人は一人もいません。誰も
が，それを獲得するために学習する必要があるのです。現実的な期待を持ちましょう。とい
うのも，回復とは短距離走のようなものではなく，時間をかけて，山の頂上まで登っていく
ようなものだからです。みなさんが今の地点にたどり着くまでには，それなりの時間がかかっ
ているはずです。ですので，そこから抜け出すにも時間がかかるだろうと理解し，自分自身
に対して現実的に，そして公平に接してみましょう。今から6カ月後など，あっという間で
す。みなさんが摂食障害に時間を費やそうと，回復に時間を費やそうと，どちらを選んだと

しても時間は過ぎていくのです。みなさん次第です。

7.「変えられる人もいると思うけれど，私には無理」

自分だけは変えることができないなんて，そんなことはありません。なかには，どうしても変えられないと思っていることもあるでしょう。しかし，食べ物の管理ができないというのは，そこには当てはまりません。自分の行動を変えて，回復していくことは，とても難しく，そして恐ろしいと感じることかもしれません。しかし，不可能ということはないのです。

8.「変化させるために必要なことに，それだけの価値があるとは思えない」

はじめは，行動を変えることに意味があるとはなかなか思えないでしょう。というのも，気分が良くなる前には，必ず悪くなることがあるからです。完全に回復するまでは，回復することに本当に意味があるのかどうかはわからないでしょう。これまでの私たちの経験では，回復した時点で，やはり回復することには意味がなかったと言った人は今のところ一人もいません。変化を起こす際は，とにかく信じてやってみるということも必要になるでしょう。というのも，実際にやってみないかぎり，どうなるかはわからないからです。私たちが自信をもって言えることは，摂食障害のままでい続けることには，絶対にそれだけの価値はないということです。

9.「私にはそれだけの価値がない」

みなさんは，自分にはそれだけの価値がない，自分は回復には値しない，などと思っているかもしれません。もしも他の人が同じことを言ったとしたら，みなさんはどのように返事をするでしょうか？　きっとみなさんは，その人がどのように考えているとしても，その人には回復するだけの価値があり，よくなってもよいのだと言うのではないでしょうか？

もしかしたらみなさんは，摂食障害を発症する前に，自分には価値などないと思うに至った経験をしているのかもしれません。そして，摂食障害は，みなさんの自己価値観を包み込んでしまい，物事をなおさら複雑にしてしまいます。どうして，みなさんは自分には価値がないと思うのか，自分自身に聞いてみてください。それと同じ理由を他の人にも当てはめたら，その人たちにも価値がなくなるでしょうか？　「自分に価値があると感じるために，人は何をしなければならないのか？」と自分に問いかけてみてください。このことについて真剣に考えたなら，自分の人生を変えたり改善したりするだけの価値があると感じるために何かをする必要などないと，みなさんも同意してくれるのではないでしょうか？

10. 「もしも私がひとつのことを変えることができたら，みんなはもっと私に変化を期待する」

　変化を起こすということは，いつでもみなさん次第です。他の人からの期待を感じると，それはプレッシャーとなり，変化を起こすことも難しくなるでしょう。みなさんのことを大切に思っている人たちは，みなさんが何か変わったことに気づいて，希望を感じ，ワクワクして，もっともっとと期待してしまうかもしれません。そんな人たちは，みなさんが何かひとつ変化を起こした時点で，変化を起こすことは簡単だとか，あるいは「その途中」なのだろうと思い込んだりするかもしれません。もしかするとみなさんは，失敗することを恐れていたり，あるいは他の人をがっかりさせたくないと思ったりしているのでしょう。ぜひみなさんの友達，家族，セラピスト，その他の誰にでも，そのような期待について，みなさんがどのように感じているのか，どのように言われることは役に立ち，どのようなことは役に立たないのか，知らせる努力をしてみましょう。それ以外に，その人たちには知りようがないからです。

11. 「私の行動はそんなにひどいものじゃない」あるいは「以前に比べたら，まだまし」

　このような理屈は，理にかなっていません。みなさんの現状を以前と比べて正当化するよりも，自分はどうなりたいのか，どのように回復したいのか，それと比べてみてください。これは，みなさんが前進していくための動機づけとなるでしょうし，狭い世界だけで人生を終わらせてしまわないように導いてくれるでしょう。「私のこの行動は，本当にこれからも続けていきたいことで，本当にやりたいことなのだろうか？　本当に望んでいる人生というものがあり得るのだろうか？　私は自分自身をまるごと受け入れられるようになるのだろうか？」と自問してみてください。たとえ，以前に比べれば多少はよくなっているとしても，なぜ完全に回復できる可能性があるのに，ほんの少しましだからと，手を打ってしまえるのでしょう？

　たいてい，行動というものは，徐々に積み重なっていって，時間をかけてよりひどくなっていくものです。以前の自分と比べてどれだけ進歩できたかに気づくことも大切ですが，それでもまだ，みなさんがしていることは身体的にも精神的にも不健康なことなのです。過食嘔吐をやめることができたあるクライエントさんは，「今は噛み吐きしかしていない」と言いました。彼女の中では，噛み吐きのほうが過食嘔吐よりも健康的で，悪いことではなかったのでしょう。しかし，彼女の行動をさらに探求して明らかになったのは，その行動は過食症と同じく強迫的で，恥ずかしく，秘密にしておかなければならないもので，人間関係での障害になっている，ということでした。

12. 「どうして変えないといけないの？　他の人たちもいつもやっているのに」

　最初に言っておきたいのは，みなさんは何もかも変える必要はないということです。あくまでも，みなさんを困らせてきたことや，回復の妨げになるであろうものを変えていくのです。摂食障害に罹患していない人たちは，食事を抜いたり，体重を自分で量ったりしても，何の問題にもなりません。みなさんには受け入れがたいことかもしれませんが，摂食障害に罹患していない人たちにとって，これらの行動は何ら問題ではないのです。もしもみなさんが皮膚がんを患っているとしたら，定期的に日焼け止めを塗り，帽子をかぶり，そしてなるべく直射日光には当たらないようにするでしょう。一方，他の人たちがこのようなことは気にせず，海で楽しんでいる姿を見るのはとてもつらく，不公平だと感じるでしょう。しかし，他の人がいつでも太陽に当たって，それでも大丈夫だからといって，自分もそうするとしたら，それは無謀というものでしょう。

13. 「体重が増えるだろう，そんなことには耐えられない」

　この理由を最後にもってきたのは，私たちがこの質問をしたとき，ほぼ毎回耳にする答えがこれだからです。そしてまたこれは，みなさんの心の奥深くに存在する恐れや信念を紐解く鍵にもなるからです。ここにはふたつの信念が存在しています。ある人は，回復するためには体重を増やす必要があるでしょう。しかし，そんなことは耐えられないと思うのは，ひとつの信念にすぎません。体重を増やさなければならないとか，体重がいくらか増えたと知ったときのような，不愉快な気持ちに耐えられるようにすることは，普通の，より充実した人生を送るためには受け入れざるを得ない，他の不愉快な気持ちに耐えられるようにすることと，何ら違いはないのです。もしもみなさんが，大事にしている犬がいつかは死ぬのだという現実に耐えられないとしたら，その犬との暮らしを楽しむことや，あるいは犬を飼うこと自体，不可能になるでしょう。私たちは誰もが，人生を謳歌し，毎日を無事に生きていくために，ある現実やある気持ちに耐えるということを学んでいくのです。私たちは，愛する人々を完全に守り抜くことはできない，私たちもいつかは死ぬ，善良な人々にも悪いことは起こる，その他もろもろの現実に耐えられるようになる必要があるのです。みなさんは体重が増えることなどとても耐えられないと思い込んでいるかもしれませんが，それは真実ではありません。みなさんの直観には反するように思われるかもしれませんが，健康的な体重を受け入れることは不可能ではなく，むしろ時間が経つにつれて，より大変になるというよりも，容易になっていくのです。実際の身体のサイズと，みなさんが思い描くボディイメージは，実はみなさんが思っているような相関関係にはありません。相関関係にあるのなら，拒食症で痩せている人たちはみな，標準体重やいくらか肥満傾向の人たちよりもボディイメージが

よいはずなのですが，実際にはまったくそんなことはないのです。

回復を妨げる特定の行動

● 強迫的な運動

　実際に最もよく「正当化」されている行動のひとつが，強迫的な運動でしょう。運動するのは良いことで，健康のためにはむしろ欠かせない，と私たちはよく聞かされているので，この行動を弁護するのはいとも簡単でしょう。しかし，やりすぎれば悪い影響を及ぼしかねません。ここで問われるのは，この良いとされている運動が，どの時点から悪いものになるのか，ということです。手短に言うなら，もしもみなさんの運動がひとつの選択肢ではなく強迫的なものだとすれば，その時点でみなさんは強迫的に運動する人，ということになるでしょう。運動をすることが，健康のため，健康維持のためというよりも，恐れに起因していて，頻度を減らしたりやめたりすることもできず，身体的，精神的健康や交友関係に支障をきたすとしても，それでもとにかくやらないといけない，と感じるようになってしまうのです。

● 課題：強迫的な運動のサイン

　下記のリストを見て，自分に当てはまる項目にチェックを入れてみてください。

_____どれだけ運動したかによって，その日を「良い」日だったか「悪い」日だったか判断する

_____どれだけ運動できるかを基準にして，自分の価値を判断する

_____休憩を入れながら運動することができない

_____ケガをしていたとしても運動する

_____運動を最優先にして，仕事やその他の予定を調整する

_____運動するために，家族との約束や社会的な用事をキャンセルする

_____何らかの理由で運動ができないと，イライラしたり，不安になったりする

_____時にはもうやめたいと思いつつも，運動することをやめられない

_____他の人がみなさんの運動量について心配していることを自覚している

_____どれだけ運動したとしても，常にもっとしなければと思えて，自分の運動量にほとんど満足を感じられない

_____食べすぎ（あるいは，ただ食べたこと）を埋め合わせるために運動する

チェックを入れたものがたったひとつであっても，運動することがみなさんの回復過程を邪魔していないかどうか見極めるために，さらに振り返ってみる必要があるでしょう。

● 運動するという行動を変える

運動のしすぎは，どんな場合でも身体にはよくありません。やりすぎることで，ケガをしたり，骨量の減少が起こったり，ホルモンバランスが崩れたりするというのは，ほんの一例です。精神面に影響を及ぼすこともあり，注意が必要です。強迫的に運動している私たちのクライエントさんたちは，たいてい，人と親密になることに問題を抱えており，不安感に苛まれ，融通の利かない考え方をしています。

みなさんも考えてみてください。何か困ったことが起こったとき，ストレスを感じたとき，助けを求めるよりも，運動に頼るでしょうか？

みなさんと近しい人たちは，みなさんの運動が，その人たちとの関係に影を落としていると不満をもらしているでしょうか？

◉ 課題：他の人の意見を聞いてみよう

誰か親しい人に，みなさんが行っている運動について，どのように感じているか，本音を聞いてみてください。なるべく受容的になり，途中で遮ったり防衛的になったりせずに，ただ耳を傾けてください。そして，今週の目標として，運動をやめる，減らす，あるいはやり方を変える，などの予定を立ててみてください。すでに周りの人たちからの意見を数多く聞いていて，変える必要があるとわかっているのであれば，今すぐにでも目標を立ててみてください。例えば，誰かに頼んで，走る代わりに一緒に散歩をしてもらうとか，運動をしないで休息をとる必要がある日に，一緒に海へ行ってもらったりするとよいでしょう。

運動に関しての目標：

_____

_____

この目標を達成するために，誰の，あるいはどんな助けが必要でしょうか？

_____

_____

_____

● カロリーや脂肪分，糖質などの計算

　カロリーや脂肪分，あるいは他の何であれ，それを計算することは，最初はそうすることによって安心できたり，コントロールが保たれているように感じたりするものですが，次第に強迫的となり，自分ではやめられないところまで行ってしまいます。多くの人が，できればやめたいと思っていながら，そんなことは不可能だと感じているのです。私たちもそういう状態にありました。それでも今では私たちは二人とも，自動的あるいは意図的にカロリーを計算するようなことはなくなりました。

◉ 課題：私が数値を気にしてしまうこと

　みなさんの，数値を気にしてしまう行動について書き出してみてください。そして，それに関して何らかの変化を起こせるよう，今からでもできる小さな目標を立ててみてください。

私が数値を気にしてしまうこと：

_____

_____

これに関して，小さな一歩として取り組むこと：

_____

_____

この変化を起こすために，誰の，あるいはどんな助けが必要でしょうか？

_____

_____

_____

〈変化を起こすためのヒント〉

1. どんな数字も書かないようにする！
2. 自分が食べるものの栄養成分やカロリー，脂質の表示を見ないようにする
3. 買った食べ物すべての栄養成分表示を，黒の油性マジックで見えないように塗りつぶす。あるいは，誰かにそれをしてもらう
4. カロリーを把握していないものを食べる

秘訣6　行動を変える　203

　何かひとつでも新しく，カロリーを知らないものを食べるとすれば，みなさんには一日の合計カロリーがわからないことになり，脳を人質に取っている仕組みが崩壊し始めるでしょう。もちろん，すでにカロリーを知っている食べ物もあるでしょうが，それでも，知らない食べ物もたくさんあるはずで，それを試すことが，みなさん自身を解放する機会となるでしょう。

● 食べ物に関するこだわり

　食べ物に関するこだわりとは，食べているときに「安全だと感じる」ための，日常的な行動のことです。例えば，毎回まったく同じように調理された同じものを食べる，毎日同じ時間に食べる，食べ物を細かく切って食べる，ある決まった順番で食べる，常に同じ，あるいは特定の量を食べる，などの行動があるでしょう。

◉ 課題：私の食べ物に関するこだわり

現在の食べ物に関するこだわり：

_____

_____

_____

取り組みたい食べ物に関するこだわりをひとつ選ぶとすると：

_____

_____

この変化を起こすために，誰の，あるいはどんな助けが必要でしょうか？

_____

_____

_____

〈変化を起こすためのヒント〉

　みなさんの脳は，変化を起こそうとするときには抵抗を示すでしょう。しかし，たとえほんのわずかでも，みなさんがこだわりを打破していけば，それは徐々に緩み始め，食事やおやつの時間がもっと楽に感じられるようになるでしょう。最初はとても恐ろしく感じるでしょうし，多くの不安を呼び起こすでしょう。こだわりを手放すときには，新たなこだわりを作り出さないように注意しましょう。

● 他の人と（特に身体を）比べる

「比べることは，楽しみを奪い去っていく」

——セオドア・ルーズベルト

　自分を他の人と比べても，何の役にも立ちません。比べることは，不満と心の痛みをもたらします。みなさんは常に，自分にはないもの，あるいは自分が欲しいものを持っている人を探し出すことができるでしょう。例えば，自分よりも痩せている人，自分よりも肌のきれいな人，自分よりも髪の長い人，自分よりも脚が引き締まっている人，自分よりもお腹がへっこんでいる人，などです。みなさんがその人になることはできません。みなさんはみなさんでしかあり得ず，みなさんの身体は生まれつきの独自の遺伝子によって，ある程度決められているのです。この社会がさんざん私たちをけしかけるなかで，自分を他の人と比べないでいることは，とても難しいことです。しかし，みなさんもご存じのように，比べてみても，結局は苦しみが続くばかりです。さらに悪いことに，多くのクライエントさんたちと同じように，みなさんもご自分を，雑誌を読む人たちとではなく雑誌に登場する画像加工されたモデルさんと比べたり，映画を見ている人たちとではなく映画に登場する有名人と比べたり，あるいは，ヨガのクラスを受けている生徒さんたちとではなく，ヨガの先生と比べたりしているのではないでしょうか。

　たとえ，みなさんよりももっときれいな人，もっとスタイルのいい人がいるからといって，それが何なのでしょう？　自分は常に一番でなければならない，最高でなければならないという考え方は，いったいどこから来るのでしょう？　あるいは，すべての人々とすべての事柄には順番をつけることになっているのでしょうか？　周りには，いつでもみなさんの欲しいものをより多く持っている人を見つけることができるでしょう。逆に，みなさんのほうがより多く持っている場合もあるのです。常に自分を誰かと比べて，そして自分にないものを探し求めていると，大切なエネルギーを無駄に費やすことになります。エネルギーをもっと自分のためになるように使うには，みなさんに適した，健康的な改善が望めることに取り組むことです。それが，みなさんの幸せを奪うものである必要はありません。最高の自分になるということは，他の誰でもなく，自分自身と比べることを意味するのです。

　「どんな石のかたまりにも，その内側には彫像が秘められており，それを発見するのが彫刻家の仕事である。あなたは自分の石に対してのみ責任があるのであって，どのように愛情を注ぎ，大切にその石に接していくかだけを考えればよいのである」

——ミケランジェロ

秘訣6　行動を変える　205

◉ 課題：比べる方向性を変える

　みなさんがどのように他人と自分を比べているのか，その傾向を1週間，観察してみましょう。もしも自分を他の誰かと比べていることに気づいたら，そこでいったん立ち止まり，自分自身のことを考えてみましょう。何か自分に関しての肯定的なこと，自分自身や自分の人生において気に入っている，失いたくないことについて書いてみましょう。もしもそれが難しいなら，「だから何なんだろう？」と書く練習をしてみましょう。まずはひとつ，やってみてください。

比べたこと：

_____

_____

肯定的な考え方に方向性を変えると：

_____

_____

_____

_____

◉ 課題：行動を変えるための3つのステップ

　日記や週間目標用紙を使って，以下の，行動を変えるための3つのステップを実践してみましょう。実際に1週間，自分の行動を観察し，それを書き留めていくので，完成させるまでには1週間以上かかるでしょう。

・ステップ1：行動を観察する
　自分で変えたいと思っている行動をひとつ選んでください。

_____

_____

　その行動について，1週間，日記に以下の事柄について書いてみてください。どのくらいの頻度で，いつ，どこで，どのようにその行動が起こっているか。その行動をする前，しているとき，した後に，どのような考えや気持ちが生じているかも書き留めましょう。

・ステップ2：ひとつ，あるいはいくつかの対処方法を試してみる

　みなさんの行動について観察したものを読み返してみてください。その行動をなるべく行わないようにするための，何か小さな，具体的な方法がないかどうか考えてみてください。以下は，クライエントさんたちから聞いた例です。

・寝室にある等身大の鏡にカバーをかける
・比べたくなるような写真が載っている雑誌は買わない
・ドライブスルーのレストランには行かない
・カロリーを書き留めることをやめる
・夕飯は子どもたちと一緒に食べて，あとから一人で食べない
・体重計をセラピストへ渡す

　みなさんが選んだ行動の頻度を少しでも減らせるように，あるいはやめるために，どんな対処が可能か，ひとつ，あるいはそれ以上をここに挙げてみてください。（ヒント：具体的で，わかりやすいものにしましょう）

まず私がやってみること（みなさんが選んだ問題行動もここに書いてください）：

_____

_____

_____

_____

・ステップ3：その違いを観察してみよう

　小さなステップを踏むことが，いくらかは役に立ちましたか？　それとも，役に立たなかったでしょうか？　どのようなことが起こったか，次にどのようなことをする必要があるか，あるいは，さらに取り組みやすくするため，もっとうまくいくようにするため，他にどんなことができるか，書いてみてください。問題行動を変えようとして取り組んでいるときに，自分がどのように感じているか，そして，もしもその行動をやめることができたらどのように感じるかも書いてみてください。その行動を数日やめられるとしたら，みなさんの気持ちは変わるでしょうか？　1週間だったらどうでしょう。もしかすると，その行動をこの先完全に手放すことができるとしたらどのように感じるか，書いてみることもできるかもしれません。覚えておいていただきたいのですが，最初にその行動をしたい

という欲求をやり過ごして，その行動を行わないときには，とても不安に感じるでしょう。しかし，時間をかけて試してみるなら，その行動をしたいという欲求も，その時に生じる不安も，徐々に軽減していくことに気がつくはずです。そうすると，時間が経つにつれ，その行動をやめることは，さらに簡単になっていくでしょう。

　もしもみなさんが，変えようとしている行動を続けているとしても，心配しないでください。みなさんに染みついている行動を完全に変化させるためには，時間が必要なのです。それでも，ほんのわずかな変化であっても，積みあがっていくものです。時間をかけることによって，みなさん自身の気づきが，その行動がどのようにみなさんに影響を及ぼしているのか，偽りなく評価できるようにしてくれるのです。みなさんは，その行動をすることで，不安や恐れから一時的に気をそらすことができる，あるいはそれが解消されると思っているかもしれませんが，しかしそれは，短時間しか続かないものです。結局，不安はまた戻ってきて，同じ行動をしたいという気持ちが再び湧いてきてしまうのです。

　回復の妨げとなる行動を変えようとすることで生じる当初の不安や嫌な気持ちが少しずつ収まってくると，みなさんは，それらの行動から自由になって，ほっとすることができるでしょう。

行動を変えるための方法

　私たちにとって，あるいは私たちのクライエントさんたちにとって，行動を変えようとしたときにとても役に立った方法が他にもいくつかあります。みなさんもこれらの方法を試してみて，そのうちのひとつ，あるいはいくつかが実際に役立つかどうか確かめてみてください。最初に試すときから，きっと役に立つはずだという考えにとらわれないでください。ある方法を効果的に使えるようになるには，何度かやってみる必要があるものです。試しながら，様子を見ていきましょう。以下のヒントのいくつかは，他の秘訣でも紹介しています。重複していると思う項目は飛ばしてください。けれども，時には読み返してみることが強化

として役立つかもしれません。

● 行動を変化させるためのヒント

1. その行動をする前に，摂食障害の部分と健康な部分との対話を書き出してみましょう

秘訣2のおさらいをしましょう。大切なのは，この課題では，その行動をする「代わりに」ではなく，その行動をする「前に」書くように，と私たちがお願いしている点です。私たちはこの時点では，みなさんがたとえその摂食障害行動をしてしまったとしても，あまり問題だとは思っていません。これをすることで，もしかしたら摂食障害行動をしなくて済むということもあるかもしれませんが，しかしここで重要なのは，その行動をしたいと思っている部分と，やめたいと思っている部分とのつながりを持つことなのです。

2. その行動をする前に，少なくとも3人の人に連絡を取りましょう

誰か他の人に連絡しようとする時点で，たとえほんの一瞬だとしても，みなさんの中の健康な部分が前面に出ていて，そして摂食障害の部分は後部座席に移っているのではないでしょうか。誰かに電話をしたり，ショートメッセージを送ったりすることは，たとえ相手の人がみなさんに何が起きているのか理解していなくても，その行動をしたいと思っている衝動を紛らすには十分な時間，みなさんの注意をそらしてくれるでしょう。また実際，なぜ連絡したのか，その理由を正直に話すこともできるでしょう。あらかじめ何人かの人に，みなさんが摂食障害行動を止めようとしているときに，もしかしたら連絡するかもしれないと知らせておけば，特に効果的です。ただ話をするだけでも，ただ誰かと一緒にいるだけでも，助けになることがあるのです。そして時には，その人たちは，みなさんが違う視点で物事を見られるような，何か良い話をしてくれるかもしれません。

3. 行動の前に，日記や，自分自身あるいは誰かに向けての手紙を書いてみましょう

常に誰かがみなさんのために待機してくれているということはないので，日記を書くことや，自分自身を自分のセラピスト，あるいは親友として活用するのはとても良いことです。思っていることを紙に書き出してみることで，気持ちをそらすことができますし，それがみなさん自身に何らかのメッセージを伝えてくれるかもしれません。みなさんが不安なときにも，脳内で不安という気持ちを認識する扁桃体の動きを鎮めてくれるので，これは特に役立つでしょう。

4. 行動を遅らせるためにタイマーをセットしましょう

行動をうまくコントロールするためにタイマーを使うというのは，すばらしい方法です。例えば，もしもみなさんが過食することをやめようとしているのであれば，まずできる小さなこととして，携帯電話やキッチンタイマーを使って時間をセットしてみましょう。その時間が来たときに，まだ過食をしたいと思ったら，その時点で過食してもかまわないのです。最初は短い時間から始めて，徐々に10分，30分と長くしていきましょう。そうすることで，より長い時間，過食を遅らせることができるのだということがわかってくるでしょう。多くの場合，この時間を遅らせれば遅らせるほど，過食したいという衝動は弱くなったり，あるいは消え去ったりするでしょう。この方法を試して，実際に過食をやめられたという人がたくさんいます。ここで鍵となるのは，みなさん自身がこれを決めているということです。他の人が強要しているわけではありません。まずは，ほんの短い時間から始めてみてください。すぐに試したいと思っても，いきなり20分といった長い時間をセットしないでください。わずかな時間から始めて，少しずつ延ばしていくことが成功の鍵と言えるでしょう。

5. 何らかの移行対象を使いましょう

「移行対象」という言葉は，もともとは子どもの愛着行動に関連して作り出されたものです。これは，母親が近くにいないときに母親の「代役」として用いられるものを指し，例えば，赤ちゃん用の毛布やおしゃぶりなどは母親の存在を思い出させるものであり，移行対象として使われ，赤ちゃんをあやす役割を果たしています。同様に，私たちとクライエントさんとのつながりや，私たちが彼らと一緒に取り組んでいるという事実を思い出してもらう意味で，診察時間外にクライエントさんたちが身につけられるような小さなもの，つまり「移行対象」が有効であると私たちは実感しています。これまで，小さな石，海に落ちていたガラス片，ハート型の水晶，キーホルダー，その他にもさまざまなものを使ってきました。そこに文字を書いてもよいのです。これらの移行対象は，私たちとクライエントさんたちとのつながりを象徴しており，診察の際に話し合ったこと，クライエントさんが自分で決めた目標，彼らが自分自身に対して約束したことなどを思い出させてくれるのです。みなさんも，何かみなさんにとって意味のあるものを用いて，このような移行対象を作ることができます。そうすることで，自分で立てた目標を思い出すことができるでしょう。あるクライエントさんは，摂食障害行動をするのは，実は自分自身の「選択」なのかもしれないということを私たちと話し合ったあとに，「選択」と書いたキーホルダーを作りました。また別のクライエントさんは，診察室の外の噴水に落ちていた小さな石を拾って帰りました。というのも，私たちとの診察中に最も前面に出てきている彼女の健康な部分を，その石が思い出させてくれるからでした。

210

多くのクライエントさんたちが，素敵な言葉が書かれた，天使や女神などの絵柄のオラクルカードを使っています。つらい思いをしているとき，それらのカードを一枚，適当に選ぶか，あるいは，その時の状況にふさわしいと思う一枚を選んで身につけておくことで，必要なときに取り出して自分自身を奮い立たせることができるのです。

クライエントさんたちの体験

「今では毎日，診察のときにもらったハートを使っています。毎朝起きたとき，そのハートをちょっとのあいだ握りしめ，そして，傷つくことを恐れて自分の殻に閉じこもったりせずに，できるだけ人と接するようにするということを思い出すようにしています。そしてそれをカバンに入れて持ち歩き，自分の殻に閉じこもりそうになったとき，それは拒食するということを意味するので，そのハートを取り出して，診察のときに話し合ったことや，私の古いやり方をこれ以上繰り返したくないということを思い出すのです。これがこんなに役に立つとは思いもしませんでした。まるで先生の心の一部をいつも持ち歩いているような感覚なのです」

——AP

「先生がくれた小さな石をただ使ってみただけなのに，それが私の気持ちをどんなに変えてくれたか，もう信じられないくらいです。この固くて，頑丈で，それでいてなめらかで触り心地の良い石が，まるで私自身のように感じられて，先生と一緒にこの石を選んだことが思い出されたのです。そのとき私は，母が私にしたことに対して怒りを感じていて，そしてただ過食嘔吐をしたいと思っていました。そこで私は石のことを思い出したのです。強くて，固くて，頑丈で，なめらかで，それでいて素敵な石のことを。少なくとも何らかの行動をする前にはその石を握りしめると約束したことを思い出しました。そこで私は石を取りに行ったのですが，それを握ったとたん，不思議なことに，先生の存在を感じることができたのです。面接の中で，もうどれだけ過食嘔吐はしたくないと思っているのかについて話をしたときの気持ちを，すべて感じることができました。その石を握りしめるまでは，そんなふうにはまったく感じられなかったのに」

● 課題：何らかの移行対象を見つける，あるいは作ってみる

ぜひみなさんも，自分自身の移行対象を見つけてください。自分で作ってみることもできますし，セラピストやその他の専門家，あるいは，誰かみなさんが尊敬していて，支援的で，話に耳を傾けてくれる人に，このことについて話してみてもよいでしょう。自分自

秘訣6　行動を変える　*211*

身の移行対象を選んだら，それがなぜみなさんにとって意味を持つのか，どのようにみなさんの助けになると思うのか，書いてみましょう。

私の移行対象：

_____

_____

_____

_____

_____

◉ 課題：実際に移行対象を使ってみる

　その週が進むなかで，みなさんがいつ，どのような状況でそれを用いたのか，あるいは用いていればよかったと思うのか，書き出してみましょう。その状況が起きたあとで，この新しい方法を試してみてどうだったのか，あるいはどうして試すことができなかったのか，あるいはどうして試してみたけれど効果がなかったのか，書き出すのです。そして，可能であれば，その移行対象がみなさんに役立つようにするにはどうしたらよいのかについても書いてみましょう。ここで大切なのは，進むべき方向に向かって何らかの変化があれば，それがみなさんにとっての進歩だということです。もしもその移行対象を使うことで，みなさんが現実に戻ることができて，そしていくらかでも今までの行動パターンを変えられたのであれば，たとえそれで完全に行動をやめることができなかったとしても，がっかりすることはありません。変化を起こすためには時間がかかるのです。そして，些細な変化だとしても，それが積み重なれば，最終的には何らかの違いを生み出すことができるのです。

1．状況：

_____

_____

　何が起きたか：

_____

_____

_____

何らかの違う形で対処できただろうか：

_____

_____

_____

2. 状況：

_____

_____

何が起きたか：

_____

_____

何らかの違う形で対処できただろうか：

_____

_____

_____

　振り返る時間を持ちましょう。移行対象を試してみたいと思っている友人を見つけて，その人と一緒に取り組んでみるとよいかもしれません。

私の振り返り：キャロリン
　もう何年も前，個人面接を行っていた頃に私は，クライエントさんたちには，次の面接が来るまでの間，面接中に話したことを思い出させてくれるようなものが何か必要だということがわかりました。四六時中クライエントさんと一緒にいることはできないけれど，何らかの形で彼らに渡すことができて，それを触ったり見たりすれば，気持ちが癒されて落ち着くことができ，そして実際の面接で話したことを思い出させてくれるようなものはないだろうかと思ったのです。それで私は，小石のことを思い出しました。もともと私は石を集めていて，診察室には素敵な石がたくさん入った容れ物が置いてあったのです。ある日，一人のクライエントさんがとてもつらい思いをしていて，次の面接までの間，自分だけで何ができるのかわからないと言いました。そこで私は，面接中に話し合ったことを思い出してもらえるように，その石の中からどれかひとつ持っていきませんかと尋ねたのです。そのクライエン

トさんはそれまで何カ月もの間，私たちが話をしているとき，すぐそこに置いてある石が入った容れ物を見ていました。彼女はとても関心を示し，ぜひそうしたいと思っているようでしたので，私は石をひとつ選んでもらい，持って帰ってもらうことにしました。そして，どこか見えるところか，すぐに手に取れるところに置いておいてはどうかと提案しました。そうすれば，面接で話し合ったことや，自分で決めた目標を思い出したいとき，あるいは何であれ役立ちそうなことを思い出したいときに，その石を握ることができるからです。このクライエントさんは，次の面接時には，とても興奮した様子で，実際にその石を何回か使ってみたと話してくれました。お父さんと夕飯を食べに行ったとき，ポケットの中にその石を入れておき，そして嘔吐するために席を立ちたいと思ったときにそれを握りしめて，私のことを思い出していたというのです。また，寝るときに横に置いておいて，夜中に目が覚めたときにそれを見ることで気持ちが癒されたとも話してくれました。そして何回かは，夜中に食べ物に頼らなくてもいいと思えて，過食しなくて済んだそうです。このような効果に私たちは二人とも少し驚きました。そしてそれ以来，私は移行対象を使うようになったのです。

　私が一番気に入っている体験談はと言えば，あるクライエントさんが家に石を持ち帰り，そして，「トイレの便座のところにその石を置いておいたんです。そうしたら，嘔吐しようと思ってトイレに行っても，まるでそこに先生がいるみたいで，とても嘔吐なんてできなくなってしまったのです！」というものです。

　これらの体験談は実際にとても効果のあった例ですが，みなさんが試してみたときにこれほど劇的な効果が見られなくてもがっかりしないでください。みなさんがやろうとしていることはどれも時間がかかることなのです。その一方で，この移行対象を効果的に用いるためには，みなさんの中に回復したいという気持ちが湧いてきていて，そしてそれを思い出したいと思っていることも必要です。

　6．行動を変える動機づけとなるようなご褒美を決めましょう。もしくは否定的な結果について考えましょう
　行動を変えるためのこの最後のヒントについては，以下の節で説明していきます。

ご褒美と問題行動をしてしまったときの決まり

● ご褒美
　何らかの行動を真剣にやめたいと思っているのであれば，自分へのご褒美を考えてみるとよいかもしれません。摂食障害行動をしたいという衝動はかなり強烈で，自動的なものとも

なり得るので，漠然と「ただよくなりたい」とか，「いつかは結婚して子どもがもてるくらい健康になりたい」といった遠い将来の目標では，衝動をその瞬間に止めるうえではあまり役に立ちません。一方で，なかなか魅力的で，すぐに得られるものであれば，短期的なご褒美というのはとても効果的かもしれません。

　以下は，何人かのクライエントさんたちが使ったことのある，ご褒美の例です。

1．その日，食事プランに沿って食べたら，運動しにジムへ行ける。
2．過食嘔吐しない日には，新しい靴を買える。
3．過食嘔吐をしなかった週には，マッサージに行ける。
4．恐れている食べ物に挑戦することができたら，マニキュアをしに行ける。

　みなさんは，「こんなことが本当に有効なら，私はとっくの昔に摂食障害から回復しているはず」と思うかもしれません。私たちも経験から，こうしたご褒美が有効ではない場合もあると承知しているのですが，しかしみなさんが回復過程のちょうどよい段階にいるのであれば，ご褒美は実際に有効で，うまく機能してくれるでしょう。一方で，なかにはご褒美よりも，問題行動をしてしまったときの決まりを重視したほうがよいという人たちもいます。私たちの経験では，拒食症に苦しむ人たちに特にこの傾向があり，ご褒美よりも，問題行動をしてしまったときの決まりを避けようとすることのほうが動機づけとなるようです。このことはいくつかの研究でも示されており，そこには何らかの遺伝的要因があるのかもしれません。

● 問題行動をしてしまったときの決まり

　たとえみなさんが，ある行動を本当にやめたいと思っているとしても，否定的な結果がすぐには起こらないと知っているのであれば，その習慣化した行動を変えたり，やめたりするのは難しいでしょう。みなさんもきっと，長い目で見た場合の否定的な結果なら，簡単に想像できるでしょう。しかしそれでは，その瞬間にみなさんに影響を及ぼすほどの動機づけにはならないのです。結果がすぐに起こるものであればあるほど，その影響力は強いと言えます。みなさんには，過食をすれば体重が増えるということがわかっているかもしれませんが，それでも，すぐに太ももにお肉がつくようには見えません。食べ物を制限することで骨密度が低くなるとわかってはいても，お昼ご飯を抜くことで，その瞬間まさに骨に変化が起こっているとは気づけないのです。私たちは，何らかの行動をやめる用意があるクライエントさんたちには，行動をしてしまったときに自分に課すことになる何らかの重大な決まりについ

て考えてみるようにとお伝えしています。私たちはこれをクライエントさんたちに無理強い
はしませんし，回復に対して両価的な気持ちがある人には試してもらうこともありません。
この課題を実行するには，本当にその行動をやめたいという強い思いが必要なのです。また，
きちんと実行しているかどうか確認してくれる，誰か信頼できる人がいればさらに効果的で
しょう。（みなさんは自分一人でも責任を持てると思うかもしれませんが，それはとても困
難なことです。ですから，どなたか一緒に取り組んでくれそうな人を探してみましょう）

あるクライエントさんの体験談

　　かなり長い間治療を受けていたにもかかわらず，私はいまだに食行動に関してはかなり
の問題を抱えていました。いろいろと自分なりの洞察を得てはいたのですが，それでも口
の中に食べ物を入れるということが本当に苦痛だったのです。……そして，それがなぜな
のかもわからずにいました。他の何よりも，それはどうしても自分では変えることのでき
ない，本当に悪い習慣だと感じていました。

　　キャロリンに助けを求めたとき，彼女は，何か私が本当に大事だと思っているものをい
くつか挙げてみるようにと言いました。それに対する私の答えは，ケビン・ガーネットと
いうバスケットボール選手と，彼の所属するミネソタティンバーウルフスというチームの
ことでした。私は大きくなるまで父と一緒にバスケットボールの試合を見ていたのです。
そして，そうすることが本当に好きでした。ケビンは私の憧れで，彼の出場試合はすべて
見ていたのです。

　　キャロリンは，それは好都合だわと言い，「もしも拒食してしまったときには，ケビンの
出る次の試合を見られないというのはどうかしら？」と続けました。私はそのとき，恐怖
と同時に，どこかほっとした感じも持ちました。というのも，この提案は本当に私のこと
をわかっていて，私にぴったりのものだと思ったからです。私はこれで拒食しないように
できるだろうけれど，どこか妙で，まるで罠にかかってしまったかのようにも感じました。

　　実際に効果を生むためには，真剣にこれに取り組む必要がありましたし，セラピストに
対しては本当に正直でなければならないと思いました。もちろん，摂食障害から回復した
い理由としては，ただバスケットの試合を見たいという以上のものがあったのですが，そ
れでも，自分の行動の結果がとても明白で，しかもすぐにわかるということが私には合っ
ていたようです。その次に拒食したいと思ったとき，私は，そのことをキャロリンに話さ
ないといけないのだ，そして次の試合が見られないのだということを認識しました。そして，
私は食べることができたのです。大変難しいことでしたが，それでもできたのです。

——P. S.

実際に何人かのクライエントさんにとても役立った，問題行動をしてしまったときの決まりの例をご紹介します。

1. 嘔吐したら，夫の車を洗う
2. 1時間以上運動をしてしまったら，共和党にそれ以降の1分につき10ドルを寄付する（これは民主党支持派で，強迫的な運動をしがちな人の例です）
3. 過食したときには，毎回私のセラピストに5ドル払う。それを瓶の中に入れておき，もしも2週間過食せずにいられたら，その瓶を返してもらう。3カ月経ってもまだ達成できていなければ，セラピストがどこか私の好きでない団体に寄付をする
4. 食事プランに従わなかったら，電話をして，ボーイフレンドとの予定，あるいは友達との予定をキャンセルしなければならない

　これらの例は，すべて実際にクライエントさんたちが考え出したもので，凝り固まっていた行動をやめるうえでとても役に立ちました。これらのクライエントさんたちには，本当に行動をやめたいという心の準備ができていたので，うまくいったのです。その行動は身体に染みついていたので，何らかの，すぐに結果がわかるような動機づけや，行動を思い留まらせてくれるようなものが必要でした。もしもみなさん自身でこのような決まりを考えることができれば，それが最も有効に機能するでしょう。誰かが絶対にこれをしなければならない，などと脅しても，うまくはいかないでしょう。

● 課題：私の行動に対するご褒美と問題行動をしてしまったときの決まり

　みなさんに心の準備ができていて，そしてこのようなご褒美や，問題行動をしてしまったときの決まりに直面することが自分のためになると思うのであれば，まずは変えたいと思う行動，自分なりのご褒美，問題行動をしてしまったときの決まり，そして，（いるならば）誰がきちんと確認してくれるのかについて考えてみましょう。

私が変えたいと思っている行動：

_____

_____

どんなご褒美や問題行動をしてしまったときの決まりを使うか：

_____

_____

私を支えてくれる人：

これら以外にも，実際に使えそうないくつかのご褒美と，問題行動をしてしまったときの決まりについて考えてみると役に立つかもしれません。

ご褒美：

問題行動をしてしまったときの決まり：

● みなさんの役に立つであろう名言やマントラ

東洋の哲学において，「マントラ」は，祈りや瞑想の際に繰り返し唱えられる音や言葉，文章であり，何らかの基本的な信念を表すものです。みなさんにとっても，気持ちを高めてくれるような意味のある名言を見つけることはとても有効で，多くの人が無意識のうちにそういった言葉を使っているものです。イライラしているときやストレスを感じているとき，あるいは，静かに自分のことを振り返ったり，瞑想したりするときに，こうした知恵の言葉を使うとよいでしょう。

みなさんもすでにそのような言葉を知っているかもしれませんし，誰かに，何か役に立ちそうで，みなさんがつらい状況にいるときに思い返せるようなことわざを知らないかと聞いてみるのもよいかもしれません。あるいは，みなさんを支えてくれている人に頼んで，みなさんが大変な時間を過ごしているときに，そのような言葉を思い出させてもらったり，それを代わりに言ってもらったりすることもできるでしょう。以下に，私たちのお気に入りの言い回しをご紹介します。

- 「今の自分を手放したとき，なり得る本当の自分になれる」 　　　　　　　　　　　　　──老子

- 「自分の傷を知恵に変えなさい」 　　　　　　　　　　　　──オペラ・ウィンフリー

- 「試すことをあきらめないかぎり，失敗するということはありえない」

　　　　　　　　　　　　　　　　　　　　　　　　──アルバート・アインシュタイン

- 「これが，ありのままの真実」 　　　　　　　　──作者不明（グウェンのお気に入り）

- 「手放さないと，ずっと引きずられる」 　　　　──作者不明（グウェンのお気に入り）

- 「体型に関しては，自分では正しい判断ができない」 　　　　　　　　──キャロリン

- 「心を使わなければ，物事を正しく見ることはできない。本当に大切なものは，目には見えないのだ」 　　　　　　　　　　　　　　　　　　　　　　──サンテグジュペリ

- 「自分自身でありなさい。他の人はもうすでに取られているのだから」──オスカー・ワイルド

- 「何事も最後には大丈夫になる」 　　　　　　　　　　　　　　　　　　──作者不明

- 「私の目標は何だっけ？　その目標に達するために，今私がしていることは役に立つだろうか」

　　　　　　　　　　　　　　　　　　　　　　　　　　　　　　──キャロリン

◉ 書く課題：自分なりの言い回し

　みなさんが自分のためになると思った名言や言い回しを思い出してみてください。私たちが例に挙げたものでもよいですし，誰か尊敬する人に聞いてみるとか，インターネットで心に響くような言い回しを探してみてもよいでしょう。いくつかしっくりくるものを選び，書いてみてください。

言い回し，あるいは私が使える言葉：

● 思いやり，そして変化

　変化とは，あらゆる不安を呼び起こすものです。自分に対して厳しくしてみたり，もうできないと思ったり，怒りが湧いてきて，あきらめたくなったりするかもしれません。他の人には示せるような思いやりを，ぜひ自分自身にも持ってほしいと私たちが常々お伝えしているのは，このような理由があるからです。もしも自分のお尻を叩き続けて，自己批判するこ

とが役に立つなら，みなさんはとっくに回復していることでしょう。

　自分自身に思いやりを持つということは，自分を甘やかすということでも，責任逃れをするということでもありません。実はこれは最も困難なことでもあるのですが，自分への思いやりとは，自分は人間であり，時には調子が悪くなることも，失敗することもあり，常に完璧ではいられないという事実に直面し，それを受け入れるということです。自分への思いやりとは，自分自身を休ませてあげるということであり，できるかぎりのことはしているのだと自分で認めてあげることなのです。もしも自分を大切にできているなら，なぜ摂食障害からまだよくなっていないのでしょうか。自分への思いやりを実践するということは，今みなさんが置かれた状況をありのままに受け入れ，そして自分に対して優しく，理解ある言葉がけをしてあげるということです。これは，他人に思いやりを示すよりもはるかに難しいことです。自分に思いやりを示すには，強さと勇気と成熟が求められます。仏教徒たちはこれを「慈愛」，あるいは自分自身を愛し，優しく接することだと言います。これは，今までお伝えしてきたなかでも極めて難しいことなので，秘訣8で再度触れることにします。

秘訣6の終わりに

　「失敗して傷つくことを恐れないでください。というのも，失敗は，これまでずっと望んできたような形で自分を立て直すための機会だからです」

——レイ・スミス

　摂食障害を手放そうとすれば，不安になり，落ち着かず，さまざまな恐れがやってくることでしょう。しかし，恐れがあるからといって，みなさんが害をなす過酷な事態に耐え続けてよいという理由にはなりません。その不快な気持ちを切り抜けていくことこそが，その後，より快適に感じるための唯一の方法なのです。

　このように，時間とエネルギーを消耗する何かを手放すことは，ある種の喪失のように感じられるでしょう。また，これまでの大切な年月が何の実りもないことに費やされてしまったこと，あるいは，結局はそんなことのために多大な犠牲を払ったことを認めるのは，とても大変でしょう。もしかするとみなさんは，もうちょっとだけ一生懸命，あるいはもうちょっとだけ長くしがみついていたいと思うかもしれません。しかし，どこかの時点でみなさんは，摂食障害が本当にしてきたこと，そして，いつまでたってもそれはみなさんのためにはならないのだという真実を受け入れなければならないのです。摂食障害は，みなさんをもっと人から好かれるような人物にも，より良い人間にも，あるいは痛みに強い人にもしてくれませ

ん。この真実を認めるのは大変難しいことですが，しかしそれが，より良い人生への扉を開いてくれるのです。いったん真実に気づくことができれば，決してそれを否定するところまで戻ってしまったり，あるいは，自分のしていることは自分のためになっているとか，そのうちにそうなるのだという思い込みに戻ったりすることはないでしょう。摂食障害を手放していく過程のすばらしい点は，本当の愛情，自尊心，そして人とのつながりなど，みなさんがこれまでずっと探し続けてきたものを作り上げ，そしてそれを保持できることにあります。みなさんも今この瞬間，そしてワークブックを手に取り，回復へと向けて取り組むたびに，実際にそれを始めているのです。摂食障害に罹患していると，とても孤独に感じるものです。しかし，その回復に一人で取り組む必要はありません。次の秘訣では，他の人たちのサポートが必要だということ，そして助けなんて求めたくないという気持ちにどのように対処していけばよいのかを見ていきたいと思います。

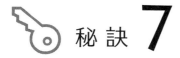

秘訣 7
摂食障害ではなく
人々に助けを求める

「みなさんは，心地良さを求めたり，感情に対処したり，その日をやり過ごしたりするために，実際の人間関係に頼る代わりに，いかに摂食障害に助けを求めているか，自分でも理解しているかもしれませんし，理解していないかもしれません。摂食障害行動を手放し，摂食障害から回復するためには，人々に頼るということを学ぶ必要があります」

——『摂食障害から回復するための8つの秘訣』

あるクライエントさんの言葉

「時間が経つにつれて，摂食障害行動に頼る代わりに，誰かに連絡してみるということがより自然にできるようになりました。時にはとても難しく感じることもありますが，そんな時こそ，誰かに頼ることが大切なのです。というのも，それが難しいということは，その瞬間，私の摂食障害の部分が私を占領してしまっていることを示しているからです。それでも，誰かに連絡をしてみると，毎回，私の摂食障害の部分が私に信じ込ませようとしていることがただの嘘だとわかって，押しのけることができます。誰かに助けを求め，自分の中の健康な部分の声を聞くようになるにつれて，その声は強くなっていきました。自分一人でどうにかなると思えるようなときでも，一人で対処しなくてよいのだと実感できるようにもなりました。時には，この回復を目指す闘いにおいて，私は一人ではないのだと実感したくて誰かに連絡したこともあります。次第に，助けを求めることは自分の弱さを表すものではなく，むしろある種の強さなのだと思えるようになりました。誰かに連絡するということは，自分の弱さを見せるということであり，たとえそれが正しくないように感じられたとしても，何か困難なことに立ち向かう心構えを示すということです。人生

に積極的に参加していくことは，恐怖におびえて一人で隠れているよりも，もっと大切なことなのです」

他の人々とつながる必要性

　人とのつながりは誰にとっても必要なもので，それを求めるべく，私たちは生まれついています。それは人生において私たちを駆り立てる，生来の力なのです。秘訣3では，摂食障害を発症させる多くのリスク要因についてお伝えしましたが，私たちは，人とのつながりの感覚がなくなったとき，摂食障害はさらに発症しやすくなると考えています。マイケル・ストローバー氏らの研究によれば，友達，家族，医療従事者，メンターなど，誰であれ，サポート役の人がいることが回復の鍵になるとのことです。私たちは，たとえ意識していなくても，人とのつながりをまったく感じられなくなったとき，その欲求を満たしてくれる何らかの代用品を見つけようとするのです。その代用品とは，アルコールであったり，薬物であったり，性行動であったり，あるいは摂食障害であったりと，さまざまな形をとります。人間の本能として，人との本物のつながりが必要なのだということを受け入れ，そしてそれを健康的な方法で獲得できるようになれば，摂食障害行動をしたいという衝動はなくなるか，あるいは軽減するでしょう。そうすることで，みなさんの人生には癒しと満足感がもたらされるのです。みなさんには，周りの人とのつながりを絶った，あるいは関係を失ったもっともな理由があったのかもしれませんが，しかし，どのような形や理由で，人とつながることや，気持ちをサポートしてもらうことをやめたのだとしても，その結果は同じなのです。誰かに助けを求められるようになることで，現在置かれた状況を改善することができます。みなさんも，人とつながることが，いかに自分の古いパターンを断ち切り，ありのままの気持ちを感じ，考え方を振り返り，根底にある問題を癒し，そして人生の方向性を変えることに役立つかがわかってくるでしょう。考えてみてください。みなさんは，自分の行動にがんじがらめになればなるほど，人との関係が希薄になってきたのです。回復するためには，そのパターンを反転させる必要があるのです。

● 回復するときには（少なくとも最初のうちは）気分が悪くなる

　ほとんどの病気では，回復すると気分が良くなったように感じるものです。しかし，摂食障害から回復するときには，少なくともしばらくの間はそうは感じられません。体重が戻ってきたり，過食をやめたり，下剤使用をやめたり，嘔吐したい欲求に抵抗したりという，最初のよくなってくる段階では，たぶんみなさんはもっと気分が悪くなったように感じるで

しょう。これらの行動は，ある時点では，たとえ自動的になっていたり，やめたいと思って
いたりするものだとしても，やらないよりもやったほうが気分良く感じられるものだからで
す。また，そのような行動が寄せつけないでいてくれた感情が生じやすくもなります。それ
らの気持ちを感じ，みなさん自身の考えに抵抗し，そして行動を変えていくということは，
本当に大変なことなのです。みなさんは，不快で，圧倒されるような気持ちに直面すること
になります。摂食障害行動をしないようにしたり，新しい食べ物を試したり，体重計を捨て
たりするといったことは，みなさんをとても不快にし，こんなことをする意味があるのだろ
うかとまで思わせてしまうのです。回復していくときに気分が悪くなると，そのまま挑戦を
続けていくことが困難になり，途中でやめてしまいたくなるかもしれません。そこで，誰か
に助けを求めることが必要になってくるのです。

　最初にみなさんは，医療従事者やカウンセラー，あるいは他のサポートを提供してくれる
人たちに連絡を取る，話をするということになるでしょう。しかし最終的には，友達や家族，
パートナー，あるいは他の大切な人たちに話をし，関係性を育んでいく必要があります。

◉ 課題：他者に助けを求めるというのは，今のみなさんにとってはどのようなことで
しょうか

　　以下の項目に当てはまるなら「はい」，当てはまらないなら「いいえ」と書いてみてく
　　ださい。

＿＿＿＿＿私を支え，回復の過程を手伝ってくれる人（あるいは人々）がいる。

＿＿＿＿＿私の摂食障害について，少なくとも何人かの人に話をしたことがある。

＿＿＿＿＿気分が落ち込んでいたり，悲しかったり，動揺したりしたときには，たいてい誰か
　　　　に電話をする。

＿＿＿＿＿誰かに助けを求めることは，弱さの表れではないとわかっている。

＿＿＿＿＿摂食障害行動をしなければ，と感じるときには，誰かに助けを求めることができる。

＿＿＿＿＿自分ではどうすることもできない，と思ったときには，誰かに助けを求めることが
　　　　できる。

＿＿＿＿＿話をしてモヤモヤを解決したいときには，気持ちをサポートしてくれる誰かを思い
　　　　出し，頼ることができる。

＿＿＿＿＿どのように自分をサポートしてほしいのか，どのようなことが自分には必要なのか
　　　　を伝える方法がわかっている。

＿＿＿＿＿ただ人とのつながりを感じるためだけであっても，誰かに連絡をすることができる。

＿＿＿＿＿＿誰かに助けを求めることに対して罪の意識は感じない。

　もしもみなさんが，いくつかの項目に「いいえ」と答えたのであれば，みなさんは，人生において本物の人々とのつながりを築くという貴重な機会を逃してしまっていると言えるでしょう。そして，本当の意味で，みなさんのことを知ってもらい，理解してもらい，サポートしてもらうことから得られる安心感も逃していると言えるでしょう。もしも上記の項目のどれかひとつにだけ「いいえ」と答えたのだとしても，この秘訣7では，人間関係の必要性，その複雑さ，そして，回復する際の助けとなる人とのつながりの恩恵について理解を深めることができるでしょう。

● 人間関係を活用することによって，摂食障害の出る幕をなくす

　たとえみなさんが，摂食障害は何らかの役に立ってくれていると思っているとしても，本当にみなさんが求めているものを得る助けにはなっていません。摂食障害というのは，毎日を幸せにしてくれるものでも，友達や大切な人の代わりになるものでも，本当のつながりを得られるものでもないのです。みなさんが回復するために，私たちは，みなさんに危険を冒して，摂食障害に頼るのではなく，人々に頼る練習をしていただきたいと思っています。みなさんが過食用の食品を買いに行こうと思ったとき，下剤を飲みたいと思ったとき，嘔吐するためにトイレへ行こうとしたとき，あるいは，お昼を抜こうと思ったとき，これらの摂食障害からの声を無視して，誰か他の人に連絡を取ってみたらどうなるでしょう。誰かに連絡を取ることで，摂食障害行動をしたいという衝動がいくらかは減るかもしれませんし，遅らせることができるかもしれません。あるいは，その行動を「しなければ」という焦燥感を紛らすことができるかもしれません。同じように，みなさんのためになる行動をするとき，例えば，朝食を摂るとか，恐れている食べ物を食べようとしているときにも，誰かに連絡を取ることができるでしょう。回復へと向かう過程では，いろいろな方法で誰かに助けてもらうことができるのです。

クライエントさんからの言葉

　　他の人に助けを求めるということが，いつからこれほど難しくなってしまったのか，よくわかりません。きっとある時から，自分のことは自分で責任を取るもので，助けを求めるということは弱さの表れだと考えるようになってしまったのだと思います。治療が進むにつれ，まず私は担当のセラピストに連絡することができるようになり，そして，普段なら人には絶対に話さないようなことを話してみても，彼女は私のことを受け入れてくれて，

そしてそれが私の気分を良くしてくれるということに気づいたのです。それから他の人にも同じように話をしてみるようになり，そこでも受け入れてもらえるということを知ったのです。私は，過食をする前に誰かに連絡してみるようにと勧められました。これは非常に難しいことでしたが，それでも一度試してみると，人々は私の意識をそらしてくれたり，気が楽になるまで話をしてくれたり，あるいは，衝動が収まるまで一緒に過ごすために私のところへ来てくれたりしました。そういったことがどれほど私の助けになったか，それはもう信じられないくらいでした。私たちは，お互いがお互いを必要としているのです。たとえ誰かに連絡しても何の役にも立たないと思っていたとしても，それでも他の人たちの存在が実際どれだけ助けになるのかということを，私は忘れてしまっていたようです。

——AJ

● いつ連絡すればよいのでしょうか

誰かがみなさんを支えてくれる方法は無限にあるでしょう。みなさんは直接的に何らかの行動を止めてほしいのかもしれませんし，困難な課題に取り組むときに支えてほしいのかもしれません。あるいは，ただ自分の考えを振り返らせてほしいのかもしれませんし，人からしか得られない心の安らぎがほしいのかもしれません。以下は，どのようなときに誰かに連絡を取るとよいのか，その参考となるガイドラインです。

1. 摂食障害行動を行う前に。(最初の段階では，その行動について理解したり，遅らせたりするのに役立つでしょうし，最終的には，その行動を思いとどまることに役立つでしょう)
2. 摂食障害行動をしてしまった後で。(気持ちのモヤモヤを晴らすため，そして正直であるため)
3. 何をするのも大変だと感じるとき。(気持ちを楽にしてくれたり，落ち着かせてくれたりするかもしれません)
4. 食事プランにきちんと従っていることを証明するため。
5. 食べることへの挑戦を支えてもらいたいとき。(食べることが難しい食べ物，怖い食べ物を食べるとき)
6. 回復に向けての何らかの目標を達成できたとき。(共感や承認を得るため)
7. つらい気持ちや考えを紛らすために，親しい誰かの声を聞くため。
8. 人とのつながりを感じたいとき。

「治療を受けるなかで，人間関係が改善し，楽しい時間が過ごせるようになっていたにもかかわらず，それでも私は過食をやめられずにいて，イライラしていたのを覚えています。怒りを覚えたとき，あるいは退屈したときに，摂食障害行動をしたくなるということには気づいていました。そして，友達と出かけて，楽しい時間を過ごせたと思っている帰り道，それでも過食用の食べ物を買ってしまう自分がいたのです。このことをセラピストと話し合い，自分の気持ちを探ってみたところ，何が過食したい気持ちの引き金になっているのかと言えば，友達と楽しい時間を過ごしたあとにやってくる，空虚感，孤独感が原因かもしれないと思えました。友達との楽しい時間は二度と訪れないのかもしれないと心配になったりして，友達と一緒にいるときと家にひとりぼっちでいるときとでは，あまりにも差がありすぎたのかもしれないということです。友達と楽しい時間を過ごした帰り道，家に向かう間に，誰か友達に電話してみたらどうだろう，そうすれば，少しはその差がなくなるのではないかと，私のセラピストは言いました。そして実際，帰り道にただ誰かとつながることで，私はお店に寄ることなく，そのまま家に帰ることができたのです。摂食障害についての話をしなくても，自分の気持ちや葛藤についての話をしなくてもよかったのです。ただ少し，誰かとつながっているという感覚が必要だったのであって，そうすることで，その埋めなければならないと思っていた虚しさを感じなくてもよくなったのです。今では，これが私の習慣のひとつになりました。帰り道，その夜のことを話すために，誰かに連絡してみるのです」

――SM

● 課題：どんなときに誰かに連絡すべきだろうか

少し時間をとって，現在の生活を思い返し，みなさんにとって問題となっている行動や状況について考えてみてください。誰かに連絡することがみなさんの役に立ちそうな状況があれば，書いてみてください。

● 誰かに連絡することへの抵抗

　クライエントさんたちの多くは，誰かに連絡して助けを求めることに対して，抵抗を示すものです。みなさんにも同じように，なぜ連絡できないのか，したくないのか，あるいはそんなことをしても仕方がないと思うのかについて，いくつかの理由があるのではないでしょうか。『摂食障害から回復するための8つの秘訣』では，なぜ誰かに連絡することができないのか，しないのかについて，クライエントさんたちが挙げた14の理由を紹介しています。みなさんの中にはたくさんの考えや気持ちがあって，それが邪魔をしているのかもしれませんが，恐れというものはたいてい，現実よりも大きくなってしまうものです。誰かに連絡をしてみたからといって，いつも最高の結果が得られるわけでも，必要なことがすべて満たされるわけでも，あるいは，それによって摂食障害が消え去るわけでもありません。現実に，誰かに連絡をしてみたところで，相手の人の対応にがっかりしたり，まったく役に立たないと感じたり，あるいは，さらに気分が落ち込んだりするかもしれません。しかし，あらゆることには練習が必要なように，自分が何を必要としているのかをきちんと伝え，連絡するにふさわしい人を見つけるためには練習が必要なのです。8つの秘訣を扱う本書において，この人間関係の事柄を7つ目に持ってきているということは，それだけ私たちがこれを不可欠なものと信じているからです。以下の例は，あるクライエントさんがどのように最初に行動を起こしたかを示しています。

　　友達や家族の誰かに，私が困っているときに連絡できなかった最大の理由は，恥ずかしさでした。私の中のエゴやプライドがどうしても邪魔をしていたのです。他の人たちには，私は自立した，しっかりした人物と思われていました。私には，誰かが困っているとき，あるいはどうしていいのかわからないときに相談される人，という役割があったのです。それなのに，私自身に助けが必要だと知られてしまったら，もう誰も私のことをそのように見てくれなくなるだろうし，信用もしてくれないだろうと思っていました。お昼ごはんさえきちんと食べられないなんてことが知れたら，どうしてみんなは困っているときに私を頼りにすることができるでしょうか？

　　でもこの週末，思いきって連絡をしてみたら，とてもうまくいったのです。仕事から車で帰る途中，私は疲れていて，お腹が空き，少し気が張っていました。頭の中は混乱していて，拒食して，そして過食したいと思いました。そうすることが必要だとも思えたし，必要ないようにも思えました。そして，もう少し冷静に考えてみたら，私が必要としているのは食べ物とは関係ないのかもしれない，と気づき始めました。そこで，セラピーの中で何度も話したように，その状況が私に何を伝えようとしているのか，考えてみることに

したのです。私は人とのつながりを求めていて，でも同時に，今の状況から逃げ出したいのだということがわかりました。これには最初，混乱しました。私はその時とても孤独で，愛情と，人とのつながりのタンクが空っぽだということに気づきました。一方で，その日のストレスといろいろな気持ちはあふれかえっていたのです。その瞬間，私は，摂食障害はこのような状況への解決策にはならないのだと悟りました。私は姉に電話をかけ，そして家までの帰り道，姉と話をしました。その日にあった多くのストレスについて話し，姉のその日の出来事についても話を聞きました。子どもの頃を思い出して，姉妹だからこそわかり合える内容で一緒に笑いました。それから，姉はためらいがちに，「どうしてる？」と聞いてくれました。一瞬，自分の中に高い壁が立ちはだかるのを感じ，嘘をついて，調子よくやっていると答えたくなりました。でもその代わりに，私はその壁をあえて無視して，電話した本当の理由は，拒食したい，過食したいと思っていて，どうしていいのかわからなかったからだと正直に話すことができました。こうして姉と話すことで，少し気持ちが楽になりました。姉は，「こんなふうに正直に話をしてくれたのは初めてだね。私に電話してくれて嬉しかった」と言ってくれたのです。姉との絆を強く感じられて，私は自分の中にあったストレスをかなり緩和することができました。その日はもう，食べ物を使って気持ちに対処する必要を感じませんでした。私は家に帰り，夕飯を作って食べ，お風呂に入ったのです。自分のしたことにとても満足しましたし，希望を持つことができました。

● 課題：私が誰にも連絡しないわけ

　以下は，誰にも連絡しない理由をリストにしたものです。当てはまるものにチェックを入れてみてください。そして最後に，みなさんなりの理由も付け足してみてください。
　私が誰にも連絡しないわけ：

_____ どれだけ私が助けを必要としているのかを，誰にも知られたくない

_____ 恥ずかしい

_____ あれ，これは困った，というときには，もう手遅れ

_____ 何と言っていいのかわからない

_____ 人に話すことにどんな効果があるのかわからない

_____ 連絡できる人が誰もいない

_____ 相手の人も何と言っていいのかわからないと思う

_____ 今まで誰も私を助けてくれなかった

_____ 他の人のお荷物になりたくない

_____常にそばにいてくれるわけではないのだから，人には頼りたくない

_____本当に止めてもらいたいのかどうか，わからない

_____誰かに連絡して，それでも助けにならなかったら，もっと落ち込む

_____試してみたけど，効果がなかった

_____こんなことは自分でどうにかするべき

_____

_____

_____

_____

◉ **課題：みなさんが挙げた理由に反論する**

　『摂食障害から回復するための8つの秘訣』では，これらの理由に対する反論の例を挙げています。このワークブックでは，みなさん自身に，この反論を考えていただこうと思います。すでにリストになっているものと，みなさんなりの理由に対して，反論を書いてみましょう。このように反論することで，みなさんの中の健康な部分を強化することができます。そして，今の時点ではそんなことはできないと思っているとしても，これから先，誰かに連絡してみるということが少しは簡単にできるようになるかもしれません。（ヒント：この課題をすることに行き詰まったら，『摂食障害から回復するための8つの秘訣』に書かれている，私たちが挙げた例を読んでみてください。また，他の人に対してであれば，みなさんは何と言うかを考えてみてください。あるいは誰かに，こういうときには何と言う？と尋ねてみましょう）

1. どれだけ私が助けを必要としているのかを，誰にも知られたくない
   反論：

_____

2. 恥ずかしい
   反論：

_____

3. あれ，これは困った，というときには，もう手遅れ
   反論：

4. 何と言っていいのかわからない
   反論：

5. 人に話すことにどういう効果があるのかわからない
   反論：

6. 連絡できる人が誰もいない
   反論：

7. 相手の人も何と言っていいのかわからないと思う
   反論：

8. 今まで誰も私を助けてくれなかった
   反論：

9. 他の人のお荷物になりたくない
   反論：

10. 常にそばにいてくれるわけではないのだから，人には頼りたくない
    反論：

11. 本当に止めてもらいたいのかどうか，わからない
    反論：

12. 誰かに連絡して，それでも助けにならなかったら，もっと落ち込む

反論：

13. 試してみたけど，効果がなかった

反論：

14. こんなことは自分でどうにかするべき

反論：

15.

反論：

16.

反論：

17.

反論：

あるクライエントさんの感想

　「これまでずっと，誰かに助けを求めて，その人たちの重荷になるようなことはしたくないと思ってきました。そして，誰かに連絡したからといって，その人の重荷にはならない，摂食障害という病気にかかっていることがお荷物なのだ！ と本当の意味で理解できるようになるには，それなりの時間が必要でした。実際に誰かに助けを求めるようになると，私の周りの人たちは，病気によって生み出される沈黙よりも，今のほうがいいと言ってくれました。とても信じがたいことですが，でも，人々との本当の意味でのつながりが，摂食障害との関係に置き換わり始めたのです」

——LP

● 誰に，どのように連絡を取るか

　誰に連絡を取るかというのは，とても大切な事柄です。誰もが，みなさんの役に立つように対応してくれるわけではありません。何と言ったらいいのかわからない人，みなさんが必要としているときに連絡が取れない人，あるいは，イライラしやすい人もいるでしょう。みなさんの生活の中にいて，みなさんをサポートしてくれそうな人たちと話すことが助けになるかもしれませんので，その人たちに，そのようにみなさんが感じていることを伝え，協力してくれる気持ちがあるかどうか，尋ねてみましょう。あらかじめ，どのようなときに，どのようなことで連絡をするかもしれないと伝えておきましょう。こんなことを言ってもらったらみなさんが安心できる，助けになるということがあるなら，それを伝えてもよいでしょうし，あるいは，話をじっくり聞いて安心させてくれるだけで十分なら，そのように伝えることもできるでしょう。みなさんの中で，どの人とのどのような取り組みが最も助けになるかを見極める必要もあるでしょう。一方，事前に何も話していなくても，誰かに連絡を取って，話を聞いてもらうということもできるでしょう。クライエントさんたちの中には，理由は言わずに，ただ摂食障害行動をしたいという気持ちを紛らすために，誰かに連絡を取る人もいます。他にも，嘔吐したいと思っているときに連絡を取って，「今，どうしても嘔吐したいと思ってるの。何でもいいから，しばらく話をしてくれる？」と伝えるクライエントさんもいます。みなさんも，事前に準備をしていなくても，親御さんや友達，パートナーに，「夕飯を一緒に食べてくれる？ そうしたら，私も食べやすくなるから」と聞いてみることができるでしょう。このように，誰かに応援してもらう方法は無限にあります。みなさんの周りにいる人たちを思い浮かべてみましょう。そして，みなさんの状況ではどのようなことが役に立ちそうか，考えてみましょう。

◎ 課題：私が相談しやすいのは誰だろう？

　この課題はとても難しく，いろいろな言い訳が思い浮かぶかもしれませんが，みなさんの周りにいて，連絡してみようかと思える人たちの名前を書き出してみてください。

_____

_____

_____

_____

● ある特定の摂食障害行動と，それをしたい気持ちに焦点を当てる

　誰かに連絡を取ることで，その瞬間は，摂食障害行動をしないでいられます。みなさんがこの秘訣7の課題にこれまで取り組んできたなら，どのような状況で，どのような行動に対して助けを求めたらよさそうかをリストにし，なぜ誰にも連絡できないのかの言い訳に反論し，そして，誰にならサポート役をお願いできそうか，書き出してみたことでしょう。ではここで実際に，何らかの具体的な方法と，具体的な理由で，連絡を取ってみることにしましょう。

◎ 課題：何らかの摂食障害行動を止めるための，誰かに連絡を取るという計画

　今現在みなさんが用いている摂食障害行動（あるいは，摂食障害行動をしがちな特定の状況），誰に連絡できるか，どのような方法で連絡するか，そして，どのようにその人がみなさんの助けになるかについて，4つのリストを作ってみましょう。

行動・状況	サポートして くれる人	どのように 連絡するか	私に必要なこと
過　食	姉	メールを送る	メールを送り返してもらうか，電話をしてもらい，会話をする
夕飯を抜かす	親　友	一緒に食べてくれる ように頼む	ただそこにいて，一緒に食べてもらう

1. _____

2. _____

3. _____

4.

　週間目標用紙を用いて，その週に取り組んでみようと思う，ひとつかふたつの問題行動を決めましょう。その週の中で，どのように事態が進んでいるかを見極め，それを改善できそうな何らかの変化を起こしてみましょう。改善してきたと思えるまで，ひとつの行動に焦点を当て続け，それから他の行動に取り組んでもよいですし，あるいは，問題行動すべてに関して，誰かに連絡を取ってみるという目標にしてもよいでしょう。次第に，誰かに連絡を取ることが自然になってきて，自分をいたわる手段となり，最終的には，週間目標用紙を使ったり，経過を記録したりする必要はなくなってくるでしょう。

　摂食障害行動をする前に誰かに連絡を取ることによって，その行動を避けられる場合もあれば，避けられない場合もあるでしょう。それでもあきらめないでください。どのようなことがみなさんのためになり，誰のサポートがみなさんに合っているかを見極めるには，時間が必要なのです。たとえ誰かに連絡をしてみても，最初のうちは，ただ行動を遅らせることができただけ，あるいは，費やす時間を減らせただけ，ということになるかもしれませんが，そこがまさに出発点なのです。続けていくうちに，きっと効果が現れてきます。ではここで，クライエントさんたちの感想を聞いてみましょう。

クライエントさんたちの感想
　「最初は，誰かに連絡をするなんて，怖くてとてもできませんでした。その人が私のことをどう思うか，心配だったのです。批判されたくはありませんでした。自分勝手だとも思われたくなかったし，誰かに助けを求めるというのは，まさにそんなことだと思えたのです。私は人から無能だと思われたくありませんでした。自分でも正しい答えを知っているのに，そんな簡単なことができないなんて，みんなに知られては大変だと思っていたのです。『こんなことをメールしたり，電話したり，話したりできるなら，自分だけで解決できて当然だ』と思っていました。しかし，自分だけではどうしようもないという現実に気づかされたのです。というのも，もしもそうできていたなら，私はとっくに自分の力だけで回復していたはずだからです。そこで最初は，担当のセラピストや栄養士さんに連絡することから始めました。それから，友達にも頼ってみることにしました。それで毎回，私の行動が変わったわけではありませんでしたが，それでも練習を重ねていくうちに，自分にも他人にも正

秘訣7　摂食障害ではなく人々に助けを求める　235

直になることができ，誰かに連絡して心を開いてみるということが，私の回復過程において
てとても大切な要素となりました」

　「私は，夫には助けなんて求められないと思っていました。そもそも彼には，どうやったっ
て摂食障害について理解することは無理だろうし，もしも私が真実を話せば，彼は私を拒
絶して，そして私のもとから去るだろうと思っていました。何年もの間，私は摂食障害の
ことを彼には黙っていました。というのも，もしも彼に伝えたら，結婚生活が終わりを迎
えるだろうと思っていたからです。けれども，治療を受けるなかでわかったのは，このよう
な秘密を抱えながら暮らしていることで，自分を恥じる気持ちや自分には価値などない
という気持ちはいっそう強くなり，回復がさらに難しくなっているということでした。変
化を起こしたいなら，夫に話をして，さまざまな領域で彼の助けを借りる必要があり，そ
してそれが大きな違いを生むだろうと思えました。一方で，夫に話をしても，彼には対処
できず，私のもとから去ってしまうという可能性も受け入れる必要がありました。回復へ
と向かうなかでは多くの決断を迫られましたが，これが最も困難なことでした。最終的には，
彼に話をすることに決めました。どうにかやっと，もしも彼が私のもとから去ったとしても，
それ以上に，今の状況から離れられたほうが私にとっては良いことなのだと納得すること
ができたのです。夫婦といえども，もとは赤の他人でしたし，いずれにしろ，本当の関係
性は築けていなかったのです。セラピストの助けを借りて，私は夫に話をしました。それ
は本当につらく，心が痛むことで，しばらくの間，私たち夫婦は大変な時間を過ごすこと
になりました。それでも，私たちは今も一緒に暮らしています。私たちはこの困難を乗り
越えましたし，私もこの試練を乗り越えることができました。しかし，そのためには本当
に多くの助けが必要だったのです」

　「母に連絡を取り，私がどう感じているかや，太っている気がする，食べてしまったカロ
リーをなくしたいといった話をすると，母は決まって当惑し，泣き出してしまうか，腹を
立てて怒鳴り声をあげるということになるので，いつもその時点で私は話すことをやめて
いました。そして私は自分の殻に閉じこもり，母は私のことなんて助けてくれないんだと
思っていたのです。父は再婚しているので頼りにはならないし，それ以外に私の周りで私
を助けてくれそうな人は思い浮かびませんでした。仕方なく，私は自分一人でよくなろう
と思っていました。私が治療に通い始めたときには，母に関わってほしいとは思っていな
かったのです。キャロリンに6回ほど会ったとき，彼女が母を連れてくるようにと私を説
得しました。当時，私はもう23歳の大人で，母が治療に関わる必要はないと思っていま

したし，それが役に立つとも思えませんでした。何がどうなったのか，うまく説明はできないのですが，母と一緒に治療を受けるようになって，お互いのことがよくわかるようになり，関係もよくなって，それまでの古い力関係から抜け出すことができたのです。母は，摂食障害を病気としてとらえてくれるようになり，私が好んでそのような行動をしているのではないのだと理解してくれるようになりました。私にとって，どんなことが助けになり，どんなことが障害になるのかということも，母は学習してくれました。同時に私も，母の気持ちを受け入れる必要があるということを学びましたし，たとえ母が泣いていても，感情的になっていても，それでも大丈夫なのだと思えるようになったのです。さらに，自分がいつどのように助けてもらいたいか，支えてほしいのかもわかるようになり，あえて母に難題をふっかけたり，無理なことを要求したりしなくなりました。こうして私は人を受け入れ，最初は無理だと思っていた助けも受け入れられるようになったのです。適切な導きがあれば，実際に人に助けを求めるということはとても役に立ち，すべてのことを変化させる可能性があるのです」

● 支援を受けるためにショートメッセージを活用する

ショートメッセージを送ることは，誰かに連絡をするための，とても優れた方法と言えるでしょう。『摂食障害から回復するための8つの秘訣』では，実際に人々が行動変容を起こすときにショートメッセージを送ることが，とても有効であるという調査結果を報告しています。誰かにメッセージを送ることで，摂食障害行動を思いとどまらせてもらったり，何かに挑戦することを応援してもらったり，困難なことを行っていることを認識してもらったりすることができるでしょう。ショートメッセージは，手早く簡単な連絡手段です。みなさんが助けを必要としているときにメッセージを送るということは，最初のうちは大変かもしれませんが，私たちは経験から，実際に電話をするよりも簡単に実行できることだと思っています。

メッセージを送ることで，人とのつながりを感じることができ，確実に自分の決めたことを守ることにもなります。また，気分転換になったり，他の人から役に立つ考え方を教えてもらったり，自分のためになる対応を得られたりするかもしれません。たとえ，メッセージを送った相手がわざわざ返事をくれなくても，ただメッセージを送るだけで，困難な時を乗り切れる場合があります。また，相手の人が忙しくしていて，ほんの短い返事をみなさんが受け取るだけでも役に立つものです。きっとみなさんは，すでにメッセージ機能を使っていることでしょう。そうだとすれば，それをサポート手段としてどのように活用できるか考えてみてください。このメッセージ機能は，友達や闘病仲間，家族や大切な人，あるいは，医

療従事者との間で用いることのできる，回復を助けてくれるツールなのです。

● 私たちがどのようにクライエントさんたちとメッセージ機能を使っているかというと

　摂食障害に苦しむクライエントさんたちは，摂食障害行動を中断するため，あるいはやめるために，多大なサポートを必要としています。私たちは治療者側なので，たいていのクライエントさんにとっては最初に連絡をしてみようと思える存在です。私たちは，次の面接までの間，必要な場合にはクライエントさんとの間でメッセージでのやりとりをします。彼らがまず私たちにメッセージを送り，サポートを求めることに慣れてくれば，それが他の人たちにメッセージを送ることにつながっていくからです。

　私たちは，クライエントさんにメッセージを送るために何時間も使うわけではありませんし，また常時，すべてのクライエントさんにメッセージを送っているわけでもありません。たいていは，特定のクライエントさんたちと，メッセージに関する決まりを定めておきます。実際には，メッセージ機能を使うことに問題（電話代，メッセージの誤解，すぐに返事ができない，距離の取り方の問題など）が生じることもありますが，それでも，クライエントさんたちが困っているその瞬間に私たちが関わることができるというのは，計り知れないくらいに，彼らの回復の助けになるのです。ですから，メッセージ機能を使わない手はありません。もちろん，四六時中，返事ができるわけではないのですが，それでも，クライエントさんたちにとってみれば，ただメッセージを送るだけで十分な場合があるのです。考えてみてください。みなさんがサポートを受けるためにメッセージを送るということは，みなさんの健康な部分が前面に出てきていて，そしてその部分が誰かに連絡を取ろうとしている，ということなのです。いったん，みなさんの健康な部分が出てくれば，より健康的な選択をすることが，より簡単になります。たとえすぐに返事を受け取れないとしても，メッセージを送るだけで助けになることがあるのです。

あるクライエントさんの感想

　「治療を受け始めて間もないある日，お昼ごはんは食べることができ，そして，午後のおやつの時間になっていました。おやつを目の前にして座ったのですが，そこで，本当にこれを食べる必要があるのだろうかと自問し始めてしまったのです。いっそおやつを捨ててしまおうかと思いました。でもその時，もしも何かしたくないと思ったり，不確かであったり，他の人の意見が聞きたくなったりしたら，誰かに連絡をするようにと自分に言い聞かせていたことを思い出しました。誰かに連絡をしたら，今，私がやりたくないと思っていることをやらされることになるということはわかっていました。つまり，おやつを食べ

るということです。そう，おやつを食べるのは必要なこと。だから今，誰かに連絡をしないと，と思いました。自分にとって簡単なことと難しいことがあるとしたら，難しいことをあえてする必要があったのです。私は震える手で携帯電話をつかみ，セラピストに状況を説明するメッセージを送りました。たいてい，彼女はすぐに返事をくれていたのですが，この時はそうではありませんでした。私は電話を握って，返事が来るのを待ちました。けれども，メッセージを送っただけで，私の中の健康な部分が前面に出てきて，そして摂食障害の部分を後部座席に押しやることができたのです。その時私は，これからの一生，おやつを食べるかどうかを決めることだけでこんなに不安になって，私の人生を私らしく生きられないのは嫌だと思ったのです。私は携帯電話をしまって，そして，おやつを食べ始めました」

——AA

　私たちは，クライエントさんたちと定期的に連絡を取るときにもメッセージ機能を使っていますが，すべての心理セラピストやその他の医療関係者が診察時間外にクライエントさんたちとメッセージを送り合うことに賛同するわけではないということを理解していますし，それを尊重したいとも思っています。もしもみなさんが新たに心理セラピスト，栄養士，その他の医療関係者を探している場合には，面接や診察時間外でのメッセージのやりとりについての決まりはどうなっているのか，聞いてみるとよいでしょう。なかには，診察時間外でのやりとりに診察費が請求される場合もあるでしょうし，その点が考慮され，診察費にすでにその分が含まれている場合もあるでしょう。もしもみなさんがすでに心理セラピストや他の医療関係者の診察を受けていて，その人のことを気に入っており，そのまま継続して診察を受けたいと思っているのに，たまたまその人が「診察時間外の連絡は取らない方針」であるとか，メッセージ機能を使うことを好まないのであれば，誰か別の，連絡が取れる人を探してみるとよいでしょう。

● 人々とつながり，回復のために使えるアプリ

　私たちがメッセージ機能を使うのと同じような形で活用できる，摂食障害回復用のアプリというものがいくつか開発されており，それらはさらなる機能も備えています。あるアプリには，診察と診察の間の期間に何らかの「交流」ができるような会話機能があります。もしもこのようなアプリを使ってみたいと思うのなら，ぜひみなさんの携帯電話と連携しているアプリストアで探してみてください。そして，ウェブ上に掲載されている評判などを参考にし，みなさんに最も役立ちそうなものを選んでみてください。人気のある摂食障害アプリを

以下にいくつか挙げておきます（※英語版のみ）。

- Recovery Record（回復記録）

このアプリでは食事とおやつの内容を記録することができ，同時に，みなさんの気持ちや考えについても記録することができます。情報は表にまとめられ，みなさんの傾向を分析し，その情報が，心理士さん，サポートしてくれる人，あるいはこのアプリを使っている他の人たちに共有されます。このアプリには他にもさまざまな機能があり，同時にプライバシーも守られるようになっています。つまり，みなさんの健康に関する情報は法律によって保護されているということです。治療者側はもしかすると，つながっているクライエントさんの数によっては，わずかの費用を払うことになるかもしれませんが，それでも，クライエントさんたちの状況を把握し，それぞれの人に応じたプログラムを作ることができます。印刷したり，体重を表にしたり，あるいは，何らかの調査に対する結果についても確認することができます。

- Rise Up Recovery（ライズアップリカバリー）

これは摂食障害から回復した人が立案したもので，Recovery Record に比べるとかなり簡素なものです。利用者は摂食障害行動について記録したり，アラームを鳴らしたりできますし，摂食障害行動に頼る代わりにできる，何らかの対処方法のメニューもあります。このアプリを使用することで，確実に回復への道を歩めるようになり，また無料で，みなさんの治療チームがみなさんの様子を見守ることができます。

- Rooted Recovery（リカバリールーツ）

Rooted Recovery が目指しているのは，みなさんがどこにいても，摂食障害についての専門的な情報や治療法とつながることができ，そして回復にとって支障となることを少しでも取り除けるようにすることです。Rooted Recovery は，いろいろな種類の治療法や支援サービスを提供していますが，そのなかでも（2016 年に更新された）無料のアプリは，利用者が健康的な対処方法を学びながら，その時々の困難を克服していけるようにプログラムされています。アプリでは，各利用者や治療者たちが傾向分析を見ることもでき，回復や治療プロセスへの洞察が得られるようになっています。またこのアプリを通して，各自が必要とする，より高度な治療，サービスを利用し，地域でのつながりを築けるようにもなっています。このアプリとそのサービスは，摂食障害専門の治療者，患者さん，支援者たちによって企画されました。

● 回復した人をメンターとして活用する

　私たち自身が，摂食障害からの回復を目指し，今ではすっかり回復しているということが，クライエントさんたちと取り組むうえでの成功の秘訣になっていると私たちは考えています。多くのクライエントさんたちが繰り返し言うのは，実際に回復した人について知ることが，自らの回復過程で非常に役に立ったということです。回復した人が専門家である必要はありません。回復した人たちの多くは，「恩返し」をしたい，他の人たちの役に立ちたいと思っています。ここで大切なのは，摂食障害から本当の意味で回復した人を見つけること，そして，害にならない役に立つ形で，回復までの個人的な体験を共有できる人を見つけることです。クライエントさんのサポート役やメンターとしての役割を担う人は，いかに自分の摂食障害がひどかったかを話したり，訓練を受けていないようなアドバイスをしたりするのではなく，どのように自分が回復できたのか，どのような声かけが助けになったのか，どのように回復の動機を持ち続けたのか，どのように困難なことに立ち向かったのか，といったことだけを共有すべきなのです。メンターが目指すべきは，クライエントさんたちに希望を与え，実際に役立った考え方を共有することです。ですから，もしもみなさんがその回復した人によって，病気の方へ引っ張られるような刺激を受けたり，健康な部分が不安になったりするなら，違う人を見つけたほうがよいでしょう。

● 回復した人を見つけるには

　今みなさんは，ではどのようにして，希望を与え，サポートを提供してくれるような，回復した人を見つければいいのだろう，と思っていることでしょう。手っ取り早いのは，回復した人が書いた本を読んでみることです。実際に話を聞くのとまったく同じというわけにはいきませんが，それでも，回復した人たちが書いたものを読むことは，とても良い刺激になりますし，回復への希望が持てるようにもなります。ただし，今もまだ病気で苦しんでいる人たちが書いたものは読まないようにしましょう。ここで気をつけなければならないのは，これらの本の多くが，どれほど自分が重症だったのかについて，わざと過激な，ぞっとするような描写をしている場合があるということです。そうしたものは，助けになるどころか，みなさんの中の摂食障害の部分を刺激してしまうでしょう。お勧めは，本当の意味で回復した人が，どのようにしてそこまで到達できたのか，どうしたらみなさんもそこへ行きつけるのかを示してくれるような本です。よく私たちがお勧めしているのは，ジェニー・シェーファーさんの *Goodbye Ed, Hello Me*（『私はこうして摂食障害（拒食・過食）から回復した』の続編）という本です。

　みなさんの地域で開かれている何らかの摂食障害関係の会でも，回復した人がお話しして

いるかもしれません。その他にメンターを見つけられるのは，12 ステップグループの活動を行っているところかもしれません。このようなグループでは，メンターではなく「スポンサー」という呼び名を使いますが，どちらも似たような役割を担っています。そもそも「私もかつてそれを体験し，回復の過程をたどってきた（been there, done that）」という言葉は，いかに回復途中にある依存症の人たちの体験が，他の人の回復の助けになり得るかを示したものです。12 ステップグループでは，「完全に回復した」という言葉ではなく，「回復途中」「回復過程」という言葉を使います。（最近の，アルコール依存症の人たちの使う「ビッグブック」という教科書では，「回復した」という言葉も使われるようになりました。しかし，もともと 12 ステップの考え方では，依存症とは完全に消え去るものではなく，一生つきあっていくものととらえられています。もしもこの依存症の領域において「完全に回復した」という言葉を使ってしまうと，アルコールや薬物依存の人たちが，もう回復したのだから，ほんの少しならお酒を飲んだり，薬物を使ったりしても大丈夫だろうと考えてしまう恐れがあるからです）いずれにしても私たちは，摂食障害からは完全に回復できると考えていますし，実際にこの 12 ステップの方針に従って摂食障害行動を手放し，順調に回復した人たちにたくさん出会ってきました。みなさんも，12 ステップグループが近くにあれば，何らかのサポートを得られるかもしれません。しかし，スポンサーさんがそれなりに回復できていることが大切で，しっかりと回復への方向性を持ち，そして，みなさんの個人的な考え方や目標を理解してくれる人かどうかを確認する必要があります。

　どういう形でサポートしてくれる人を探すにしろ，その人がどれだけひどい状態だったか，例えば，体重がどれくらい減って，どれくらい嘔吐していたのか，どれくらい運動していたのか，などの不要な情報を共有する必要などないと考えている人を探すようにしてください。これらの情報をみなさんに話しても役に立たないばかりか，みなさんの摂食障害の部分を刺激し，その部分の競争心をかきたててしまうことになるでしょう。もちろん，今もまだ摂食障害に悩んでいる人との交流が役に立つこともありますが，それでも，本当の意味で「回復した」人たちからサポートを受けることとは比べものにならないでしょう。

　みなさんがメンターを見つけられたとしても，その人がどのようにみなさんを援助してくれるのかを見極めることはなかなか難しいものです。そこで，メンターさんに聞いてみるとよい質問の例をいくつか挙げておきます。

メンターさんへの質問事項
1. 自分の身体，体型が変化してくる過程では，どのようなことが役に立ちましたか？
2. 摂食障害行動をしたいという強い衝動を感じたとき，その衝動をやり過ごすために，

どのように自分の心，気持ちと向き合いましたか？　どのようにそれに耐えることができたのでしょうか？

3. 回復の過程で役に立った言葉，ことわざ，言い回しなどはありますか？

4. もうあきらめてしまいたくなったとき，どうしましたか？

5. 自分のしてしまった摂食障害行動について，罪責感を覚えたり，怖くて言い出せないと感じたりしているときに，どのようにして真実を話しましたか？

6. 回復の過程で，何か転機になったことを覚えていますか？

7. どのように体重を量ることをやめていったのでしょうか？

8. いろいろな気になる数値，例えば，体重やカロリー，走る距離などから，どのように自分を切り離せたのでしょうか？

9. 自分だけはどうしても回復できないのではないかと感じたことはありますか？

10. どのように回復への道から外れないようにしてきたのですか？

● 課題：みなさんのメンターさんに質問する

　みなさんは，実際に「かつてそれを体験し，回復の過程をたどってきた」人に，どのようなことを聞いてみたいでしょうか？　摂食障害を克服した人に聞いてみたい質問を考えてみましょう。みなさんが実際に，もしかしたら自分をサポートしてくれるかもしれないという人に出会ったときに尋ねる内容として準備しておくとよいでしょう。みなさんなりの質問を考えてみてください。上記の例から選んでもかまいません。

1. 自分の体型を受け入れるために，どのような方法を意識して使っていますか？
2. 回復の過程で，特に役に立ったと思える本は何ですか？
3. _____

_____
4. _____

_____
5. _____

_____
6. _____

_____
7. _____

_____

秘訣7　摂食障害ではなく人々に助けを求める　243

8.
_____

9.
_____

10.
_____

私たちの振り返り：キャロリン

　私が摂食障害を克服したときには，誰かに助けを求めるということだけが決定的な要因だったわけではありませんが，今ではそれは不可欠なものとなっています。拒食症から回復しようとしていたときには，私自身の身体に対する認識，あるいは，食べる必要があるということを判断する能力がまったく当てにならないものなのだと思い知らされました。私自身の判断があまりにもずれていて，いかに自分自身に厳しくしているかに気づくには，かなりの時間がかかりました。信頼できる誰かに，私が運動しすぎている，あるいは食べる量が少なすぎる，などと言ってもらわなければならず，またそのように自分自身を変えなければならないというのは，とても恐ろしいことでした。当時は，自分で自分をコントロールしなければならない，自分をしっかりと保たなければならないという気持ちがとても強く，いつも食べる量は少なすぎて，運動量は多くなりすぎる傾向にあったのです。今でもこの傾向は残っていて，仕事をするときには根を詰めすぎてしまい，どれだけやったら十分なのか，どのくらい休む必要があるのかといった基準がわからず，バランスを崩してしまいます。最近では，他の人に，この現実をチェックしてもらうようになりました。私が働きすぎているとき，休暇をそろそろ取ったほうがいいとき，いくつかの仕事を断ったほうがいいときの判断を他の人に委ねるようになったのです。何か困ったことがあると，友人たちにアドバイスを求めるようにもなりました。それに，私が自分から連絡をしなくても，周りの人たちは私が彼らの助言を喜んで受け入れること，そして必要としていることを（時には抵抗することもありますが）わかってくれているのです。それで私は，携帯をしばらく切っておいたり，仕事を他の人に回したりすることができます。みんなは喜んで私の舵取りをしてくれますし，特に，何か楽しい活動や心から楽しめること，リラックスできることを計画する際には助けてくれるのです。

私たちの振り返り：グウェン

　周りの人たちが私を感情面で支えてくれるのだと気づくまでには，かなりの時間がかかり

ました。私は小さい頃から，自分しか頼れる人はいないと思っていましたし，自分の考えや気持ちはすべて自分の中に押し込めていたのです。このように書くと，みなさんは私のことを恥ずかしがり屋でおとなしい人とイメージするかもしれませんが，実際はそうではありませんでした。私はとてもおしゃべりで，冗談好きで，いろいろな考え方にも見たところは寛容だったのです。もしもみなさんが私の周りの人たちに聞いてみたら，きっと彼らは，私は自分の考えや気持ちをありのままに表現し，普通の人なら怖くて話せないようなことでも平気で話をする人だ，と言ったことでしょう。ただ，多くの人たちが知らなかったのは，私は他の人が気に入るような考えや気持ちだけを選んで表現し，私とはこういう人であると思ってもらえるようなことだけを言い，そしてそれ以外はすべて内側に隠していたということです。誰かに助けを求めるなどということは，まったく思いつきませんでした。そんなことは考えたこともなかったので，この秘訣を実践することがいかに難しかったか，みなさんにもわかっていただけるのではないでしょうか。キャロリンを通して，そしてモンテ・ニードのスタッフを通して，私は初めて，自分の気持ちを表現し，他の人に話すことで，物事の見方や感じ方を変えられるのだと気づいたのです。周りの人たちに，実際に自分の中で起こっていること，気持ちなどを話すようになって，そして，周囲の人々が私の回復にとって大きな助けになるということがわかって，私はよくなり始めたのです。

　周りにいた人たちの多くは，私が摂食障害を患っていたことさえ知らなかったので，モンテ・ニードを退院したあとの大きな課題は，まずはどのようにみんなに伝えるかということでした。時に一番大変なことというのは一番必要なことだったりするのですが，これがまさにそうでした。私は，周りの人がこの事実を知ったとき，どのように私を評価するだろうかということをとても恐れていました。ですから最初は夫に，私たちの友達や家族に伝えてくれるように頼みました。そうすれば，私は相手の反応を見なくて済むと思ったのです。批判されると思っていたのとは裏腹に，私は多くのお見舞いのカードや電話，支援や励ましの言葉を受け取りました。最初は，誰からの申し出も素直に受け取ることができませんでしたが，しばらくして，もしも私が病気に戻らずに回復の旅を続けていこうとするなら，誰かに助けを求めることが必要だと気づいたのです。そしてこのことは，まさに私にとって最も必要なことでした。私一人で取り組もうとすれば，それはあまりにも孤独な作業だったのです。どのようにこれに取り組み始めたかを，私ははっきりと覚えています。まずは，友人のジュリーに電話をして，私が摂食障害を患っていることをみんなが知ってしまったから，どう思われるか心配で，みんなに会うのが怖い，と伝え，そして，みんなからどうしているかと聞かれたときには何と答えたらいいと思うか，彼女の意見を聞いてみました。彼女はとても親身になって，「真実を言えばいいわ。でも，すべての真実じゃなく」と言ってくれました。

まさにこれが私にとって必要なことでした。そして，彼女を通して私は，正直になってもいい，でも言いたくないことまで話す必要はないと気がついたのです。これが私にとっての始まりでした。そこから，私はつらいことがあった日には友達に連絡をするようになりました。こうして私が正直になることで，友人たちとの関係もより内容の濃いものとなり，私はそれまで以上に彼らとのつながりを強く感じられるようになりました。そしてこれこそが，私が回復し，また回復を維持するためにも必要なことだったのです。

● 自分自身の内面とつながる

　周囲の人たちとは別に，みなさんが持っているものの中でも最も大切な，感情面でのサポート役と言えば，それはみなさん自身です。他の人たちとつながることと同じく，自分自身の内面とつながる練習をして，自分を頼りにできるようになりましょう。

　たとえ今すぐには自分を信用できないとしても，徐々に，自分のために自分がそこにいてあげるということができるようになってくるでしょう。周囲の人々は，常にみなさんのそばにいられるわけではありませんし，みなさんにとって必要なアドバイスができないときもあるでしょう。あるいはまた，みなさんが常に誰かを必要としていると，それは重荷になってしまうかもしれません。『摂食障害から回復するための8つの秘訣』も，このワークブックも，みなさんの中の健康な部分を強化し，みなさんが最終的には人にばかり頼るのではなく，自分自身を信頼し，より良い方向へと導いていけるようになることを目指しています。きっとすでにみなさんは，他の人々に対しては賢明な助言をし，やる気を起こさせ，そして，彼らが苦しんでいるときには慰めてあげることができるのではないでしょうか。それを今度は自分自身に応用してみるのです。私たちのクライエントさんたちと同じように，みなさんも回復の過程で，自分の中の健康な部分とのつながり方が少しずつわかってきて，そしてある時点で，必要なときにはいつでも自分が自分のそばにいてあげられるのだということを実感するでしょう。

秘訣7の終わりに

　誰か他の人に連絡してみるということは，みなさんの摂食障害行動から離れて，現実の人々に視点を移すということです。これはなかなか信じがたいことかもしれませんが，たとえすぐには摂食障害行動がなくならないとしても，誰かに連絡するようになると，みなさんはよくなり始めるのです。いずれにしても，実際に誰かに連絡してみないかぎり，本当にそれがみなさんの助けになるかどうかはわからないでしょう。その過程で，みなさんは自分のこと

をもっと理解するようになり，何が助けになるのかもわかるようになります。きっと，誰かに助けを求めることにもそれほど恐怖を感じなくなるでしょうし，摂食障害行動へと向かう自動的な反応も薄れていき，自分が本当に必要としていることに気づけるようになるでしょう。周りの人に連絡する，助けを求めるということが，回復のための唯一の答えではありませんが，それでも，自分が必要としていることを満たすために人間関係に視点を移していけば，次第に摂食障害の出る幕はなくなるのです。誰かに連絡することで，みなさんとその人たちとの関係もより確かなものとなるでしょう。

　次の最後の秘訣では，みなさんと他の人たちとの関係性を超えて，みなさんがみなさんの芯の部分と，そして他のあらゆるものとつながれるように，話を進めていきたいと思います。本物の，意味のある，目的に満ちた人生というものは，みなさんの回復を「そこで」待っているのではありません。それは今すでに，みなさんの中に存在しています。どこかのある地点で，みなさんの到着を待っているわけではないのです。自分は何者なのかということを深く受け入れているところにおいて，それは常に，すでに存在しています。秘訣8では，みなさんの身体，心を超えて，みなさん自身を見つけ出すお手伝いをしていきます。みなさんがスピリチュアルな存在として何者であるのかを探り，それを理解することによって，なぜ摂食障害を発症してしまったのか，さらには，どのように摂食障害を受け入れ，変化させ，そして手放せばよいかがわかってくるでしょう。

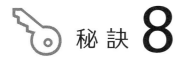

秘訣 8
人生の意味と目的を見つける

「本当のあなた自身であるためには，これが自分だと思い込んでいるものを進んで手放す必要があります」

――Michael Singer

「そもそも私たちとは何者なのかと言えば，生まれつき愛情深く，寛容で，心の底からリラックスしており，そして常に平安で，何の形式にもとらわれていないものなのです。本当の私たちは，何も求めてはいません。それは本来，判断せず，選択せず，自分を定義することもありません。人生のどんな嵐の中にあっても，それは大海としてくつろぎ，判断や抵抗，執着もなく，すべての波を深く永遠に受け入れているのです。一生をかけた探究が行き着くところとは，いつかの将来にたどり着くところではなく，今すでにある，ありのままの私たちなのです」

――Jeff Foster, *Deep Acceptance*

　この秘訣 8 では，食べ物やリスク要因，気持ちを感じること，考え方を見直すことなどを超えたところの話をしていきます。それは，より内奥の癒しについての話であり，普通の治療プログラムではしばしば置き去りにされている部分です。この秘訣では，みなさんという存在の本質，魂の部分，そしてそれらのつながりに気づくことが，どのようにみなさんの完全な回復とその維持に役立つかを見ていきます。精神性（スピリチュアリティ），あるいは魂という言葉にはいろいろな解釈があるため，誤解や混乱も多くなっています。私たちが精神性と言うときには，宗教のことを話しているのではありません。確かに，宗教が精神性と

の仲介役になることもありますが，それでも，その過程で混乱してしまう人が多いのです。精神性とはただ，自己に対する限られた見方を超越し，自分とは個人的な自我や頭の中の声以上の存在であるという認識に関するものです。これまでの人生の中で，きっとみなさんもさまざまな考え，気持ち，状況を体験していることでしょう。精神性を持つというのは，自分とは今この瞬間の目撃者であり，そのような考えや気持ち，出来事に気づいている意識であると理解することです。みなさんが帰る場所は，この意識の中心にあります。その中心から，みなさんは物事を認識しているのですが，さらに重要なことは，みなさんは意識を超えた意識を有している，つまり，意識していることを意識している存在だということです。これが，魂の中にいる状態です。私たちはここで，みなさんが生まれつき持っている精神性を，実用的かつ簡潔に理解し，受け入れ，高められるような方法を示したいと思っています。そうすることによってみなさんは再び，毎日の生活の中に，より深い意義，目的，喜びを見出すことができるでしょう。

　治療施設であるモンテ・ニードでは，クライエントさんたちがどれだけの期間滞在し，どれだけ進歩したかに関係なく，そこから巣立っていくときには卒業式というものを行っています。回復具合の大小に関わりなく，すべてのスタッフとクライエントさんたちが輪になって座り，その人の進歩を全員で讃えるのです。卒業生は誰もが「食べる人としての誓い」というものを書き，そしてそれをみんなの前で読み上げます。これは，回復についてと，人生で前進していくための誓いの言葉です。クライエントさんたちが，この「食べる人としての誓い」で書いてくれたことが，私たちがこれからこの秘訣でお話しする内容を垣間見せてくれます。つまり，食べ物との関係が改善されるとか，これまでの「研究結果に基づいた」治療法などというものを超えて，精神性や魂の事柄へと至る，癒しの側面についてです。まずは最近の誓いの言葉をご紹介します。

「私の食べる人としての誓い」

　……この新しい人生を踏み出すにあたって，数えきれないほどの未知なるものが私の目の前に横たわっています。しかし私は恐れません。むしろ，その恐れに対して，「どんどん私のところへ来て！」と言いたいくらいです。というのも，**自分についての新しい気づきと感覚があれば，どんな恐れも太刀打ちできないと思うからです。**私には，これから襲いかかってくるであろう困難に直面するだけの心の準備ができています。そしてきっと，私には乗り越えられるはずです。

　私は，この社会が理想として押しつける期待におとなしく従うことを拒否します。まさに今日のこの瞬間，私が唯一の理想として**守ろうとするのは，私の魂が共感すること**のみで，

私の魂がもはや完璧を追い求めることはありません。

　これから私が追い求めるのは，本当の自分です。そして，その真実の中で，私自身や他の人たちの愛すべき不完全さを受け入れ，楽しんでいこうと思います。著名な精神科医であったカール・ユングは，「外側だけを見ている人は夢を見ている。内面を見る人は目覚めている」と言いました。私自身の魂の中に奥深く入っていくことで，私は，まだ開拓されていない才能や宝物に気づくことでしょう。そして，それらを自分のものとしていくのです。この喜ばしい発見，貴重な宝石，私の存在の本質，これらが，私自身を閉じ込めてきた牢獄から，私を自由にしてくれると思うのです。

　これからは食べ物に限らず，毎日のあらゆる出来事をひとつひとつ，マインドフルに体験していきたいと思います。これからの「人生」を思いきり味わうために，私自身の魂に栄養を与え続けるつもりです。私の魂はこれまでずっと，（私自身との，そして他の人々との）思い出や人間関係に飢えていました。今日，この時点から，私の心の飢えを，私自身や他の人々との関係で満たしていきたいと思います。

　これからはあらゆる意味において，生き生きと私の魂を満たしていくつもりです。それが新しいことへの挑戦であれ，風変わりになることであれ，流れに身を任せることであれ，あるいは，正直になるということであれ，私の人生に起こり得るすべてのことを実際に私自身で体験していきたいと思うのです。これからは，決して満足をもたらすことのない何かで代用するのではなく，私の内面が必要としていることに素直に耳を傾け，それを大事にしたいと思います。時には笑うことも必要でしょうし，涙が必要な時もあるでしょう。時には自分だけの空間が必要でしょうし，人とのつながりが必要な時もあるでしょう。そして，時には動くことが必要で，またある時には休息が必要になるでしょう。たとえどんな状況であれ，私は自分が必要としていることを大切にしていきたいと思います。そして何より，愛情や親密さについても，私の中の欲求に応えていきたいと思います。そこに注意を向けてあげなければ，私の魂は消えてなくなってしまうでしょう——私たちの魂は本来，人との関わりを必要としています。そして私たちはみな，生まれつきつながり合っているのです。

　私自身へ。そして摂食障害で苦しんでいる他のすべてのみなさんへ：

　もしも何かを数えたくなったら，食べたカロリーや消費したカロリーを計算するのではなく，ありがたいこと，嬉しかったことを数えてみてください。

　もしも，どうしても過食したくなったら，人生が差し出すすべてのことを食べ尽くしてください。今この瞬間の感覚を思いきり味わってみてください。そして，愉快な夢と魔法

のような瞬間で自分自身を満たしてあげてください。

　もしも，どうしても嘔吐しなくては，と思ったなら，思いきり涙を溢れさせましょう。笑うことでも，愛情を示すことでもいいでしょう。**あらゆる感情を溢れさせ，この宇宙のエネルギーの中に放出しましょう。**

　もしも，どうしても拒食したくなったら，**自分の中に湧き起こる否定的なおしゃべりや，有害な影響力を拒否しましょう。そうすれば，それらが人生の質に支障をきたすことも，魂を圧倒するようなこともないでしょう。**ナマステ。

私たちの振り返り：キャロリン

　私はこれまでに何百回もの卒業式に参加し，1500以上の「食べる人としての誓い」に耳を傾けましたが，毎回心から感動させられています。この若い女性の誓いもそうですし，また他の人たちのものもそうなのですが，この誓いは，摂食障害からの回復とこれからの人生に，より深い意味と目的をもたらすような，ある種の癒しの体験と人生の歩み方を示してくれるのです。もう一度，上記の誓いを読み返してみてください。そして，太字にしてあるところを特に注意して読んでみてください。これらはどれも，この秘訣で取り上げていこうと思っている事柄です。

● 表面的なことから，精神的なことへ

　もしもみなさんが，摂食障害に苦しむ他の多くの人たちと同じように苦しんでいるのだとすれば，みなさんは自分の身体とのつながりを見失ってしまっているか，あるいは，常に身体との戦闘状態にあるのではないでしょうか。心の中では常にいろいろなおしゃべりが繰り広げられ，批判や比較が渦巻いていることでしょう。自分や他人にとても厳しく，バランスに欠けていて，習慣的な行動パターンを繰り返し，過去や未来のことに心がとらわれているでしょう。みなさんはおそらく，身体や心を超えた自分の本質には気づいていないでしょう。というのも，この現代社会では，自分とは，身体や心を超えた何者かであると理解することも，それを育むこともできないからです。摂食障害とは，身体と心，そして魂がそれぞれバラバラになっていることの典型的な表れです。これらを再びつなぎ合わせていくことは，みなさんの癒しにとって大切なだけでなく，みなさんの人生，生きる目的に，より深い意味をもたらしてくれます。そんなことはとても難しい，あるいはできるはずがないと思われるかもしれません。あるいは，いったい何の話をしているのかさっぱりわからない，という人もいるかもしれません。しかし，みなさんもほんの少し教えてもらうだけで，この奇妙で，難しそうで，あるいは無理そうなことを，みなさんの自然な一部分にしていくことができるで

しょう。

　多くの人たちのように，もしもみなさんが，安らぎ，安全，愛情，幸福を求めているとして，それを痩せることを通して，あるいは，食べ物から得られる安心感を通して得ようとしているのであれば，ほんの一時的には意味や目的を得たかのように思えても，みなさんは終わりのない努力，惨めさ，不幸せから抜け出すことはできません。そして，自分の価値とは，外的な所有物，業績，また，特に見た目と直結しているのだという錯覚を持ってしまうのです。さらには，自分の考え方や行動が，みなさんを幸せから遠ざけているのだということが理解できず，その克服の仕方にもなかなか気づけないかもしれません。

　たとえみなさんが何らかの宗教的あるいは精神的な教えから知識を得ているとしても，何千時間とさらされるメディアや宣伝広告からの影響に左右されないでいることは到底不可能でしょう。それらは，人間とは外見をよくするため，よい仕事に就くため，お金をたくさん稼ぐため，何か物を手に入れるために存在しているのだと私たちに思い込ませるのです。イメージが精神的な意識に取って代わり，消費がこの世の中の中心事項となってしまっています。そんななかで，みなさんがつながりを失い，空虚に感じ，見つけられはしないところで何らかのつながり，意味，充足感を探し求めたとしても無理はありません。

　私たちと同じようにみなさんも，幸福を，まるでそれが自分自身の外側にあって，どうにかすれば獲得できるものと教え込まれてきたことでしょう。しかし残念ながら，幸福とは，決していつか「手に入る」ようなものではなく，行ったり来たりする感覚なのです。とはいえ，みなさんが今この瞬間の目撃者としての自分を理解し，深い意識状態から人生を懸命に生きようとするならば，みなさんの幸福感が増すばかりでなく，心の安らぎや充足感がもたらされることでしょう。

　精神性，あるいは魂という概念は古めかしく，ここにはふさわしくないと思われるかもしれませんが，私たちが意図していることは何なのかを説明してみたいと思いますので，もう少し辛抱しておつきあいください。精神性を持つということは，何らかの宗教的な教えに従うべきだということでも，また，存在を証明できない何らかの概念や存在を信じるということでもありません。「精神（spirit）」の語源は，ラテン語で「呼吸」を意味し，これは要するに生命エネルギーのことです。現代の宇宙に関する科学的知識によれば，私たちの内部にあるエネルギーは，他のすべてのものとつながっています。すべてのもの——みなさんも，私も，星も，木も，海も，雲も，犬も，象も，蟻も，絨毯も，この本も——を構成する原子は，同じ基本的なエネルギーで成り立っているのです。みなさんがそれをエネルギーフィールド，魂，気づき，気，量子場，神，意識など，何と呼ぼうと，その存在は畏敬の念を起こさせるような現実であり，けれども私たちのほとんどは，それを十分に認識できていないの

です。古代の叡知も，現在科学も，限られた自己の感覚や分断を超えて広がる，私たちの自己や世界に対する理解への道筋を示しています。みなさんもこのような概念を耳にしたことがあるかもしれませんが，多くの人々にとっては，あまり理解できない事柄でしょう。精神性とは，限られた自己の感覚を超えて，自分を理解し，行動することについてのものです。そしてそれは，このエネルギーを自分の本質として理解し，生きとし生けるものや周りの世界とのつながりを認識することによって実現されるのです。

　みなさんに強い信仰心があるとしても，あるいは証明不可能な宗教の教えには興味がないとか，科学的な根拠と宗教的な教えは矛盾すると考えているとしても，ここで私たちが説明すること，つまり，精神性に満ちた魂のこもった生活をするということは，これらのどの考え方とも矛盾するものではありません。

　量子物理学は，現実というものの本質についての私たちの考え方を打ち破るもので，仏教の教えに見られるような，東洋古代の精神的な伝統を裏づけるものです。両方とも，すべてのものがつながっているというワンネスの考え方の源として，エネルギーフィールドについて説明しています。どちらも，私たちの自己についての狭い概念を拡張し，新たな可能性に満ちた世界を切り開いてくれます。私たちがお伝えしている精神性は，古くからの考え方に通じていると同時に，この宇宙に対する科学的理解に基づいてもいるのです。

　科学的知識がどれほどすばらしいものでも，みなさんがより精神性の高い人生を送るためには，それだけでは十分とは言えないでしょう。この宇宙に存在する物事についての科学的な説明は，知的で抽象的です。私たちがそれを感じることはありません。科学的な知識は，精神的もしくは超越的な理解を排除しているかのようですが，実際はそうではありません。みなさん自身を含めて，この宇宙の精神的なありようを理解するためには，実際に体験してみることが必要であり，それを統合することが必要なのです。ヨガや瞑想などのマインドフルネスの実践は，ちょうどその具体的な経験として作り上げられています。事実，仏教とは，私たちの自我の際限のない心のおしゃべりを静めることを意図した教えであり，「気づき，意識，あるいは，魂の座」にすわってみることで，自分自身の本質やより大きな存在とのつながりを感じられるようにするためのものなのです。これからご紹介する課題によって，みなさんにもそれが可能になることを願っています。

　グウェン：ひょっとしたら，今みなさんは，私がそうだったように，すでに頭の中が混乱し，これ以上この秘訣を読むのはやめにして，もっと具体的なことを扱っている秘訣に戻ったほうがよさそうだと考えているかもしれません。でも少しだけ，その考えを脇に置いておいてください。このまま読み続けても，決して害になることはないでしょう。むしろ，みな

さん自身も驚くほどのことがあるかもしれません。それに，みなさんの信仰をあきらめてほしいとか，新しいことを信じるようにとは決して言いませんので，安心してください。私たちはただ説明をしていきますので，ご自身で，それが妥当で自分の状況に合いそうかどうか考えてみてください。

４つの方法：精神性に関する簡潔な原理

Angeles Arrien さんが *The Four-Fold Way* という著書の中に記した，より精神的な人生を生きるための４つの原理——魂とつながり合う，上手に注目する，批判せずありのままに話す，結果に固執しない——については，『摂食障害から回復するための８つの秘訣』の中でも紹介しています。この考え方は，仏教や他の東洋思想に根ざしたものであり，私たちが本来必要としないはずの苦しみから心を解放することを意図した，多くの精神的な伝統やマインドフルネスの実践の中にも見出すことができます。私たち自身，実際に生活の中でこの考え方を実践しており，クライエントさんたちにも教え，手応えを得ています。

この秘訣８には，さまざまな課題が含まれています。これらの課題はあちらこちらに書き留めるより，週間目標に組み込んで，そこでまとめて取り組んでみるとよいかもしれません。この秘訣を読み進めていく際には，そのことを思い出していただければと思います。

● 魂とつながり合う

「みなさんが回復したときには，みなさんは自分の健康を害してまで，何かを成し遂げようとしたり，魂に逆らったりすることはなくなります。しかし，自分の魂の部分とつながることができないかぎり，話は始まらないのです」

——キャロリンとグウェンより
『摂食障害から回復するための８つの秘訣』

みなさんは，どのようにご自分の魂とつながり合っているでしょうか？　心（自我）がみなさんを乗っ取って，みなさんにどのように考えるべきで，どのように振る舞うべきかを命じたり，あるいは，自分とは自分が抱いているような考え，感情，気持ちそのものだと思い込ませたりしているでしょうか？　それとも，自分の中にはこれらすべてを超越したようなものがあるということがわかり始めているでしょうか？　それはつまり，すべての根底にある「存在」です。みなさんの心，考えには後部座席に移ってもらい，みなさんの中の「魂の部分」と私たちが呼んでいるところから，開かれた意識をもって人生に参加することはでき

254

るでしょうか？　みなさんの中で，自我の部分と魂の部分との違いを認識できるようになり，そして，その魂の部分から人生を生きられるようになれば，その時にはみなさんは，摂食障害だけでなく，これまでの満たされていなかった人生をも癒すことができるのです。

● 自我と魂に関する課題：あなたって誰なの？
　自分とは何者であるのかを説明する，いくつかの項目を挙げてみてください。

1. _____

_____

2. _____

_____

3. _____

_____

4. _____

_____

5. _____

_____

● 自我の部分
　みなさんはたいてい，自分を描写するときに，性別，外見，職業，業績，趣味，あるいは，考え方，感じ方について説明するでしょう。これらはすべて，みなさんの自我，すなわち考える心の部分であって，それがみなさんのアイデンティティとなっています。「自我（エゴ）」という言葉はラテン語に由来し，「私」を意味します。自我は，「私が」「私に」「私のもの」といったことに関わる部分です。これは，他の人からみなさんを区別する部分とも言えるでしょう。
　自我は悪いものではありません。それは個人のアイデンティティを維持し，この世界と折り合いをつけ，効率的に考えたり，計画したり，準備したり，何かを提供したりするときに必要なものであり，明らかに，とても大切なものです。しかし，みなさんという人間が自我だけでできていると考えてしまうと，問題が生じます。注意していなければ，自我は際限のない比較，批判，断絶に陥ってしまうのです。「私は太っている」「彼女は痩せている」「私にはいいところがない」「傷ついた」のように，他人を評価するときや，自分が評価されていると感じるときには，この自我の部分が働いています。もしもみなさんが摂食障害で苦し

んでいるのでしたら，みなさんの自我がみなさんを乗っ取り，人生を支配してしまっている
のです。

　もちろん，しっかりとしたアイデンティティを保つため，この本を読むため，あるいは，
この地球上で生きていくためには，自我というものが必要です。しかし，心のざわつきを抑
えることも，ありのままを受け入れることも，そして今この瞬間に身を置くこともできない
なら，そのときみなさんは自分自身を自我と取り違え，魂との結びつきを失ってしまってい
るのです。

◉ 課題：今この瞬間への抵抗
　以下の文章を完成させてください。

　私の望みは，

_____

_____

　ただ，

_____

_____でさえあればいいのに……。
　私が受け入れられないことは，

_____

　私が悩んでいることは，

_____

　みんながやっと私のことを理解してくれたら，私は，

_____

　もしも

_____
　　　　　　だったら，私は自分のことを大丈夫だと思えるのに……。

　みなさんが書いたものをもう一度見直してみてください。これらの考えは，今この瞬間
にいることに抵抗する自我の部分から発信されているものです。ありのままを受け入れる

ということは，決して将来の状況を変えられないということではありません。この瞬間の，今の状況を受け入れるという意味なのです。例として，みなさんが「私の望みは，もっとスタイルがよくなること」と書いたとします。この言い方では，今の状況を受け入れていないことになります。もしもありのままを受け入れるとしたらどんな言い方になるか，考えてみてください。例えば，「私の体型は私だけのもの。自分自身を痛めつけずにこの体型を変えることはできないのだということはわかっている」のようになるでしょう。別の例として，もしもみなさんが「痩せることができたら，私は自分のことを大丈夫だと思えるのに」と書いたとしたら，「今の私のありのままを受け入れる。そして，もしも私が普通に食べて，それで体重が減るとしたら，それが自然なのだ」と言い換えることができるでしょう。

みなさんが実際に書いた文章を見返してみてください。今のこの状態をありのままに受け入れることを示すような表現で書き直すことができるでしょうか。

1. 「今，私はとてもつらい。これは何か学ぶべきことがあるということだろう」
2. 「今のこの体型を私は受け入れます。でも，このまま永遠に体型が変わらないということでもないのです」

3. _____

4. _____

5. _____

6. _____

7. _____

おそらく，受け入れることを表明するような形で文章を書き直しても，なんだかしっくりこないかもしれません。何かがおかしい，事実ではない，こんなの無意味，などと感じているかもしれません。この秘訣の後半ではさらに，この受け入れることと抵抗することとの違いについて話を進めていきます。この秘訣の終わり頃までには，みなさんにとって，この，

ありのままを受け入れるということが，なじみのない，おかしなことではなくなっていれば
と思います。ありのままを受け入れる練習をするというのは，魂の部分に入っていくことを
意味します。

● 魂の部分

「魂など持っていない，自分自身が魂なのだと理解したとき，心の深いところでの成長が
起こります」

この本の中では，みなさんの中にある健康的な声と摂食障害の声とを区別するために，「健
康な部分」という表現を使ってきました。私たちが「魂の部分」と言うときには，自我や健
康な部分をも超えた，私たちの内なる在り方を表現しているつもりです。それは，意識，あ
るいは気づきの状態であり，みなさん独自のものでありながら，意識の源ともつながってい
ます。それは，みなさんの考えや気持ち，個性，体験などが行き来するのを批判することな
く客観的に眺めていて，そのどれもが自分自身ではなく，自分とはすべての目撃者であると
いうことを理解しているのです。

「真に成長するうえで最も大切なのは，あなたは，あなたの心の声そのものではなく，そ
れを聞いている存在なのだと理解することです。これを理解しなければ，心の声が発する
数多くのことの中で，どれが本当の自分なのかと探し続けることになります。人は，『自分
自身を見つけようとする』なかで，さまざまな変化を経ていきます。心の中の声のどれが，
自分の人格のどの側面が本当の自分なのかを見つけ出そうとするのです。答えは簡単です。
そのどれでもないのです」

——Michael Singer

意識的な気づきを描写する言葉としては，この魂の部分，魂の自己という言葉が最も近い
と言えるかもしれませんが，それでもまさにその通りというわけではありません。魂の部分
というのは，この世界における意識，気づきの根源とみなさんとのつながりを示すものであ
り，自我というのは，みなさんのアイデンティティ，欲求，願望などを示すものです。

魂の部分とつながっているときには，自我のあらゆる関心事がみなさんの前を通り過ぎて
いくのを目撃することができるでしょう。それはまるで波のように，近づいたり引いていっ
たりします。みなさんはその存在に気づき，それをまた海へと戻すことができるのです。こ
の地点からは，考えそのものではなく，考えに対する気づきに，より関心が向きます。この

地点からは，自分の考えや気持ちに従って行動を起こす必要はないのです。それに気づきはしますが，反応する必要はなくなるのです（ヒント：秘訣4を思い出しましょう）。この状態では，摂食障害が根を張ることはありません。過食する必要も，拒食する必要も，嘔吐する必要も，ある一定の数値に到達する必要もまったくないのです。これらのことは，魂の部分にとっては何の意味も重要性もなく，ただ自我にとってだけ重要なのです。

自分の中に魂の部分を見つけ出したクライエントさんたちの言葉

「魂の部分とつながる時間を増やしてみることで，体重やカロリーや脂肪量などとつながっているのは私の自我の部分だけなのだと理解することができました。毎日数分ほど静かに座ってみて，自分の中に，そんなことにはまったくこだわらない部分があることを次第に感じ取れるようになったのです。私とは，考えそのものではないのだとわかるようになりました。私は，それらの考えが自分の前を行き来するのを眺めている存在で，ボールが弾む様子や，映画の登場人物たちを目にしているようなものなのです。ただ目を閉じて数分間，呼吸に意識を集中して静かに座っているだけで，私の中の深いところにある魂の部分とつながることができたというのは，本当に驚きでした。このつながりがわかるようになると，それまでこだわっていたたくさんの事柄が，次第に重要とも，大きな意味を持つとも思わなくなり，私のそれらに対する見方や行動を変化させることができたのです」

——J. K.

「かつては，魂の部分なんてないと思っていました。私は宗教を信じているわけではありませんでしたし，宗教を受け入れ，証明不可能なものを信じるということ以外に，魂がどういう意味を持ち得るのか，想像することもできませんでした。しかし驚いたことに，マインドフルになって十分な時間，自分の考えから自分を切り離してみたら，なんと私の魂の部分が出てきてくれたのです。私の考えや気持ちというのは，私の自我が作り出す物語なのだと理解できるようになりました。今では，それらが現れては消えるのを眺め，それに引き込まれたり反応したりしなくても済むようになったのです」

——LR

● 課題：自分の中の魂の部分とつながってみよう

みなさんがご自分の魂の部分とつながれるようになるための簡単な方法がいくつかあります。朝や寝る前，あるいは何か難しい会話をしなければならないとき，傷ついたと感じているとき，それ以外にもみなさんの都合の良いときに，以下のうちのどれかひとつを試

してみてください。

魂の部分とつながる練習

1. 自然の中を，少なくとも 30 分間，静かに歩いてみる
2. どこか一人になれるところへ行き，すばらしいお気に入りの音楽を聴く
3. 自分が今，何らかの難しい状況に置かれていると想像し，例えば，イエス・キリスト，ブッダ，ダライ・ラマなどを思い浮かべ，もしもそのような精神性の高い人たちなら，同じ状況にどのように対応するか考えてみる
4. 静かに座って目を閉じ，少なくとも 5 分間，呼吸に意識を集中させる
5. 完全なる沈黙の中で，夕焼けを見たり，日の出を眺めたりする

私が行った，魂の部分とつながる練習：

_____
_____
_____
_____

実際にやってみた印象：

_____
_____
_____
_____

　ぜひこの練習をしてみてください。そして，どのように感じたか，いつもの状態と何が違ったかを振り返ってみてください。それぞれの練習をしたあと，日記帳に，みなさんの中に湧き上がってきた考えや気持ちについて書いてみましょう。

◉ 課題：どんな思いが湧き起こっているでしょうか
　この秘訣 8 を読み始めてから，みなさんの中にどのような疑問や懸念が湧いてきたでしょうか。少し時間をとって，書いてみてください。

1. _____
_____

2. _____

3. _____

4. _____

5. _____

　みなさんの疑問や懸念が，このワークブックを読み進めていくなかで解決されるかどう
か，確かめてみてください。ご自分の体験を他の人たちと分かち合うことも助けになるで
しょう。

● 上手に注目する

　みなさんは，どのように自分が物事に注目しているのか，意識しているでしょうか？　簡
単に気が散ってしまうほうですか？　心を静めることができますか？　心の中に湧き起こる
感情にただ気づいて，それに反応しないでいることができますか？　自分がどのようなこと
に注目しやすいか，ご存じでしょうか？　自分の心の内よりも，太ももの太さに気を取られ
ているでしょうか？　体重計の数値と，これまでに行ってきた親切行為の数の，どちらに注
目していますか？　あるいは，今日食べてしまった総カロリー数と，何人の人から微笑みか
けられたかということの，どちらをより大切だと思っているでしょうか？　自分が何に注目
するかが，すべてのことに影響を及ぼします。「エネルギーは思考を追いかける」のです。
このことについて，ちょっと時間をとって考えてみてください。これはとても簡単な言い回
しですが，それでもとても大切な概念を含んでいます。みなさんがどんなことを考えていよ
うと，どのようなことに注目していようと，みなさんの貴重なエネルギーは，そちらへ向かっ
て流れていくのです。そして，人生全般を方向づけ，影響を及ぼします。ほとんどの人たち
は，自分の心は自分でコントロールできるのだということをわかっていないのです。

● 課題：みなさんは何に注目しているでしょうか

　以下の質問に，（日常のこととして考えてみて）「はい」か「いいえ」で答え，自分がど
のように注意を払っているか，考えてみましょう。

_____自分ではコントロールできないことについては考えないように，ストレスにならないようにすることができますか？

_____他の人たちの気持ちを察したり，理解したりするための十分な時間をとっていますか？

_____みなさんが最も注意を払っているものは，みなさんに幸せや喜びをもたらしますか？

_____過去の出来事に無駄な時間を費やしていないでしょうか？

_____今この瞬間を生きていると思いますか？　そして，将来のことは心配しないでいられますか？

_____課題に集中していられますか？（すぐに気が散らないということです）

_____心配することをやめて，そしてまた集中することができますか？

_____自然の中で，静かな時間を過ごすことがありますか？

_____心の雑音を消して，リラックスした状態でいられますか？

_____自分の感情にとらわれることなく，その感情に注意を払うということができますか？

　「はい」と答えた項目を 1 として数えてください。合計が 10 より少ない，つまりひとつでも「いいえ」と答えたものがあるなら，苦痛を軽減し，人生に平和と幸福をもたらすために，どのように注目すればよいかをさらに学んでみるとよいでしょう。

どのように物事に注目するか

　最初にご紹介するのは，どのように注目するか，ということです。何に注目するから，どのように注目するかに視点を移すのは難しいことかもしれません。というのも，これらは密接に関連し合っているからです。けれども，ここでお伝えしたい内容を整理するために，注目にはこのようにふたつの側面があると考えることにしましょう。どのように注目するか，というのは，つまりマインドフルになるということです。

● マインドフルネス

　マインドフルネスとは，心を開いて，受容的に，評価することなく，ありのままに物事に注目するという実践です。

　もしもみなさんが本当に心を開いて，受容的に，評価することなく，あらゆる体験に注目することができたなら，みなさんの毎日はどのようなものになると思うか，考えてみてくだ

さい。ここには，みなさんの気持ち，他の人たちの「間違い」，あるいは，その人たちが犯した罪など，すべてのことが含まれます。マインドフルネスを実践することは，精神的な成長と，苦しみからの解放のための，古くからある，よく知られた手法です。マインドフルネスは，みなさんの魂の部分を前面に持ってくるための方法なのです。

『摂食障害から回復するための8つの秘訣』を読んだ多くの方たちからの感想によれば，このマインドフルネスの練習が本全体の中で最も難しい課題だったとのことでした。よくわかります。私たちにとっても，これはとても難しかったのです。しかし，この練習がいかに重要で効果的かということは，何度言っても言い足りないほどなのです。

マインドフルネスの練習をすることで，容赦なく早口でまくしたてる自我の部分を超えて，みなさんの本質，つまり魂の部分に近づけるようになります。みなさんにもぜひ，このワークブックで紹介している課題をいくつか試してみることを強くお勧めします。あるいは，何か他の方法でもよいので，みなさんにとって意味をなすようなものがあれば，それを試してみてください。

研究が示すところによれば，マインドフルネスの実践は，実際に脳内に変化をもたらし，それが感情を穏やかにし，必要な技術を学んだり，内なる世界と結びついたりするのを手助けしてくれます。これによりみなさんは，その状況にただ反応するのではなく，対処できるようになり，圧倒されたり，パニックに陥ったり，無意識のままに動いてしまったりすることを避けることができるのです。

マインドフルネスの実践がどのような効果をもたらしてくれるかを理解するためには，マインドフルネスをさまざまな視点から眺めてみることが役に立つでしょう。研究者たちは，マインドフルネスを5つの領域に分けて考察しています。これらの領域について学ぶことで，実際にマインドフルネスの実践がみなさんにとってどのように助けになるのかを理解しやすくなるでしょう。

◉ 課題：マインドフルネスの領域

マインドフルネスのさまざまな領域について見てみましょう。それぞれの領域において何らかの改善が必要であることを示すクライエントさんたちの言葉を例として挙げています。みなさんも，取り組む必要のあるマインドフルネスの側面がありそうなら，空欄にそのことを示す言葉を書いてみましょう。

・感覚，知覚，思考，感情を観察する，それに気づく，注意を払う（今この瞬間に存在し，とどまる能力，思考を観察する，自分の感情を感じる）

秘訣8　人生の意味と目的を見つける　263

この領域において，さらなる助けが必要であることを示す例：

「本当のところ，私は自分がどのように感じているのかわからない」

「自分の考えや気持ちがよくわからなくなる」

• **言葉で表現し，名前をつける（内受容性の気づき，自分が何を感じているのかを突き止め，描写する能力）**

この領域において，さらなる助けが必要であることを示す例：

「お腹が空いているのか，それとも怒っているのか，自分でもよくわからない」

「自分の気持ちを表現する言葉が見つからない」

• **内面での経験に反応しない（感情の調整，感情を許容する能力，反応する代わりに対処する能力）**

この領域において，さらなる助けが必要であることを示す例：

「何か困難な状況に直面したとき，その気持ちを取り除きたくて，それで食べ物に走るんです」

「私の中の感情はとても圧倒的で，私はそれを遮断します。拒食することがその助けになるのです」

• **意識して行動する（自動操縦のように無意識に行動しない，集中する，気を散らさない）**

この領域において，さらなる助けが必要であることを示す例：

「私の摂食障害行動は習慣になっていて，大して意識せずに行われている」

「私は無意識のうちに動いている。あんなことをした覚えがない」

___

- 体験について評価しない（状況，自分自身，他者を受け入れる，受容 対 抵抗，自分に対して否定的な話しかけをしない）

    この領域において，さらなる助けが必要であることを示す例：

    「私は食い意地が張っている。あれを全部食べてしまったなんて，最低」

    「痩せるまでは，幸せになんかなれっこない」

___

　みなさんは，これらのマインドフルネスのすべての領域に取り組んでみたいと思ったかもしれませんし，あるいは，どれか一部にだけ取り組みたいと思ったかもしれません。いずれにしても，みなさんの役に立つさまざまなマインドフルネスの実践方法があります。

● 伝統的なマインドフルネスの実践方法

　マインドフルネスには多くのやり方がありますが，おそらく，最も古くから実践され研究されてきたのは瞑想でしょう。しかし，これは最も誤解されているものでもあります。瞑想とは，多くのみなさんが考えているよりずっとシンプルなものです。とはいえ，簡単に行えるということではなく，むしろ初めて取り組むときには困難に感じられるかもしれません。

　瞑想は，自我の状態から一歩下がり，魂の部分とのつながりをもたらしてくれます。マインドフルネスの実践はどれも内面での取り組みであって，みなさんにはどうしようもできない外的環境をコントロールしようとするものではありません。Sam Harris 氏が *Waking Up* という本の中で述べているように，「これは外的環境が大切ではないと言っているのではなく，人生の質を決めるのは外的環境ではなく，むしろ内面だということです。心は，体験することのすべて，そして他の生命に対するすべての働きかけの基礎となっています。これら

のことを踏まえると，心を訓練することは理にかなっているのです」。

　ここではまず瞑想についてお話ししていきますが，その他にもヨガ，太極拳，自然の中での静かな散歩，お経やマントラを唱えること，あるいは呼吸をただ数えることなど，みなさんに実践可能なことはたくさんあるということを最初にお伝えしておきます。これらのものはすべて，気づきをもって，寛大な心で，評価することなく，自分自身に向き合えるようにするためのものです。この秘訣を読み進める際には，ここで紹介するマインドフルネスの練習をすることで，回復という困難な作業を進めていくうえで，そしてまた，日常生活につきもののさまざまな葛藤に対処するうえでの基礎が築かれていくのだということを心にとめておいてください。

● 瞑　想

　瞑想とは多くの場合，宗教的で，たくさんの時間やコツが必要で，修道僧のような特別に宗教的，精神的な訓練を受けている人たちだけが実践するものと考えられています。しかし，瞑想は単に，自分の心に意識を集中するための方法で，今ではさまざまな状況で，生活の質を向上させるために，多くの人たちによって実践されています。瞑想とは，自分自身の本質的な部分，つまり私たちが魂の部分，あるいは意識的な気づきと呼んでいる部分に注目するためのものです。瞑想によって，自我意識を超える（気づいていることに気づく）練習をするのです。自分の意識を意識化できるようになると，自分とは何者なのかということにも気づけるようになります。Michael Singer の *The Untethered Soul*（邦訳『いま，目覚めゆくあなたへ』）という本の中では，以下のように述べられています。

　　　「それはまるで，ソファに座ってテレビを見ていて，すっかり番組に没頭してしまい，自分がどこにいるのか忘れてしまうようなものです。誰かに身体を揺さぶられて，ああ，ソファに座ってテレビを見ていたのだとハッと気づくのです。何も変わったわけではありません。ただ，自分の感覚を何らかの対象に投射することをやめただけなのです。あなたは目覚めたのです。それを精神性と呼びます。これが自己の本質で，それがありのままのあなたです」

　瞑想は，神経系を沈静化する，血圧を下げる，抑うつや不安を軽減する，免疫機能を強化するなど，多くのことに役立つということが研究によって明らかにされています。ここでは，それらに関する数ある研究を深く掘り下げることはできませんので，興味のある方はぜひ，文献をご参照ください。ここでは，特に重要なことだけを説明することにします。

　拒食症，過食症に悩む人たちは，その他の人たちに比べて，不安を敏感に察知してしまう

前頭前皮質の機能

1.	身体機能の調整	交感神経・副交感神経（発進・ブレーキ）
2.	調和のとれた会話	気持ちを感じる
3.	感情のバランス	冷静，明瞭，集中
4.	柔軟な対応	反応か対処か
5.	恐れの調節	静かな警戒
6.	共感	他者の視点で見る
7.	洞察	頭の中での時間移動，過去から現在，そして未来へ
8.	道徳的配慮	社会的に善とされる考え方，行動
9.	直感	本能，身体の知恵

傾向があるようです。多くの人が，ある時点で不安障害と診断されています。ある研究では，私たちの感情をつかさどる脳の中の扁桃体という部分が，拒食症の人たちの間では，不安障害に苦しむ人たちと同じように過敏に反応することが示されています。その扁桃体をコントロールし，バランスを保ち，感情的反応を制御する役割を果たしているのが，前頭前皮質という部分です。この前頭前皮質は，上の表に挙げたようなさまざまな機能を担っています。

　ここに挙げた前頭前皮質の機能は，マインドフルネスの実践とも関係しています。瞑想をすることで，この前頭前皮質の神経繊維が強化され，感情をつかさどる扁桃体の動きを制御できると言われています。これは摂食障害に苦しむ人々，つまり感情のコントロールが苦手な人々にとって，とても大切なことです。瞑想の実践はつまり，脳をどのように訓練するかに関するもので，厳密に言うなら，扁桃体の働きを正常化するために前頭前皮質を鍛えているということなのです。

　瞑想には，ヴィパッサナー瞑想，洞察瞑想，超越瞑想など，さまざまなやり方があります。どの形の瞑想であれ，基本は，思考から気づきへと移行し，頭の中の考えと，内なる本質，魂の部分とを区別できるようにするものです。ここでいくつかの方法をお伝えしますが，ぴったりのものが見つかるように，ぜひいろいろな方法を試してみてください。先ほどもご紹介した *Waking Up* という本の中で，著者の Harris 氏は，瞑想の重要性と，どのような宗教的背景があったとしても，瞑想が私たちの生活に強烈な影響を与えるということを述べています。以下に示すのは，彼が教える初心者のための瞑想法です。ぜひ試してみてください。

秘訣8 人生の意味と目的を見つける　267

◉ 課題：どのように瞑想をするか
以下の簡単な方法を試してみて，何が起きるか見てみましょう。

1. 背筋をまっすぐにして，椅子に座るか，あぐらを組んで座布団の上にゆったりと座ってください。

2. 目を閉じて，何回か深呼吸し，身体と椅子，あるいは座布団が接触している部分を感じてください。座っている感覚に注意を向けてください。圧迫されている感覚，あたたかさ，チクチクする感じ，振動など。

3. ゆっくりと，息を吐く，吸うという行為に意識を向けてください。鼻，あるいは横隔膜の上下など，自分にとって一番はっきりと呼吸を感じられるところに注目してみましょう。

4. ただ呼吸をしているという感覚の中に自分自身を置いてください。（呼吸をコントロールする必要はありません。自然に任せて，呼吸を繰り返しましょう）

5. 頭が何かを考え始めてしまったら，ゆっくりと焦点を呼吸に戻しましょう。

6. みなさんが呼吸に意識を向けると，それと同時に，周囲の音，身体の感覚，感情などにも気がつくことでしょう。そうしたら，それらが意識の中に現れているのをただ観察し，そしてまた呼吸へと戻っていきましょう。

7. 頭の中の考えにとらわれていることに気づいたら，その考えを意識対象として観察してみましょう。そして，また呼吸へと焦点を戻してください。あるいは，次の瞬間に生じた何らかの音や感覚に注目してみましょう。

8. 見えるもの，音，感覚，感情，思考など，すべてをただの意識対象として眺められるようになるまで，これを続けます。それらは浮かんできて，変化し，そして消滅していくのです。

◉ 課題：私の瞑想の練習
瞑想を練習するのに最もふさわしい時間帯：

_____

何分間（ヒント：最初は5分間など，短い時間から始めましょう）：

_____

場所（邪魔の入らない場所を選びましょう）：

_____

最初の瞑想の練習が終わったら，感じたこと，練習するうえで難しかったこと，どうすればやりやすくなりそうか，あるいは，今後も継続するためにはどのような計画が役に立ちそうか，などを書き出してみてください。

感じたこと：

_____

_____

難しかったこと：

_____

_____

これからの計画：

_____

_____

_____

　覚えておいていただきたいのは，瞑想をするうえで，正しいやり方，間違ったやり方などないということです。何度か試していくうちに，だんだんやりやすくなるでしょうし，ずっと簡単にできるようになります。みなさん自身が，落ち着けたと実感でき，何らかの違いに気づけるようになるには，時間がかかるかもしれません。一度，何らかの恩恵を体験できれば，継続することがそれほど苦にはならないでしょう。できるなら，ぜひ同じ時間，あるいは，定期的に練習してみてください。かなり簡単にできるようになったと感じたら，時間を増やしていってもいいですし，日数を増やしていってもいいですが，焦らず，ゆっくりと取り組みましょう。最初から長時間やっても，なかなか効果が実感できず，あきらめたくなってしまうでしょう。

　瞑想の効果を生むために，瞑想を妄信する必要はないということは，私たち二人ともが確認済みです。かつての私たちと同じようにみなさんも，目を閉じて瞑想するなんて馬鹿げている，なんだか落ち着かない，そんな時間は無駄，などと考えているかもしれません。それでも，ぜひ試してみてほしいのです。あるいは，瞑想でなくても，何か別のマインドフルネスの実践でもよいでしょう。今すぐにでも練習はできます。この秘訣を読みながら，あるいは，この課題をやっている今，どんな気持ちでいるとしても，それを受け入れてみ

秘訣 8　人生の意味と目的を見つける　269

ましょう。そして，身体のどこにどのような感覚があるのかに気づいてみてください。恐れや批判，否定的な気持ちを手放してみましょう。ただそのまま，目の前を通り過ぎさせればよいのです。みなさんが内心で穏やかに感じられて，気持ちが中立になるまで，静かに数分間，座ってみてください。今，みなさんの感受性は研ぎ澄まされていますから，ぜひこれ以外のマインドフルネスの実践方法を読んでみて，自分でできそうなものを試してみてください。

◉ 呼吸に注目する

　呼吸に注目するというのは，手始めとしてはとても優れた方法で，しかも簡単です。それでいてとても意義深く，ヨガや瞑想など，あらゆるマインドフルネスの実践で用いられています。呼吸は常にみなさんと共にあり，自動的でリズミカルですので，目を閉じてみれば，簡単に呼吸に意識を向けることができるでしょう。まだ瞑想の練習をしていなければ，みなさんはおそらく，ペースを落とす，自分の内面を見つめる，そして呼吸のようなものに焦点を当てるという作業をやり慣れてはいないでしょう。けれども，この練習を重ねるにつれ，自分の気持ちを静めて，落ち着けるようになるでしょう。そしてそれは，この練習をしているときだけでなく，普段の生活の中でも実感できるようになります。ただ呼吸に注目するだけで，みなさんは今この瞬間，あるいは，みなさんの魂の部分を認識しやすくなるのです。

◉ 課題：呼吸を数える

　これはとても簡単でありながら，とても効果的なマインドフルネスの練習方法です。どこか座れる場所を探し，目を閉じて，そして呼吸を数え始めればよいのです。息を吸う，吐くをセットとして 1 と数えてもよいですし，吸うときを 1，吐くときを 2 と数えてもかまいません。これをすることによって，気を散らされることなく，ひとつのことに焦点を当てるということを，みなさんの心が学んでいけるのです。そのうちに誰でも気が散ってくるものなのですが，そうなったらただ呼吸に焦点を戻し，そしてまた呼吸を数え始めればよいのです。タイマーをセットして，まずは 5 分間，やってみてください。きっと，これがいかに簡単で，これをするだけでどれだけ心が落ち着くのかを実感できると思います。時間を 10 分間，あるいはもう少し延長してみることもできます。この練習を毎日続けていくと，脳や神経系の興奮を鎮める力がついてきて，ただ呼吸に注目するだけで，注意散漫な状態から，心を気づきに満ちた，元の平静な場所へと戻せるということが実感できるでしょう。

では，試してみてください。
呼吸を数えてみての感想：

_____

_____

_____

_____

● 課題：不安を軽減させるための呼吸法

不安を軽減させるこの呼吸法は，私たちがクライエントさんたちの治療で最もよく使用しているものです。この簡単な呼吸法は，興奮状態にある神経系を比較的素早く落ち着かせることができ，とても便利なものです。なかには，この呼吸法を用いることで抗不安剤の服用量を減らすことができた，あるいは，完全にやめることができた人もいます。

数分間，邪魔されることなく過ごせる，静かで居心地の良い場所を見つけ，座ってください。目を閉じて，ゆったりとくつろいで座り，呼吸に集中してください。命の源となる呼吸に注目していることを意識してみてください。息を吸うのにどのくらいの時間がかかるか，数えてみてください。そして，息を吐くときには，吸うときよりも 2 拍分長くして，完全に吐ききるようにしてください。例えば，6 つ数えて息を吸うのであれば，吐くときには 8 つ数えてください。たったこれだけのことですが，これを数分間試すと，かなり大きな不安を抱えたクライエントさんでも，グループの中でじっと座っていられるようになったり，新たに会話を始めるときや，新しい環境に入っていくときに落ち着くことができたり，あるいは，パニック発作を抑えたりすることができるのです。私たちは 2 人とも，渋滞に巻き込まれて遅れ気味のとき，講演をする前，あるいはその他にも，何らかの不安が高まる状況において，この不安を軽減させる呼吸法を実践しています。

実際に行ってみた感想：

_____

_____

_____

_____

● ヨ ガ

『摂食障害から回復するための 8 つの秘訣』の中でも，ヨガはとても重要なマインドフル

ネスの実践方法だとお伝えしましたし，私たちの生活において，また多くのクライエントさんたちの生活においても，ヨガの恩恵には計り知れないものがあります。

私たちの振り返り：キャロリン

　私がモンテ・ニードという，摂食障害専門の一般住宅での滞在型治療施設を開設したとき，ヨガをプログラムの一部に取り入れました。当時は，その後のモンテ・ニードのすべてのプログラムにとって，そして，他の摂食障害治療の専門家たちや，世界中の摂食障害に苦しんでいる人たちにとって，ヨガが治療に必須のものになるなどとは思いもよりませんでした。私自身が回復するうえでもヨガは助けになりましたが，これだけ多くの人々の回復に貢献することになるとは思ってもいなかったのです。以下は，モンテ・ニードで治療を受けたクライエントさんたちの感想です。

　　「ヨガをすることで，私は健康的に心を静め，身体や魂の声を聞けるようになりました」

　　「ヨガをすることによって，私は自分の身体に対して優しく丁寧に接することを学びました。そして，もっと自分の身体を大切にしたいと思うようになりました」

　　「小さい頃，私の心と身体は戦闘状態にはなく，むしろ協力して働いていてひとつであったということを，ヨガを通して思い出しました」

　クライエントさんたちのヨガに対する反応は，私の想像をはるかに超えるものでした。また，これまで私は，ヨガが回復にとても役立っているという，摂食障害治療の専門家やクライエントさんたちにたくさん出会ってきました。ヨガという言葉は，サンスクリット語で「つなぐ」「ひとつにする」を意味する yuj から来ています。ヨガのポーズやその哲学的な教えは，心，身体，魂をひとつにするためのものなのです。

　最近の研究では，ヨガをすることで身体への執着が減り，自分の身体に満足するようになり，さらには摂食障害症状が軽減することが明らかになっています。私自身の経験から，そして，多くのクライエントさんたちや他の専門職の人たちからの肯定的な評価を受けて，私は *Yoga and Eating Disorder: Ancient Healing or a Modern Illness* という本も編集しました。以下はその本からの引用です。

　　「摂食障害に苦しむ人々の心と身体は常に戦闘状態にあり，彼らは高次の自己とのつなが

りをなくしてしまっています。常に自分を他者と比較し，批判し，バランスを欠き，習慣的な行動様式にとらわれ，過去に生きるか，将来を心配している状態にあるのです。ほんの少し考えてみれば，心と身体と魂を統合することを目的にしたヨガという古代からの教えと実践が，これら3つが悲劇的にもバラバラになってしまっている人々の助けになることは明らかです」

　もちろん，ヨガにも，ヨガのスタジオにも多くの種類があります。気がついたら，カロリーを燃焼させる，あるいは最高のヨギを目指すといった方向へと向かいがちかもしれませんが，しっかりとした意図があれば，きっとみなさんにぴったりのクラスを見つけられるでしょうし，あるいは自宅で，自分に合った方法を試してみることもできるでしょう。そのうちに，自分の内面へと向かい，奥深い部分とつながることができるようになると，ヨガの指導者やスタジオ，練習方法が，自分に合っているかどうかがわかるようになるでしょう。
　気功や太極拳のような，昔からある心身の鍛錬法も，魂の部分への内なる気づきを促す方法であり，身体と心と魂のつながりをもたらしてくれます。ヨガよりも，こちらのほうが合っている人もいるかもしれません。みなさんがどのように感じるか，ぜひさまざまな方法を試してみてください。しばらく時間をかけてみましょう。あるクラスが気に入るかもしれませんが，本当にしっくりくるまでには，さらに何度か通ってみる必要があるかもしれません。瞑想と同じようにヨガや太極拳も，たまにやるのと定期的に実践するのとでは大きな違いがあるということを実感するでしょう。

私たちの振り返り：グウェン
　私とヨガとの関係は，まだ開拓途中と言えます。でも，以前と比べたらずいぶんましになりました。ヨガのクラスが終わって帰るときはいつも，気分良く感じることはできるのです。私にとって「気分良く」とは，リラックスしていて，やる気に満ちていて，身体中のどこにも痛みがなく，そして自分自身に満足しているということです。最初は，ヨガはあまりしっくりくるものではなく，苦痛でもありました。20年ほど前，モンテ・ニードの前庭の芝生の上で，キャロリンと私たちみんなで「下向きの犬のポーズ」をしていたときも，私はそれほど熱心に取り組んではいませんでした。もともと私は体が硬いほうで，前屈をして足先に手が届くということもなかったのです。それに，昔の怪我のせいで，片足立ちで一定の時間，バランスを取ることもできず，外見よりも私の筋力はかなり衰えていました。ヨガは，そもそも私にとってはとても難しいものだったのです。こういったことがあったにもかかわらず，予想に反して私にわかったことは，ヨガとは，自分ではまるで理解していない，自分にとっ

て必要なものを提供してくれる手段だということです。確かに，ヨガをすることで身体は柔軟になり，心は落ち着き，心身のつながりが生まれます。しかし，ヨガは私が自分自身の気性の難しい側面とつきあううえでも役に立ったのです。私は長いこと成果主義の人間だったので，不得意なことをするのはとても苦手でした。ヨガクラスが早く終わらないかと時計が気になっているときには，できるだけ私の意識を，その時とっているポーズに集中させようとしました。深呼吸をして居心地の悪さに耐える練習をしたり，さっさとマットを片づけてクラスから出て行きたくなる気持ちを抑えて，「赤ちゃんのポーズ」をとったりもしました。数カ月間続けてクラスへ通ったかと思うと，しばらくはまったく行かないこともありました。でもその後，不思議なことに，結局はまた練習に戻るのです。やはり恩恵を感じていて，私の心と身体，魂とをつなげてくれるという感覚が持てるのです。

● 初心者の視点

　初心者の視点とは，どのように注目すればよいかを学ぶための，とても効果的なマインドフルネスの練習方法です。初心者の視点とは，例えば，リンゴをまるで初めて食べるかのように味わうというふうに，物事を見る，あるいは体験してみるということです。これはつまり，みなさんの知識や想定，期待を最小限に抑える練習をするということです。初心者の視点は，その瞬間を生き生きと体験することへの気づきをもたらしてくれます。これは，思い込みを捨てたとき，どのように異なったやり方で物事に注目することになるかを示すものです。初心者の視点は，すでに知っているから，すでに体験したことがあるからという理由で，それを当然だと思い込まないようにするための練習なのです。子どもたちは，まさにこの初心者の視点のお手本です。といっても，彼らはまさに初心者なので，この視点を持つことは簡単なのです。犬も同じく良い例です。犬たちは，みなさんを見ると，まるで初めて会うかのように振る舞うのです。

　少し時間をとって，バラか何か，咲き誇る花のすばらしい現実に注意を払ってみてください。日常とみなしているものの中に，神聖さを探してみてください。そうすることで，みなさんの周りの自然，世界に対する感謝の念がより深くなるでしょう。

● 課題：初心者の視点で見る

　なじみのある何か自然のものをひとつ選んでみてください。そして今は，そのことについての知識は脇に置いておくようにしましょう。触れてみてください。手に取ってみましょう。香りを嗅ぎ，色，形をよく見てください。食べられるものなら，味見してみてください。その名前を言わずに，それを表現してみてください。そして，まるでそれを一度

も見たことがなく，たった今見つけたばかりで，それがどのように機能するのか，どのような性質のものなのかもわからないという前提で，それを説明してみてください。思い込みから離れてみると，どれだけ同じものに対してのとらえ方が異なってくるのか，わかっていただけたでしょうか？

　そのものを，名前を使わずに説明してみてください：

_____

_____

_____

_____

　今みなさんが書いたものを誰かに読んでもらい，みなさんの見たものが何だったのか，当ててもらいましょう。
　どんなことに気づきましたか？

_____

_____

_____

_____

● イメージとして思い浮かべることも，注目するひとつの方法

　イメージとして思い浮かべることは，何かに注目するまた別の方法であり，心を訓練するすばらしい方法です。心の中に何かをイメージとして思い浮かべるとき，みなさんの内なるエネルギーはそちらのほうへ向かっています。
　イメージとして思い浮かべることで，内なる知恵とつながることができ，思いが現実化するように脳内経路が作られるのです。神経可塑性の研究によれば，イメージとして思い浮かべることは，現実にそれをしているのと同じ脳内の部位を活性化させるひとつの方法だということです。
　スポーツ選手や音楽家が，試合や公演の前にイメージ訓練を行っていることはよく知られています。それでもみなさんには，それがどのくらい効果があるのか，あるいは実際にどのように機能しているのかがわからないかもしれません。*The Brain That Changes Itself*（邦訳『脳は奇跡を起こす』）という本の中で，著者の Norman Doidges 氏は，ピアノを弾いているとイメージすることが，ひとつの驚くべき練習方法であることを明らかにした研究につい

て述べています。その研究とは，次のようなものです。まず，ピアノを弾いたことのない人たちをふたつのグループに分け，何かを弾けるようにピアノを習ってもらいます。それから両方のグループに5日間，その習った曲を練習するように言います。一方のグループには普通のやり方，つまり，実際にピアノを使って練習してもらいます。もう一方のグループには，ピアノの前に座って，ピアノには触らずに，頭の中でピアノを弾いているイメージを思い浮かべてもらいます。3日後，「頭の中だけでイメージした」人たちも，実際にピアノを使って練習した人たちと同じように，正確にピアノを弾くことができました。5日後には，頭の中でイメージした人たちも，それなりに上達していましたが，実際にピアノを使って練習した人たちにはかないませんでした。しかし，イメージだけの人たちに，ほんの2時間，実際のピアノで練習してもらったところ，5日間ずっとピアノで練習していた人たちと同じレベルまで上達し，同じように弾けるようになりました。これは，イメージを思い浮かべることが効果的な練習の一形態であることを示す，ほんの一例です。ここで大切なのは，ただイメージを思い浮かべるだけで効果があったわけではなく，イメージを思い浮かべることと実際の練習との組み合わせで効果が出たということです。Doidges 氏は本の中で，初めて公に知られるようになった，イメージ訓練によって運動成績を上げようとしたロシアのオリンピック選手たちについて述べていますが，彼らが発見したところによると，一番良い方法は，50%のイメージ，50%の実際の練習という組み合わせだったそうです。

　イメージを思い浮かべる方法は，摂食障害からの回復にも大変効果的で，これは例えば，怖くて食べられないパスタを食べるところを想像してみる，そして，大丈夫な自分の姿を想像する，あるいは，過食や嘔吐をしたいという欲求に抵抗するとき，しなくても大丈夫な自分の姿を想像してみる，といったことです。まず，その状況にいる自分をイメージとして思い浮かべ，そして，何らかの健康的な方法で，少しずつそれに対処できるようになっていく自分の姿を想像するのです。それでも忘れないでいただきたいのは，イメージを思い浮かべるだけで「実行力」が高まるわけではなく，パスタを問題なく食べられるようになるには，パスタを食べている姿を想像することに加えて，実際にパスタを食べるといった練習をすることが必要なのです。しかし，もしもみなさんにとってパスタを食べることが非常に恐ろしいことだとすれば，まずは実際に食べてみる前に，ただ自分が食べている姿を想像するだけでもよいのです。何か大変な出来事や状況に陥ることがわかっているときには，事前にこのイメージを思い浮かべるという方法が，多くのクライエントさんたちの役に立っています。

あるクライエントさんの体験

　「私は，自分がとても恐れていた食べ物，つまりマフィンを食べる前に，それをちゃんと

食べている自分の姿を想像してみました。そのとき初めてこういったイメージを使ってみたのですが，とてもうまくいきました。この体験を通してわかったのは，私はいつも，どんな恐ろしいことが起きるのか，あるいは，特定の食べ物を食べるといかに居心地が悪くなり，また『太る』のかということを，一日のほとんどの時間，想像していたということです。肯定的な結果を想像してみることで，今までとは異なる可能性があるということがよくわかりました。ひとつずつ段階を踏んで練習することで，とても細かい部分まで含めることもできます。この最初の練習の時には，私が食べたいマフィンをどのように選ぶのか，ということもイメージしてみました。それからあえて，私のお皿の他の料理を食べる前に，マフィンを味見している姿を想像してみたのです。友達とおしゃべりをしながら，そのマフィンを落ち着いて食べている自分の姿を想像しました。イメージするというこの方法によって，安全な形で，怖がっていたものを食べる練習をすることができ，私の食べ物や食べ方にまつわる多くの不安が大幅に減ったのです。私は回復の過程でこの方法を使い続けましたし，今では，私の変化しつつある体型をどうにか受け入れるためにも使っています」

——J. B.

● 課題：イメージを思い浮かべる方法を，回復過程を強化するために用いる

　以下に，私たちがこれまでクライエントさんたちと試してうまくいった，イメージを思い浮かべる方法をご紹介します。ぜひどれかひとつを試してみてください。そして空欄に，試してみたい方法をひとつ書いてください。ぜひ，全体をイメージできる十分な時間と場所を確保してください。全体のイメージとは，まず，みなさんが何を着ているか，周囲はどのような状況か，その食べ物の香り，味などです。これは，急いで行う練習ではありません。この練習をするときには，みなさんのことを支えてくれるセラピストや栄養士，あるいは誰か他の人と一緒にするとよいかもしれませんが，もちろん一人でもかまいません。

自分自身をイメージする：

• これまで禁止してきたものを食べていて，味わっていて，美味しいと感じている

• 友達と一緒に楽しくおしゃべりしながらピザを食べ，そのあと嘔吐しない

• 家族と一緒に夕飯を食べている

• 新しい洋服を買うとき，サイズを見ないで試着してみる

• レストランへ行って，自分の食べたいものを，カロリーを気にせず自由に注文している。そして，それを食べ，家に帰り，気分も悪くない

みなさん自身がイメージする内容：

_____

_____

_____

実際にイメージをしてみて，どうでしたか？

_____

_____

_____

　みなさんの週間目標用紙に，ぜひこのイメージ練習も加えてみてください。

● みなさんは何に注目していますか

　ここまで，どのように物事に注目するかについて見てきましたが，次は何に注目するかについて考えてみたいと思います。私たちの最初の本では，クライエントさんたちが，自分の中の精神性，魂の部分に直接注目できるような，私たちが「魂のレッスン」「魂の瞬間」と呼んでいる，さまざまな課題，練習，活動を紹介しました。魂のレッスンとは，みなさん自身の聖なる中心部分と，この命の神聖さに注目できるようにするためのものです。魂の瞬間とは，みなさん自身よりも何か偉大なものとのつながりを思い出させてくれる瞬間で，ある意味では，当然のことでもある出来事，それでも本当に時間をかけて注目してみれば，畏怖と驚異の念を抱かせるようなものの価値を認め，感謝する瞬間のことです。

● 身体と魂

　過度に自分と同一視され，重要視されている身体というものは，野放しにされている自我の一形態と言えます。否定的なボディイメージを癒すことは，摂食障害からの回復において重要な役割を果たします。私たちは，他の多くのプログラムで使われているような，全身の複写や，それ以外のボディイメージに関する典型的な課題は用いません。私たちの経験では，身体そのものに焦点を当てることは決して有効ではなく，むしろ否定的な感覚を増大させてしまうからです。次のたとえについて考えてみてください。もしも，「白い馬を思い浮かべないでください」と言われたら，みなさんはすぐに「白い馬」をイメージしてしまうのではないでしょうか。これがまさに，典型的なボディイメージについての課題をクライエントさんたちが行ったときの反応なのです。代わりに，私たちは今までの経験から，もっと大切な

こと，本当にみなさんの人生において意味のあることに焦点を向けたほうがよいと思うようになったのです。

摂食障害と診断されるひとつの基準に，自己価値観が体型や体重に大きく影響されているということがあります。みなさんのボディイメージに直接焦点を当てて取り組むよりも，みなさんの自己価値観を，心や魂のあり方へと移行させるほうが効果があると私たちは思っています。つまり，私たちの癒しについての考え方は，「暗闇を呪うよりも，そこに光を当てよう」というものなのです（この言い回しはとても多くの人に使われているため，引用元がわかっていません）。

光を当てるというのは，魂を大切にしようということです。魂を大切にするというのは，身体を大事にしないということでも，身体から距離を置くということでもなく，身体に対して何らかの精神的な意味合いを考えてみようということです。魂を大切にすることで，ボディイメージを改善させることができます。みなさんの生活が，魂の瞬間や気づきに満ち溢れ，普通のものを神聖なものとしてとらえられるようになってくると，みなさんの焦点は自分自身やボディイメージから離れていって，周囲の世界や人間関係により向けられるようになるのです。このような見方を学んでいくと，みなさんは身体をとても貴重な「この地球上でのスーツ」，つまり，この世界でいろいろな体験をさせてくれるものと見なせるようになります。魂を大事にするということは，自分の身体を愛し，敬うことにつながり，みなさんは健康を害したり，魂を無視したりすることなく，身体において変化させられることも，させられないことも，受け入れられるようになるのです。

● 身体と魂の経験

治療を通じて，クライエントさんたちにヨガや瞑想を勧め，そして，自我と魂という概念を新たに組み入れることに加えて，私たちはプログラムの中に「身体と魂」のエクササイズと呼ばれるものを含めています。私たちはこれまでの年月をかけて，グループ療法や個人療法で用いることのできる，身体と魂のエクササイズを数多く作り上げてきました。ぜひみなさんも，個別に，あるいは友達と，あるいは診察に持っていくなりして，試してみてください。

◉ 課題：身体と魂

1. みなさんが自分の身体，そして魂を説明するとしたらどのようになるか，大まかに書いてみてください。そして，時々読み返して，新たにその定義を書き直してみてください。参考となる本を見たり，この本の中のいくつかの課題を試したりして，みなさんの定義を書いてみましょう。

2. エンジェルカードをぜひ用意してください。毎日，あるいは毎週，ひとつのカードを引いて，そこに書いてあることを，みなさんのどの側面に注目する必要があるのかの手がかりとして使ってみてください。

3. 食前に，食事のありがたさを表現する言葉を書いてみましょう。食べ物がどのようにみなさんの身体の一部となっていくのかについて，思いをめぐらしてみましょう。(秘訣5を参考にしてください)

4. みなさんが最近，自我をうまくコントロールできなかった例をいくつか書いてみましょう。そして，みなさんの魂の部分がその同じ状況をどのように見ているのかも書いてみてください。

5. Sinead O'connor の The Healing Room という歌を聴いてみてください。ぜひ時間をとって，何度か聴いてみてください。そして，みなさんにとってどのような体験だったのかを書いてみましょう。

6. お気に入りの詩を見つけてみてください。何も見つけられなければ，Mary Oliver, Pablo Neruda, Maya Angelou などが書いたものを読んでみてください。あるいは，誰か他の人にも聞いてみましょう。数えきれないほどの詩がこの世の中にはありますが，みなさんの友達に聞いてみたら，みなさんが気に入るようなものを教えてくれるかもしれません。一日の終わりに優雅に眠れるように，詩を読んでみましょう。あるいは毎朝，一日の始まりに読むのもよいでしょう。

7. みなさんにとって，宗教，精神性はどのような意味を持つでしょうか？　この質問は何度でも振り返ってみるとよいかもしれません。

8. Paula Cole の Me という歌を聴いてみましょう。そして，どのようにみなさんが共感できたのか，あるいは，できなかったのかを書いてみましょう。(キャロリンは，これに共感しない人はいないと思っていますが)

9. みなさんは，魂の部分が自分の軸になっているときをどのように見分けられますか？

10. 身体に関して，みなさんの自我の部分がこだわっていることを2つ書いてみてください。

11. みなさんの魂の部分から，小さかった頃の自分に手紙を書いてみましょう。

12. みなさんの自我の部分が反応した出来事を5つ挙げてみてください。そして，魂の部分から「対処」ができるとしたら，他にどのような方法があるか，書いてみましょう。

13. 自分の魂の部分を思い出せるような言葉，言い回しを考えてみましょう。そして，それを記したものを毎日目につくところに貼るか，財布やバッグの中に入れておきましょう。みなさんの親しい友達にも送ってみましょう。

14. お花や野菜，ハーブを育ててみましょう。何らかの命を育むことは，当たり前のこと

と思われがちですが，見失われてしまったある種の芸術活動と言えるでしょう。これは生命の神秘を思い出させてくれます。

15. 食事をするときには心をこめて，テーブルクロスを敷いたり，お花を飾ったり，キャンドルを灯したり，食事への感謝の気持ちを表したりしましょう。

16. Deva Premal & Miten の CD を聴いてみましょう。彼らの音楽の多くは，悪態をついているようで，みなさんの中にはあまり好みではないという人もいるかもしれませんが，きっと多くの方がこの音楽に心を動かされることでしょう。

● 心を魅了する自然に目を向けてみましょう

　最近では，私たちの意識は，スマートフォンやタブレット，コンピューター，グーグルマップ，交通標識，テレビ，ラジオ，デパートなどに気を取られっぱなしで，周りの自然に注目することを忘れてしまっています。そもそも自然は，直感や畏敬の念といった非常に豊かなものを私たちにもたらしてくれるのです。

● 課題：周囲の自然にどのくらい意識を向けていますか

　みなさんは，何も調べず，以下の質問にいくつ答えられるでしょうか。

1. みなさんの家の近くにある5本の木を思い浮かべて描写することができるでしょうか？
2. 今日の日の入りは何時でしょうか？　明日の日の出は何時でしょうか？
3. 冬至とは何のことなのか，正確に説明できますか？
4. 地球と比べて，太陽はどのくらい大きいのでしょうか？
5. 太陽が沈むときには，どうしてあんなに美しい色が出るのでしょうか？
6. 原子がどのような形態をしているのか，説明してみてください。
7. みなさんが住む地域には，どのような鳥が生息しているでしょうか？
8. 月が満ちつつあるのか，それとも欠けつつあるのか，どのようにわかるでしょうか？
9. みなさんが最近，満月を5分間見つめたときのことを書いてみてください。
10. 海の満ち干や生理の周期が月とどのように関係しているのか，説明してみてください。

　もしもこの課題が難しかったとしても，がっかりしないでください。ほとんどの人がそうなのです。多くの人は，旅行先で自然の中を散策したり，週末にビーチへ行ったり，毎日公園にジョギングに行ったりします。日常の中で自然に目を向け始めるということは，今すぐにでもできることなのです。みなさんが今度外へ行くときには，どのような自然が周りにあ

るのか，目を向けてみてください。この自然界の中という点では，みなさんはどのようなところに住んでいるでしょうか？　どれがみなさんの家に一番近い木で，どれが一番大きな木でしょうか？　どんな花が咲いているでしょうか？　近くの山には雪が積もっているでしょうか？　川や海が近くにあるでしょうか？　丘はどうでしょう？　落葉している木はあるでしょうか？　夜になれば，何か生き物の声が聞こえますか？

● 自然，宇宙，そして，精神性

　宇宙やこの自然界，そして，私たちがその一員であるという事実など，現時点で明らかになっていることを踏まえると，すべては関係し合っていて，そして，私たちの住んでいるこの宇宙は神秘と驚異に満ちています。

　原始人たちは自然の中で生活し，四季の移り変わりや，命を育む太陽が毎朝姿を現すのを目の当たりにし，星の大切さや，すべてのもののつながりを感じながら過ごしていました。原始人はあらゆるものの気配を察し，注意を払い，依拠し，畏れを抱いていたのです。当時は宇宙に対する畏れを理解できるような科学はまだ発達していませんでしたが，その代わり，太陽を崇拝したり，雨が降るように祈ったりと，いろいろなものとの精神的なつながりが大事にされていたのです。

　今日の「証明に基づく」社会においては，環境や宇宙が科学的に解明されるようになって，私たちの体験から生じていた畏れというものが，論理的な説明に置き換えられてしまいました。とはいえ，科学が精神性と争う必要はありません。精神的な経験や理解がもたらされるのは，宇宙についてのすさまじいほどの科学的知識と，その包括的な経験が合わさってのことなのです。太陽が沈む瞬間，何が起きているのかという事実を知ることも大切ですが，それとともに，自分の足で夕陽を見に行き，そして，心の中に湧き上がってくる深い感謝と畏敬の念を感じることも大切なのです。

● 魂の瞬間

　魂の瞬間とは，みなさんが感動した，あるいは，心を大きく揺り動かされた瞬間のことで，畏敬の念を実際に感じているときのことですが，これを言葉で表すことは難しく，何らかの意味深い形で感じられるものです。以下にその例を挙げてみます。

• 動物や人間の赤ちゃんが生まれるところを見る
• 誰かの瞳を30秒以上見つめる
• 身体を動かしながら歌ったり，元気が出る言葉を繰り返したりする

- 森の中で静かに座る。壮麗な滝を見つめる
- 月や星を眺める。あるいは，天体望遠鏡を覗いてみる
- 山の中で，雪の舞う光景を眺める
- ろうそくを灯して，みんなで祈る

　魂の瞬間について覚えておくと，生活の中で，畏敬の念に打たれるような出来事に意識を向けやすくなるでしょう。これを目標にするのは重要なことです。なぜなら，毎日の生活では，みなさんが注意を払わなければならない出来事が山のようにあるからです。みなさんが何に注目するかによって，みなさんのエネルギーの行き場も，生活の質も変わってくるということを覚えておいてください。

◉ 課題：私の魂の瞬間

　1週間かけて，みなさんの魂の瞬間を探し出し，そこに意識を向けてみてください。そして，なぜそれがみなさんにとって魂の瞬間だったのか，実際に経験してみてどうだったのか，書いてみてください。

魂の瞬間：

_____

_____

_____

感じたこと：

_____

_____

_____

魂の瞬間：

_____

_____

_____

感じたこと：

_____

_____

_____

_____

魂の瞬間：

_____

_____

_____

_____

感じたこと：

_____

_____

_____

_____

　「注目する」ということについて，ここまで説明してきました。すべてが多かれ少なかれ，マインドフルネスについて，つまり，自分自身や周りの世界に対する，これまでとは違った形での注目の仕方について述べたものだと言えます。今この瞬間への気づきに満ちると，みなさんは，今この瞬間に存在することと，恐ろしい思考や反応パターンとの違いを区別できるようになるでしょう。今この瞬間に触れているとき，みなさんはよりたやすく，それを摂食障害の部分から切り離せるでしょう。みなさん自身が「摂食障害の部分」なのではなく，実はそれ以上にたくましいのだと気づけるようにもなるでしょう。そうして，みなさんの摂食障害の部分の出る幕はなくなってくるのです。

◉ 課題：マインドフルネスの誓い

　食べる人としての誓いと同じように，私たちは時々，クライエントさんたちに，マインドフルネスの誓いというものを書いてもらいます。これを書くことで，どのようなことに意識を向ける必要があるかを思い出すことができるのです。あるクライエントさんが書いてくれたものを以下にご紹介します。みなさんもいずれ，ご自分の誓いを書いてみるとよいでしょう。

「マインドフルネスの誓い」

　私が摂食障害の部分に乗っ取られていたときには，まさか，今この瞬間に注目する，などということができるようになるとは，とても思えませんでした。当時は，食べ物や運動，厳しく取り決めた日課にがんじがらめになっていて，心を開いて物事を見て，受け入れて，批判することなく，今この瞬間に存在する，というようなマインドフルネスの実践をする余裕はどこにもなかったのです。

　今になってわかるのは，私にはいつでも選択肢があるということです。それは，どのような時であっても，置かれた状況でどのように対処するかは——それに気づけるほど冷静でいられたら——自分で決められる，ということです。

　今日から，私は人生のあらゆる面において，マインドフルであるよう心がけたいと思います。

　もうこれ以上，自分の人生を自動操縦には任せません。今日この日から，今この瞬間を受け入れ，心を開き，気を配り，そして，今を生きようと思います。

　日々の生活にすぐに気を取られてしまうということは，私も承知しています。ですから，そうなっているときにはそれに気づけるようにし，立ち止まり，そして，本当の私自身と向き合って，深呼吸し，心で感じるように努めます。その瞬間に，私の身体が望んでいるように息を吸い，息を吐き，その様子を感じてみます。それから，意識がそれた私を呼び戻すために，大きく深呼吸をします。

　今この瞬間，私がいるこの世界で，私にとって本当に大切なこと，愛情，空気，水，呼吸に，これからは意識を向けていきたいと思います。そして，私の足がきちんと地についていることを感じてみます。

　私が感じているありのままを，判断せず，批判せず，ありのままに受け止め，そして，安心して前進を続け，必要とあらば立ち止まってみます。すべては私の心が作り出していることなのです。もうこれ以上，惨めになるようなやり方をあえて探し出すようなことはしません。私は幸せになってもいいのです。そして，私の魂は幸せになることを望んでいるのです。

● 批判せずありのままに話す

　最初のふたつの原理「魂とつながり合う」「上手に注目する」を練習して，その方法を身につけることができれば，第3の原理「批判せずありのままに話す」も上手にできるようになるでしょう。これはとても大切な概念で，私たち自身も日常生活で使っていますし，クライエントさんたちにもよくお伝えしているものです。「批判せずありのままに話す」ことは，

物事に満足しているときには簡単にできるものです。逆に，誰かがみなさんのことを傷つけたとか，嫌な気持ちにさせたとき，あるいは，みなさんが怒っているときにこれを実践することは難しいでしょう。

批判せずありのままに話すということは，否定的にならず，あら捜しをせず，責めることなく，自分自身に正直になるということです。これを身につけることで，みなさんの伝えたいことは，より受け入れられやすくなります。批判せずありのままに話すためには，会話を始めるよりも前に，落ち着いていて，何らかの怒りや否定的な状態を中立に戻しておく必要があります。人と会話をするときというのは，言葉だけでなく，言外のメッセージも同時に伝わるものです。身体を落ち着けて，中立の状態に持っていくことは，非常に重要なことなのです。もしかしたら，ちょっとだけ時間をとることで落ち着くかもしれませんし，あるいは，呼吸法，瞑想などをやってみるとよいかもしれません。ここで大切なのは，みなさんの傷ついた自我を前面に出すことではありません。批判せずありのままに話すということは，みなさんの「魂の部分」，つまり今までお伝えしてきたような，静かな内面の知恵の部分を使って話をすることなのです。

◉ 課題：批判的な言い方を，批判しない言い方に変えてみましょう

下記の例文を見てください。それから，伝えたい中心的な事柄は残しつつ，否定的な部分を取り除いて書き直す練習をしてみましょう。これは，みなさんがストレスを抱えていないとき，怒ったり，イライラしたりしていないときに試してみてください。この練習をすることで，批判を加えない真実とはどのようなものかがわかってくるでしょう。

例：「なんて嘘つきなの！」
言い換えると：「本当のことを言うのが難しいみたいね。」

例：「あなたはなんて怠け者で，あてにならないの！」
言い換えると：「私があなたのことを頼りにしているときに，あなたがその通りにしてくれないのではないかと心配だわ」

ヒント：ただ相手の言動を並べ立てて罵声を浴びせる代わりに，みなさんがなぜイライラしているのか，その人がみなさんを傷つけたりイライラさせたりするようなことをすると，どのような気持ちになるのか，そういうことを考えながら，この練習をしてみましょう。「あなたは自分のことばかりで，人のことなんて気にしていないから，いつも遅れるのよ！」

と言う代わりに，「あなたが遅れてくると，私が大事にされていないような気がして，それですごく傷つくの」と言ってみましょう。

では，批判せずありのままに話す練習をしてみてください。

「あなたはなんて自分勝手なの。人のことなんてどうでもいいんでしょ！」
言い換えると：

_____

_____

「一晩中飲み明かして，酔っ払って，なんてみっともないの！」
言い換えると：

_____

_____

「彼女が自慢げに話すのが，すごく嫌！」
言い換えると：

_____

_____

これまでみなさんがとても批判的になり，誰かのことを責め立て，否定的なことを言ってしまった例をいくつか挙げてみてください。そして，それを批判せずありのままに伝える言い方に変えてみましょう。（ヒント：実際の会話では，声の調子や身振り手振りも大きな影響力を持つということを覚えておきましょう）

私が言ったこと：

_____
言い換えると：

_____

_____

私が言ったこと：

_____

秘訣8　人生の意味と目的を見つける　287

言い換えると：

_____

_____

私が言ったこと：

_____

言い換えると：

_____

_____

◉ 課題：批判せずありのままに話す練習をしてみましょう

　みなさんのことを動揺させた人，あるいは，その人との間でまだ解決していない問題があるという人のことを思い浮かべてみてください。そして，その人に伝えたいことをありのままに，包み隠さず書いてみてください。

_____

_____

_____

_____

　次に，その状況におけるみなさんにとっての真実を，その人に伝えたかった内容とともに，否定的な言葉や批判を交えずに書いてみてください。

_____

_____

_____

_____

　次回，何らかのことで，誰かがみなさんのことを動揺させたら，この批判せずありのままに話すことを実践してみてください。そして，その体験がどのようなものだったのか，書いてみてください。実際にそのように話せましたか？　相手の人はどのように反応しましたか？　もう一度同じようなことをするとしたら，どのようにしたいと思いますか？

_____

_____

批判せずありのままに話すことが，誰かを怒らせない，あるいは，傷つけないとは限りません。みなさんは，みなさんにできることをやるだけです。しかし，音叉がある特定の波動を生み出すように，もしもこちら側が魂の部分とつながっていれば，相手の人の魂の部分が同じように引き出されるということがわかってきました。批判せずありのままに話すことを練習すれば，人との関わりや人間関係の質を向上させることに役立つのです。私たちはこれまで，これに同意しない人に会ったことはありません。以下の感想は，これがどのようにクライエントさんたちの役に立ったかを示すものです。

　「初めて，この批判せずありのままに話すことを学んだときには，理解するのは簡単だけれど，実際に行うのはとても難しいということに気がつきました。というのも，私が怒っているときというのは，一番批判的になっているときで，頭の中でわめき声を上げる自我を鎮めることはとても難しく，相手の人に対する怒りやすべての否定的な考えを捨て去るなどということは，とてもできなかったからです。私がこの批判せずありのままに話すということに夢中になったのは，そうすることができたときに，それがいかにすばらしく機能するかがわかったからです。この方法を使って会話をしてみたら，相手は弁解する必要がなくなり，そして，口喧嘩もはるかに減ったのです。今では，何らかの困難な状況で誰かと話をしないといけないときでも，私は落ち着いていられるようになりました。というのも，批判せずありのままに話すことに焦点を置いていれば，たいていは自分の怒りをその会話の間じゅう，脇に置いておけるからです。相手の人がとても怒っていて，そして否定的なときはとても難しいですが，でも不可能ではありません。決して大げさではなく，この方法は，私の人間関係や人生を変えてくれたのです」

——PN

　「批判せずありのままに話すことは，私が治療で学んだことの中でも最も大切なものです。これまでは，私が嫌な気持ちになるのはみんなのせいだ，と周囲の人々を責めていました。私は人々に変わってほしかったのです。もしも誰かが私のことを傷つけたら，それをその人にはっきり言って批判し，否定的になることが正しいのだと思っていました。しかし，このやり方はあまりうまく機能せず，ほとんどの場合，自分がさらに惨めになるだけでした。自我や魂についての考え方も役に立ちましたが，自分のことを精神性の高い人間だとは思っ

ていませんでしたし，この批判せずありのままに話すことを学ぶまでは，『魂の部分』で生きるということもよくわかっていませんでした。でも，これは決して難解ではなく，実にシンプルなことだったのです。ただ自分を落ち着かせて，そして，責めるような言葉，否定的で批判的な言葉を使わないだけです。最初から簡単だったわけではなく，もちろん難しかったのですが，それでも，そうできるようになって，私自身や周囲の人たちがどのように感じるようになったのかと言えば，それはもう信じられないくらいです。先ほども言ったように，私は決して自分を精神性の高い人間だとは思っていなかったのですが，この方法を実践することは，私の人生を変えるほどの精神的な出来事でした。今でもそれを実感したときのことを覚えています。つまりは私も精神的な人間なのかもしれません」

——CS

　魂とつながり合う，上手に注目する，そして批判せずありのままに話すことは，どれも難しそうに見えるかもしれません。しかし，実際にやってみて，効果を実感できると，どんどん簡単になっていきます。時には，みなさんの自我の部分だけが前面に出てくることもあるかもしれませんし，批判たっぷりの言葉が口から飛び出してくることもあるかもしれません。また，上手に注目することをすっかり忘れてしまうこともあるでしょう。それでも，気づいた時点で自分を元の位置に戻してあげればよいのです。これらのガイドラインに従って生きることができてくれば，良い結果が生まれ，そして，他の人たちから受ける反応や手応えにより，さらにこのやり方を続けていこうと思えるようになるでしょう。気がつけば，これが自然なやり方になっているはずです。

● 結果に固執しない

　これまですでに，受け入れるということについてはお伝えしてきました。物事に対処するときには，受け入れるか，抵抗するか，そのふたつのやり方しかありません。この4つ目の原理，「結果に固執しない」の基本的な教えとは，みなさんは抵抗することを選ぶこともできるし，ありのままを受け入れることもできるということです。受け入れることが，苦しみを減らし，そして，魂に導かれた人生を歩む鍵になります。

　多くの人は，この考え方になかなかなじめません。もしかするとみなさんも，これは何が起きても気にしない，あるいは，何事も変えようとすべきではないということだと解釈するかもしれません。実際に起きていることに関心を持つことはとても大切です。しかし同時に，起きていることをそのままを受け入れるということも，不必要な苦悩を避けるためには大切なのです。つまり，過去に起きたことは手放すよう努力する，そして，今現在起きているこ

とを受け入れる，ということです。これは，今現実に起きていることを変えられないということではなく，例えば，もしも足を骨折したら，そのことは受け入れるしかありません。骨が折れたという事実は抵抗すべきことではないのです。抵抗は，怒りや責任転嫁，罵倒，否認という形で表れるかもしれません。受け入れるということは，「あーあ，骨が折れちゃった。もう何もできないな」と言うようなことではなく，骨が折れたということ，そして否定的に抵抗しても逆効果だということを受け入れるということなのです。みなさんにできることは，その骨折部分をできるかぎりの方法で治療してあげることであり，そうすれば，回復も早まるでしょう。（秘訣5では，同じように体重を受け入れることについて説明しています）

　結果に固執しないということは，みなさんには変えられないことを受け入れるということで，変えられないことに，みなさんの労力，お金，努力を費やしても無駄だということです。抵抗するのではなく，受け入れる生き方を学ぶことが，結果を手放すということなのです。

　今この瞬間を受け入れるということは，すべての考え，感覚，気持ち，知覚，そして自分では受け入れられないと思うものまで受け入れるということです。これは決して簡単にできることではなく，難しい概念であることは私たちも承知しています。それでも一度このことが理解できると，すでに起きてしまったことに抵抗してそれに苦しむよりも，これがいかに簡単なことかがわかってびっくりするでしょう。人間の苦悩とは，何らかの出来事が我が身に起こり，そしてそれを人生の中で思うようにコントロールできないことから生じると言われています。まるで被害者のように感じ，どうにか逃れよう，避けようとするのですが，それでもまとわりついてくるのです。そうなるとみなさんは，自分の本質を忘れてしまい，現在起きていることと格闘している「別の自分」になってしまうのです。苦悩というのは，ある種の危険信号です。それは，今この瞬間に戻ってきて，受け入れて，全体とひとつになるよう導いてくれるものなのです。みなさんがこの瞬間の中での体験に抵抗することをやめたとき，みなさんはそうなってほしい人生ではなく，ありのままの人生に対応できるようになっていくでしょう。

　The Power of Now（邦訳『さとりをひらくと人生はシンプルで楽になる』）という本の中で，Eckhart Tolle 氏は，「今この瞬間を，みなさんが選んだこととして受け入れましょう」と書いています。（私たちは経験上，それが最初はどれほど大変かがわかっているので）繰り返しますが，受け入れるということは，決して状況を変えようとすることや，悪いことが起きないようにすることをあきらめるという意味ではありません。それは，たとえその状況が違ったものであればよいのにと願っているとしても，それをそのまま認めて，その瞬間の真実を受け入れるということなのです。以下の言葉は，あるクライエントさんがこの考え方をどのように学んでいったのかを示す例です。

「何カ月も喧嘩を繰り返したあと，とうとう彼女は僕から離れていきました。それはとてもつらい経験でした。最初は彼女に対して腹立たしい思いがありました。どうにかして，怒鳴りつけてでも，彼女を連れ戻したいと思いました。でも，それから僕は，自分のやり方や，それまでの僕たちのやり方にこだわりすぎていて，明らかな事実を受け入れることができていなかったと気づきました。つまり僕たちは，もううまくいかなくなっていたのです。ええ，これを受け入れることは本当に難しかったのですが，でも，それが真実だったのです。僕は治療の中で学んだことを思い出し，自分に『もしもこれを，僕自身が選んだかのように受け入れたら，どうなるだろう？』と聞いてみたのです。これはごく簡単な質問ですが，それでも，自分が学ぶべきことを見つめさせてくれる意義深い質問です。もちろん，ある意味では，これは僕が選んだことでした。それまでの僕のすべての行動，僕たちの喧嘩，僕が彼女に言ったこと，すべてのことが影響し合って，この別れとなったのです。その時僕は，この起きてしまったことを悲しく思うこともできるけれど，一方で，それを受け入れ，そこから何かを学び，そして前進していくこともできるのだと気がついたのです」

● 課題：受け入れること 対 抵抗すること

1. みなさんが受け入れがたいと思っていることを，いくつか書いてみてください。

_____

_____

2. なぜ受け入れることができずに抵抗しているのか，その気持ちについて書いてみてください。

_____

_____

3. どのくらいの期間，抵抗を続け，受け入れることを拒否し，みなさんの望む結果にこだわろうと思いますか？

_____

_____

4. 受け入れられるようになるには，どのようなことが助けになると思いますか？

_____

（ヒント：この秘訣を最後まで読み，またこの課題に戻ってきてください。そして，「結果に固執しない」という観点から問いに答えられるかどうか，試してみてください。抵抗するのではなく，「手放そう」と思ったのはなぜか，また，そのように考えられるようになったのはなぜかについても書いてみてください）

この固執しないという考え方は，みなさんの日常生活すべてに応用できます。変えられることは変える努力をする。しかしその後，手放す。この考え方は，アルコール依存症の人たちへの支援に使われる「ニーバーの祈り」の中でも紹介されています。

● **手放すか，それともそのまま引きずられるか**

私たちの振り返り：グウェン

私の好きな言い回しに「手放すか，それともそのまま引きずられるか」というものがあります。誰が最初に言ったのかわかりませんが，とても気に入っていて，壁にマグネットでこの言葉を貼りつけ，自分にも他の人にも，ことあるごとに言うようにしています。

最近，自宅でパーティーを開いたときのことです。私としては，すべての準備を整え，お客さんたちが来る前に完璧な状態にしておくつもりでした。ところが，その時間が近づいてきた頃，私は屋外にヒーターを置くことや，ペットにエサをやること，ベランダの家具をきれいにすること，その他にもいくつかのことをすっかりし忘れていたことに気がついたのです。緊張してきて，不安が押し寄せてくるのがわかりました。私は，手伝ってくれていた息子に怒鳴り始めていました。お客さんが来る前にすべてのことをやり終えてしまおうと，私は走り回っていました。その時突然，ああ，なんてひどいことをしているんだ，なんてひどい気分なんだと気がついたのです。そして，「手放すか，それともそのまま引きずられるか」という言葉が頭の中に浮かんできて，自分で引き起こしている苦しさをすぐに止めることができたのです。お客さんたちがいるところでヒーターをつけ，ペットにエサをやったからといって，誰が気にするというのでしょう？　私のペットの「ウィルマ」という，お腹の大きな豚がエサを食べるところを見るのが，みんな大好きなのです。そう思ったら，みんなが到着する前にすべてのことをしておかなければならない理由など，どこにもないことに気づきました。私は，自分で考えていた通りに物事を進めようとし，そして，自分自身も，周囲の人たちをも惨めな気持ちにさせていたのです。私は手放し，現状を受け入れる必要がありました。そうでなければ，不満，落胆にそのまま引きずられていたことでしょう。

● 身体に執着しないということ

　この執着しないという考えを最も意義深く用いるとすれば，それはとても難易度が高いのですが，自分の身体との関係に応用することでしょう。

　もしもみなさんが自分の身体を受け入れることに難しさを感じているのなら，それは，自分の身体が今とは違っていてほしいという思いにとらわれているからです。みなさんの身体が問題なのではありません。苦痛をもたらすのは，自分の身体への抵抗，そしてその抵抗から生じる感情的な反応なのです。きっとみなさんは，私たちが同じことを何度も言うので嫌になっているかもしれませんが，みなさんが思うよりもはるかに，幸福や不幸はみなさん自身でコントロールできることなのです。この秘訣を読むことで，外部の何かをただ変えるだけで本当の幸せが手に入るなどということは（もしあったとしても）本当に稀だということが，少しはおわかりいただけたのではないでしょうか。多くのクライエントさんが，減量し，脂肪吸引をし，豊胸手術をし，腹部を引っ込める施術を繰り返しても，それでも自分の身体にどうしても満足できないのは，本当の問題は外見的なことではなく，内面にあるからです。みなさんの内面の意識状態は，外的な状況よりもはるかに大きくみなさんに影響しています。みなさんの心の状態によって，みなさんの体験する人生は創られ，それとともにみなさんは人生に出合うのです。

◉ 課題：身体を受け入れる

1. もしもみなさんが本当の意味で抵抗することをやめ，受け入れることを実践したなら，みなさんの身体についての感じ方や扱い方はどのように変わると思いますか？

———————————————————————————————————

———————————————————————————————————

2. もしもある朝，目覚めたときに，自分の自然な体型を受け入れられるようになっていたら，みなさんの生活はどのように変わるでしょうか？

———————————————————————————————————

———————————————————————————————————

3. もしも自分の身体に抵抗することなく，それをありのままに受け入れて生活しているとしたら，みなさんの一日はどのようなものになるでしょうか？

———————————————————————————————————

———————————————————————————————————

● ボディイメージについての良い知らせと悪い知らせ

みなさんは今の時点では，ありのままの自分の体型を受け入れるなんて絶対に無理だと思っているかもしれません。その気持ちは私たちにもよくわかります。しかし，みなさんが学び，実践し，そして健康になってくれば，今よりずっと簡単にそうできるようになります。良い知らせは，摂食障害から回復するために，ボディイメージの問題をすべて解決しなければならないわけではないということです。おそらくみなさんは一生，何らかのボディイメージをめぐる問題に直面し続けるでしょう。ようこそ，この現代社会へ！　これからもみなさんは，体型や体重に関する不愉快なメッセージにさらされ続けることでしょう。そして，敏感なみなさんがそのことにまったく影響されずに生きるということは難しいでしょう。摂食障害に苦しんでいない人たちも，ボディイメージに関する問題を抱えているのです。そんな人たちとみなさんとの違いは，そのことを話題にしたとしても，彼らは自分の感情にどうにか対処するために，自分を飢えさせたり，傷つけたりしないということです。また，ボディイメージだけで自分の価値を測るということもありません。自分の身体を受け入れ，尊重するということは，みなさんにとってはひとつの大きな挑戦です。そのことを意識し続け，取り組んでいく必要があるでしょう。回復して，健康な体重を維持できるようになると，ボディイメージをめぐる不満や歪んだとらえ方は徐々に減ってきます。みなさんの気持ちが落ち着き，感情調節ができるようになり，回復力が備わってくると，何事においても対処することが容易になるのです。ボディイメージをめぐる葛藤があることは決して気分が良いものではありませんが，その他の難しい気持ちへの対処と同じように，摂食障害行動を起こさなくても，その気持ちから抜け出すことはできるのです。

◎ 課題：執着しない

1. みなさんが執着しているものが他にあれば，いくつか挙げてみてください。

_____

_____

_____

2. 上に書いたものを手放すには，どうしたらいいのか，どのように自分に言ってあげられるのか，書いてみてください。

_____

3. それを手放して，執着しない場合の，良い点，悪い点をリストにしてみてください。それから注意深くリストを見直し，悪い点だと思われることを取り除けそうかどうか，考えてみてください。

これまで取り上げた人生の４つの原理：魂とつながり合う，上手に注目する，批判せずありのままに話す，結果に固執しない，を実践することで，きっとみなさんの生活は変化していくことでしょう。そしてこれは，私たちが精神性の高い人と呼ぶものの本質でもあるのです。これらの精神的な原理に従うことは，摂食障害からの回復に役立つだけでなく，みなさんの生活をより自由な，魂と結びついたものへと導いていくでしょう。

◉ 課題：４つの原理を覚え，練習しやすくする

みなさんなりの祭壇を作ってみましょう。この祭壇という言葉から連想される古い否定的な意味合いは忘れて，ぜひ私たちがここで伝えたいことに耳を傾けてください。４つの原理を毎日みなさんが思い起こせるように，何か特別なものを置く場所を見つけるだけでよいのです。あまり多くの人が行き来しないところで，けれども，みなさんがよく行き来するところを探してみてください。そこを通るたびに，この原理を思い出せるようにするのです。（ヒント：この祭壇の作り方については，『摂食障害から回復するための８つの秘訣』の中でも取り上げていますが，ここでの説明でも十分でしょう）

４つの原理を小さな紙に書いて，そしていつでも見返せるように，財布などに入れて持ち歩きましょう。

それぞれの原理を象徴しているような素敵な写真を引き伸ばし，その原理のラベルを作って貼り，そして毎日目にする特別な場所に飾ってみてください。

毎日の生活の中で４つの原理をどのように実践しているか，それがどのような違いを生んでいるかについて，日記に書いてみてください。

他の人たちにもこの原理のことを教えてあげましょう。そして，どのようにその人たちの役に立ちそうか，一緒に考えてみましょう。

私たちから最後に

マインドフルネスを練習すること，魂のレッスンをすること，初心者の視点で眺めてみること，そしてみなさん自身を敬い，神聖なものとして扱うことで，きっとみなさんは，より精神性の高い，魂と結びついた人生を創造していくことができるでしょう。みなさんの身に起きることすべてをコントロールすることはできません。しかし，その起きてしまったことにどのように反応するかということは，自分自身でコントロールできるのです。受け入れて生活することで，余計な苦しみを減らし，不必要な執着を手放すことができます。これはただじっと座って，起きることをただ受け入れる，何も変化させる努力をしない，ということではありません。まずは注目し，ありのままにその出来事を受け入れ，そして，それに対して何ができるのかを決定するということなのです。みなさんはこれからの人生を，ずっと物事に抵抗して生きることもできますし，事実を受け入れて，そして次の段階に移っていくこともできます。摂食障害を手放すことで，みなさんは，より有意義な人生を謳歌することができるでしょうし，一方で，有意義な人生を送ることが，摂食障害を手放すことにつながるのです。これらは両方とも真実であり，みなさん次第なのです。

ここまで，回復するための秘訣をすべてお読みになって，いくつかのことを試してみたことでしょう。みなさんも私たちのように，完全に回復して振り返ってみる頃には，どのような自分になっているのか，少しは想像できるようになっていたらと思います。その時には，みなさんは摂食障害から完全に回復しているでしょう。摂食障害の部分はもはや消え去り，代わりに，完全にひとつに統合された人として，みなさんの人生を生きているでしょう。自分の問題を理解しつつも，もはや摂食障害行動をその対処のために使う必要はなくなっているはずです。ありのままの気持ちを感じて，自分の考えにどう抵抗するのかがわかるようになっているでしょう。意識的でありながらも，自由に食べることができるようになっていて，体重計やダイエットというものが必要ではなくなっているでしょう。変える必要がある問題行動についても意識を向け続け，取り組めるようになっているでしょう。摂食障害を使ってではなく，人々やさまざまなものとのつながりを通じて，自分に必要なことを満たそうとし

ているでしょう。そして，意味と目的をもたらしてくれる，魂に導かれた人生を送ることができるようになっているでしょう。

● 書く課題：私が完全に回復したときのある一日

　このワークブックでの課題も最後となりました。この最後の課題では，みなさんの最後の気持ちを書くことができますし，みなさんなりのやり方でこのワークブックを終えることができます。秘訣1でも，みなさんが回復したときの一日について書いてみるようにという課題がありました。ここで再度，時間をとって，みなさんが完全に摂食障害から自由になった将来のある一日を想像してみてください。みなさんはどこにいて，誰と一緒にいるでしょうか？　イメージは詳細なものにしてください。どんな洋服を着ているでしょうか？　その時のみなさんの人生にはどのようなことが起きているでしょうか？　みなさんは働いていますか？　それとも学校へ通っていますか？　何らかの親密な関係を築いているでしょうか？食事している場面を想像してみてください。誰かと一緒にいますか？　それとも一人でしょうか？　どこでその食事をしているでしょうか？　何を食べていますか？　食べ物に対して，そして身体に対して，もう何も否定的な考えも恐れもないとしたら，どんな気分でしょうか？　どのような友達がいるでしょうか？　毎日の生活の中で，どのようなことが重要な意味を持っているでしょうか？　少し時間をとって，想像してみてください。そして，それを書いてみましょう。覚えていますか？　イメージを思い浮かべることが練習になるのです。みなさんの人生がどのようになっているのかを想像し，それを書き出してみることは，みなさんの目標を明らかにするためのひとつの方法です。書いたものをコピーして持ち歩きましょう。毎日，目に入るようなところにも貼ってみてください。

_____

_____

_____

_____

_____

_____

_____

_____

「偽の神から離れて希望へと進み，視点をハートのほうへ据え直し，広い視野から個人の痛みを見ることを学び，そして，魂と身体を結びつける。そうです，これが画期的な取り組みの本質なのです」

——Caroline Knapp, *Appetites*

みなさんの回復への旅路でのご健闘をお祈りしています。
ミタクエオヤシン（意味を調べてみてくださいね！）

キャロリンとグウェンより

文　献

Andersen, A. E., Cohn, L., & Holbrook, T. (2000). *Making weight: Men's conflicts with food, weight, shape, & appearance*. Carlsbad, CA: Gurze Books.

Bulik, Cynthia. M. (2010). Specialist supportive clinical management for anorexia nervosa. In Carlos Grilo & James E. Mitchell (Eds.), *The treatment of eating disorders: A clinical handbook* (pp. 108-128). New York: Guilford.

Burns, David D. (1980). *Feeling good: The new mood therapy*. New York: Morrow.

Costin, C. & Grabb, G. S. (2012). *8 keys to recovery from an eating disorder: Effective strategies from therapeutic practice and personal experience*. New York: W. W. Norton & Company, Inc.

Costin, C., & Kelly, J. (Eds.). (2016). *Yoga and Eating Disorders: Ancient healing for modern illness*. New York: Routledge.

Doidge, N. (2007). *The brain that changes itself: Stories of personal triumph from the frontiers of brain science*. New York: Viking.

Doidge, N. (2015). *The brain's way of healing: Remarkable discoveries and recoveries from the frontiers of neuroplasticity*. New York: Penguin Books.

Foster, J. (2012). *The deepest acceptance: Radical awakening in ordinary life*. Boulder, CO: Sounds True.

Germer, C. K. (2009). *The mindful path to self-compassion: Freeing yourself from destructive thoughts and emotions*. New York: Guilford Press.

Gross, J., & Rosen, J.C. (1988). Bulimia in adolescents: Prevalence and psychosocial correlates. *International Journal of Eating Disorders, 7*, 51-61.

Harris, S. (2014). *Waking up: A guide to spirituality without religion*. New York: Simon & Schuster.

Kronenfeld, L. W., Reba-Harrelson, L., Von Holle, A., Reyes, M. L., & Bulik, C. M. (2010). Ethnic and racial differences in body size perception and satisfaction. *Body Image, 7*(2), 131-136. doi:http://dx.doi.org/10.1016/i.bodyim.2009.11.002

Neff, K. (2011). *Self-compassion: Stop beating yourself up and leave insecurity behind*. New York: William Morrow.

Pope, H., Phillips, K. A., & Olivardia, R. (2000). *The Adonis complex: The secret crisis of male body obsession*. New York: Free Press.

Prochaska, J. & DiClemente, C. (1983) Stages and processes of self-change in smoking: toward an integrative model of change. *Journal of Consulting and Clinical Psychology, 51*(3), 390-395.

Prochaska, J. O., DiClemente, C. C., & Norcross, J. C. (1992). In search of how people change: Applications to addictive behavior. *American Psychologist, 47*, 1102-1114.

Ryan, M. I. (2003). *The power of patience: How to slow the rush and enjoy more happiness, success, and peace of mind every day*. New York: Broadway Books.

Siegel, Daniel J. (2010). *Mindsight: The new science of personal transformation*. New York: Bantam.

Singer, M. A. (2007). *The untethered soul: The Journey beyond yourself*. Oakland, CA: New Harbinger Publications.

Smalley, S. L., & Winston, D. (2010). *Fully, present: The science, art, and practice of mindfulness*. Cambridge, MA.: Da Capo Lifelong.

Stice, E., Maxfield, J., & Wells, T. (2003). Adverse effects of social pressure to be thin on young women: An experimental investigation of the effects of "fat talk." *International Journal of Eating Disorders, 34*(1), 108-117.

Strober, M. & Peris, T. (2011). The role of family environment in etiology: A neuroscience perspective.

In Daniel Le Grange & James Locke (Eds.), *Handbook of assessment and treatment for children and adolescents with eating disorders*. New York: Guilford.

Swimme, B. (1996). *The hidden heart of the cosmos: Humanity and the new story*. Maryknoll, NY: Orbis Books.

U.S. Department of Health and Human Services. *The health benefits of smoking cessation: A report of the surgeon general*. U.S. Department of Health and Human Services, Public Health Service, Centers for Disease Control, Center for Chronic Disease Prevention and Health Promotion, Office on Smoking and Health. DHHS Publication No. (CDC) 90-8416, 1990.

Wade, T. D., Bulik, C. M., Neale, M., & Kendler, K. S. (2000). Anorexia and maior depression: Shared genetic and environmental risk factors. *The American Journal of Psychiatry, 157*(3), 469 -471.

訳者あとがき

　今回，この『摂食障害から回復するための8つの秘訣　ワークブック』をお手に取ってくださり，どうもありがとうございます。8つの秘訣の本が翻訳され，日本に紹介されたのが2015年。多くの方にお読みいただき，ありがたいことに2017年に増刷されました。そして，アメリカでワークブックが2017年に発売され，今回，日本においてもこのワークブックをみなさまにご紹介できることとなりました。

　最初の本を読んでいなくても，このワークブックだけでも十分にご理解いただける内容になっています。そして，いつでも直接書き込みができるよう，大きさも少し大きめに，また記入しやすいように，ページを開きやすいものにしました。

　ただ，著者であるキャロリンさんもグウェンさんも言われていることですが，これらの本を読み，ワークブックをご自分でやっただけで摂食障害から回復できるのであれば，今頃アメリカでは全員が回復しているはずなのです。

　アメリカでは，このような摂食障害に関しての本やワークブックがたくさん発売されています。サポートグループもたくさんありますし，摂食障害を専門とする医師や栄養士さん，心理士さん，看護師さんもたくさんいます。それにもかかわらず，アメリカでは治療施設がどんどん開設され，今でも，摂食障害という病気はとても難しい病気で，簡単に回復できる病気としての位置づけはされていません。

　この薬を飲んだから，この治療を受けたから，すぐに完全に回復できる，ということもなく，拒食症にせよ過食症にせよ，あらゆる摂食障害という病気においては，地道に回復への道を歩んでいく必要があるのです。身体，精神，心理，栄養，社会，学業，就労，自己を含む他者との関係，親子関係，自己受容など，本当に広域にわたって，その人それぞれの課題をこなしていくことになるのです。そして，傍から見たら簡単そうなことでも，ご本人が一つ一つの課題を乗り越えていくためには，多大な努力と他者からのサポートが必要になります。

　もちろん，お一人で取り組んで，お一人で回復される方もいるかもしれません。しかし，それは本当に稀なことだと，ここでお伝えしなければなりません。アメリカでも日本でも，多くの方々が必要な時に必要な援助や治療を受けられず，そして病気が長期化してしまっているという現実があります。

　また，摂食障害が，病気ではなく，ただの個人の選択だ，意志だ，わがままだ，という見

解もまだまだあるようです。

　もしも，自分の意思でどうにでもできるのならば，この病気で命を落とすようなことはないはずなのです。摂食障害という病気は，精神疾患の中で一番致死率の高い病気です。それだけ複雑で，ご本人さえも，病気なのか，自分の意思なのか，よくわからなくなってしまっている現状があるのです。そして最終的に，病気の言いなりになってしまったときには命さえ落としかねない，本当に重篤な病気なのです。

　私は日本で20代の時に摂食障害になりました。当時，私は看護大学出身で，医療従事者で，看護師であり，そして精神科病院に勤務していたのですが，回復に結びつくような援助は何ら受けることができませんでした。私の中には，「私が自分でどうにかしないといけない，自分でどうにもできないのは私が弱いから，私のせいなのだ」という思いが強くありました。そして，回復できるまでに10年もの月日を費やしてしまったのです。

　その後渡米し，アメリカで精神科看護師として働き，摂食障害ホープジャパンを2014年に設立しておきながら，今度はアメリカで摂食障害を再発しました。もしも20代の時，きちんと治療が受けられていたら，きっと私は再発はしなかっただろう，と今となっては思います。氷山の一角の下には，まだまだ大きな土台があったのです。幸か不幸か，アメリカであらゆる治療を受けることになりました。そして治療を受けたことで，私はかなり変わることができたのです。

　その体験から言えることは，こちらの人々は，その時，その状況にいる私に焦点を当てて，まずは受け入れてくれる。そして，適切なアドバイスをしてくれる，支えてくれる，一緒に病気と闘ってくれる，ということでした。摂食障害からの回復とは，体重や身体面，食べ物のことをはるかに超える領域のものだったのです。あくまでも，こちらのスタッフは私の敵ではなく，味方でした。大変助けになるサポーターだったのです。

　もちろん，摂食障害の部分に支配されている時には常に穏やかに，というわけにもいきませんでしたが，それでも，私が納得できるまで，納得できるように付き合ってくれた，という実感がありました。そもそも孤独である病気の渦中で，さらに孤独に陥れるようなことはなかったと思うのです。

　今回，このワークブックを翻訳し，出版するにあたり，この課題にお一人で取り組んでいただこうとは，私はまったく思っていません。むしろ，このワークブックを基本に，多くの方からの助けを得ながら，もしもできたら，医療従事者も巻き込みながら，他の仲間の意見も聞きながら，少しずつご自分の中に気づきが起こってくれたら，と思っています。

　そして，ご自分を責めないでくださいね。残念ながら，時間がかかるのです。一気に読んで，一気に課題をやって，そして回復できればいいですよね。ところが，現実にはそうはい

きません。どうしても病気の部分が抵抗をして，こんなことをしても無駄だ！ とか，やりたくない！ という気持ちが出てくるものです。でもすでに，このワークブックを手に取られた時点で，みなさんは回復に向けての一歩を踏み出しているのです。それ以降が，いくら遅すぎるように感じられるスピードだとしても，どうぞあきらめないでください。キャロリンさんは言っています。「あきらめなければ，必ず回復できる！」と。

　このワークブックが，少しでもみなさんのお役に立つなら，とても嬉しく思います。そして，ぜひ「摂食障害からは，回復できる！ 絶対良くなる！」を呪文のように唱えながら，日々を過ごしていっていただきたいと思います。落ち込んだときも，もうダメだと思ったときも，「大丈夫！ 回復できる！」と，優しくご自分に言ってあげてください。

　もしもご自分に優しくできなければ，「大丈夫！ 絶対回復できるから。もっともっと幸せを感じられる時が来るから。大丈夫！」と，キャロリンさん，グウェンさんと一緒に，私もエールを送っていることを覚えておいてくださいね。

　2019 年 6 月，海の青さがとても美しいロサンゼルスより

安田真佐枝

●訳者紹介

安田 真佐枝（やすだ まさえ）

聖路加看護大学卒業後，精神科，小児科，養護教諭を経て，アメリカの大学院へ留学。
オレゴンヘルスサイエンス大学看護学部修士課程修了。
オレゴン州立病院精神科勤務後，帰国。
兵庫県立大学看護学部精神看護学助教として勤務。
2001年より再渡米。カリフォルニアロサンゼルスメディカルセンター（UCLA）思春期
精神摂食障害病棟勤務。
2014年，摂食障害ホープジャパンを設立し，2022年までに摂食障害専門施設を日本に
も開設しようプロジェクト展開中。
ロサンゼルス在住。

訳書：『私はこうして摂食障害（拒食・過食）から回復した—摂食障害エドと別れる日』
『摂食障害から回復するための8つの秘訣』『過食症：食べても食べても食べたくて—回
復の秘訣がつまった2週間回復プログラム付き』（ともに星和書店）

摂食障害ホープジャパン

HP：www.edrecoveryjapan.com
FB：www.facebook.com/EatingDisorderLosAngeles
Twitter：@edhopejapan
Email：info@edrecoveryjapan.com
ヒマラヤラジオ：www.himalaya.com/ja/show/1068725

●著者紹介

キャロリン・コスティン（Carolyn Costin）

20代で拒食症より完全に回復した経験を持ち，その後心理セラピストとなり，
1979年からは摂食障害のクライエントさんの治療にあたる。
摂食障害専門プログラムにおいて責任者として勤務した後，1996年には，病院ではなく個人の住居を改築し，全米初となる摂食障害専門レジデンシャル・プログラム，モンテ・ニードを設立する。そこでは，摂食障害から回復した人をスタッフとして雇用する初めての試みもなされた。モンテ・ニードの総責任者として，全米にレジデンシャル・プログラム，デイ・プログラム，集中外来プログラムを展開している。

グエン・シューベルト・グラブ（Gwen Schubert Grabb）

モンテ・ニードが開設されたときの最初のクライエント。
15年間摂食障害に苦しんだ後，キャロリンのもとで治療を受け，その後完全に回復する。
現在はロサンゼルスを拠点に，自らの経験を活かし，心理セラピストとして摂食障害のクライエントさんの治療に積極的に取り組んでいる。

摂食障害から回復するための8つの秘訣ワークブック

2019年7月8日　初版第1刷発行

著　　者　キャロリン・コスティン　グエン・シューベルト・グラブ
訳　　者　安田真佐枝
発行者　石澤雄司
発行所　㈱星和書店
　　　　　〒168-0074　東京都杉並区上高井戸1-2-5
　　　　　電話　03（3329）0031（営業部）／03（3329）0033（編集部）
　　　　　FAX　03（5374）7186（営業部）／03（5374）7185（編集部）
　　　　　URL　http://www.seiwa-pb.co.jp

印刷・製本　中央精版印刷株式会社

Printed in Japan　　　　　　　　　　　　　　　　ISBN978-4-7911-1023-0

・本書に掲載する著作物の複製権・翻訳権・上映権・譲渡権・公衆送信権（送信可能化権を含む）は
　㈱星和書店が保有します。
・**JCOPY**〈（社）出版者著作権管理機構 委託出版物〉
　本書の無断複製は著作権法上での例外を除き禁じられています。複製される場合は，そのつど事前に
　（社）出版者著作権管理機構（電話03-3513-6969，FAX 03-3513-6979，e-mail：info@jcopy.or.jp）
　の許諾を得てください。

家族ができる摂食障害の回復支援

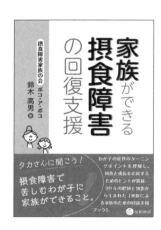

〈著〉摂食障害家族の会 ポコ・ア・ポコ
鈴木 高男

四六判　並製　128p
定価：本体1,200円＋税

わが子が摂食障害と診断された，食べて体重を増やしてほしい，親のせいだと過去のことを責められる，「死にたい」と言われる……。そんなとき，家族はどうすればいい？　千葉を中心に札幌，水戸，横浜，名古屋などで活動する摂食障害の家族会ポコ・ア・ポコ，20年の歴史から生まれた「家族による家族のための回復支援ブック」です。家族が実体験から学んだ，回復と成長を応援するための知恵と工夫が詰まった一冊。ぜひ家族会に参加しているような気持ちで本書を何度も開いてみてください。いま目の前にある困難に立ち向かい，摂食障害で苦しむわが子を支えるためのヒントがきっと見つかるはずです。

発行：星和書店　http://www.seiwa-pb.co.jp

摂食障害から回復するための8つの秘訣

回復者としての個人的な体験と
摂食障害治療専門家として学んだ効果的な方法

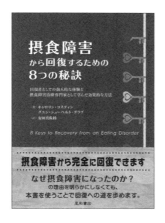

〈著〉キャロリン・コスティン、
　　グエン・シューベルト・グラブ
〈訳〉安田（山村）真佐枝

A5判　並製　368p
定価：本体2,500円+税

本書は、実際に摂食障害に苦しみ、そこから回復し、心理療法家となったコスティンとグラブの2人により執筆された。元患者で今は専門家になっている著者が、「治療者の椅子と患者さんの椅子」の両方からの景色を知っていて、はっきりと複眼的に貴重なメッセージを伝えている。勇敢にも自ら摂食障害に苦しんだ経歴を明らかにし、成功だけでなく失敗からも何を学んでいけるのかを、文字通り当事者の視点から伝えてくれる。患者さんや家族にとって、また専門家にとっても、しっかりとした情報が含まれていて、回復するときにたどる道筋が論理的で実用的な構造として紹介されているので参考になる。

発行：星和書店　http://www.seiwa-pb.co.jp

私はこうして摂食障害(拒食・過食)から回復した —摂食障害エドと別れる日—

Life Without Ed

〈著〉ジェニー・シェーファー, トム・ルートレッジ
〈訳〉安田真佐枝

四六判　並製　400p
定価：本体 1,700円＋税

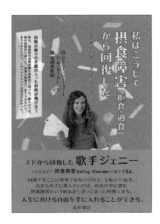

摂食障害から回復するための実践的アドバイスが満載！

エド(Ed)とは何か？それは、Eating Disorderの頭文字をとって名づけたもの。著者ジェニーは自分の中に潜む摂食障害を、1人の人格としてとらえエドと呼ぶ。「君は太っているよ」とささやくエドの声。このエドの思考と、自分の健康な部分の思考とを認識し、区別し、それに従わないようにしていくことで、エドとの別れを実現し、摂食障害を克服する。やせ願望、過食嘔吐をそそのかす声、拒食を強いる声、それは、実はみんな自分自身のものというよりも、摂食障害エドという病気が引き起こす症状なのだった。ユーモアと希望に満ちながら、実践的で現実的でもある本書は、当事者に対しては回復への具体的なアドバイスを与えてくれる。家族や友人、医療・教育関係者に対しては、摂食障害に苦しむ人の体験がどのようなものなのか、しかし回復を目指して毎日歩んでいくことで、必ず回復へとつながっていく、ということを教えてくれる貴重な体験談となっている。

発行：星和書店　http://www.seiwa-pb.co.jp

過食症：
食べても 食べても 食べたくて

回復の秘訣がつまった2週間回復プログラム付き

〈著〉リンジー・ホール，
　　リー・コーン
〈訳〉安田（山村）真佐枝

四六判　並製　464p
定価：本体2,300円＋税

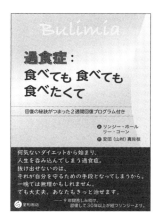

いつも食べ物と体重のことで頭がいっぱい。そして大量に食べ、それを帳消しにするために嘔吐や過度の運動をするという行為が繰り返される過食症。著者のリンジーがこの過食症を9年間患い、克服してから30年以上が経ちました。まだ過食症が今ほど知られていなかった時代に、回復者として初めて全米のテレビ番組にも出演しています。長年のベストセラーの改訂版である本書には、過食症についてのQ＆A、著者自身の物語、家族への助言、回復のための実践ツールや2週間プログラムなど、どうにかして過食をやめたい人たちへの共感的で具体的なアドバイスが満載です。患者さんたちの経験談も数多く掲載されており、家族や医療関係者にもとても役に立つ一冊。

発行：星和書店　http://www.seiwa-pb.co.jp

摂食障害の
謎を解き明かす素敵な物語
乱れた食行動を克服するために

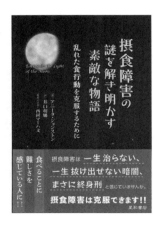

〈著〉アニータ・ジョンストン
〈訳〉井口萌娜
〈推薦の言葉〉西園マーハ文

四六判　並製　356p
定価：本体1,800円＋税

食べ物や体型への執着から解放され、本当の自分を取り戻したいと願う、すべての女性たちのために！！
本書には、古今東西の神話やおとぎ話が散りばめられています。摂食障害治療の専門家である著者は、これらの物語がもつメタファーの力を借りながら、読者である女性たちに、障害を克服するための具体的な指針を提示していきます。物語の主人公に自らの姿を重ね合わせることで、読者は内なる自己がもつ叡智に気づき、自分自身を新たな視点で見つめ、力とビジョンを取り戻し、摂食障害から回復していくのです。

発行：星和書店　http://www.seiwa-pb.co.jp